儿童振幅整合脑电图和脑功能监测图谱

Amplitude-Integrated Electroencephalogram and Brain Function Monitoring Atlas for Children

主　审　王　艺

主　编　周渊峰

副主编　程国强　许　艳

编　者（按姓氏汉语拼音排序）

陈伟明　程国强　明美秀

沈　瑾　许　艳　周渊峰

单　位：复旦大学附属儿科医院

人民卫生出版社

·北　京·

图书在版编目（CIP）数据

儿童振幅整合脑电图和脑功能监测图谱 / 周渊峰主编. -- 北京：人民卫生出版社，2025. 2. -- ISBN 978-7-117-37716-4

I. R741. 044–64

中国国家版本馆 CIP 数据核字第 2025BZ5537 号

儿童振幅整合脑电图和脑功能监测图谱
Ertong Zhenfu Zhenghe Naodiantu he
Naogongneng Jiance Tupu

主　　编：周渊峰
出版发行：人民卫生出版社（中继线 010-59780011）
地　　址：北京市朝阳区潘家园南里 19 号
邮　　编：100021
E - mail：pmph @ pmph.com
购书热线：010-59787592　010-59787584　010-65264830
印　　刷：三河市宏达印刷有限公司
经　　销：新华书店
开　　本：787×1092　1/16　　印张：15
字　　数：365 千字
版　　次：2025 年 2 月第 1 版
印　　次：2025 年 4 月第 1 次印刷
标准书号：ISBN 978-7-117-37716-4
定　　价：129.00 元
打击盗版举报电话：010-59787491　E-mail：WQ @ pmph.com
质量问题联系电话：010-59787234　E-mail：zhiliang @ pmph.com
数字融合服务电话：4001118166　E-mail：zengzhi @ pmph.com

主编简介

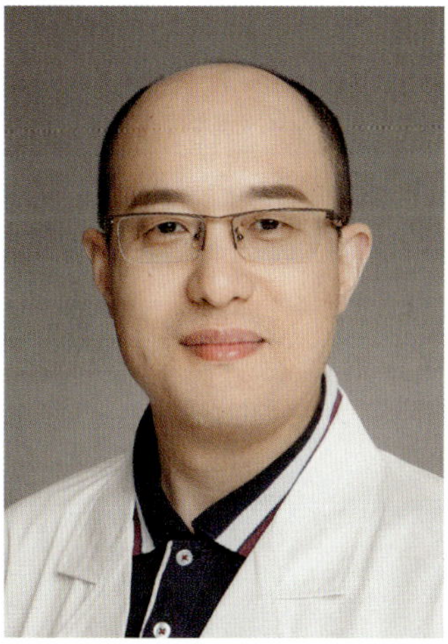

周渊峰　主任医师。复旦大学附属儿科医院神经内科副主任、脑电图室主任。中国抗癫痫协会第五届理事会理事，中国抗癫痫协会脑电图与神经电生理分会第三届委员会委员，上海市医学会脑电图与临床神经生理专科分会副主任委员，上海市医学会儿科学会神经专业组副主任委员，上海市医师协会睡眠医学专业委员会委员。

师从王艺教授，获儿科学博士学位，主要从事儿童神经系统相关疾病诊疗以及神经电生理的研究工作，特别是儿童癫痫、难治性癫痫术前评估的诊治及危重症患者的神经监测。

前 言

在儿童神经系统疾病诊治中，振幅整合脑电图（amplitude-integrated electroencephalogram，aEEG）与脑功能监测技术的发展，为儿童神经危重症的脑功能评估注入了新的活力与深度。

aEEG 作为传统脑电图的简化与延伸，以其独特的波形特征和连续监测能力，简化了传统脑电图的复杂分析过程，在评估儿童尤其是新生儿脑发育成熟度、脑损伤和监测癫痫发作及脑功能变化等方面展现出了重要的价值。脑功能监测则是基于振幅和频率分析多种形式的定量脑电图，旨在从不同层面反映儿童脑功能的整体状态，通过构建这些图谱，能够更加直观地理解儿童不同疾病状态下的脑功能变化，为早期干预和治疗提供宝贵的时间窗口。

本书分上、下两篇，主要介绍了新生儿脑电图操作和报告书写技术标准、aEEG 和脑功能监测的原理、分析指标、模式分类、诊断标准，以及 aEEG 在新生儿科和儿童重症监护室的应用，通过 aEEG 和脑功能监测图谱结合原始脑电图以及神经影像等，以图文并茂的方法结合具体病例，对新生儿和儿童神经危重症不同病因与疾病下的 aEEG 背景、癫痫发作的图谱特点、特征、操作和阅图方法，不同病因的振幅整合脑电图的特点进行详细说明，能显著提高基层相关医务人员对 aEEG 的读图水平以及对神经系统疾病和危重症的诊疗水平。期待本书能够成为小儿神经内科、重症监护室、新生儿科医生以及脑电图技师等医务人员手中的一把钥匙，为更多儿童的健康成长保驾护航。

在此，衷心感谢所有参与本书编写的同仁，是你们的辛勤付出和无私奉献，才使得这部书籍得以问世。也期待未来能有更多的学者加入到这一研究领域中来，共同为儿童脑功能的深入研究进步贡献自己的力量。

本书出版之际，恳切希望广大读者在阅读过程中不吝赐教，欢迎发送邮件至邮箱 renweifuer@pmph.com，或扫描下方二维码，关注“人卫儿科学”，对我们的工作予以批评指正，以期再版修订时进一步完善，更好地为大家服务。诚挚致谢！

周渊峰

2025 年 3 月

目　录

上篇　振幅整合脑电图和脑功能监测在新生儿疾病中的应用

下篇　振幅整合脑电图和脑功能监测在儿童危重症中的应用

上　篇

振幅整合脑电图和脑功能监测在新生儿疾病中的应用

新生儿尤其是早产儿，由于自身生理功能尚不完善，不少脑部疾病在早期可能症状不典型且表现隐匿，如轻微的嗜睡、喂养困难等，很容易被忽视。脑电图监测通过监测脑电背景活动的变化以及癫痫样活动能直接反映脑功能状态，有助于早期发现新生儿缺氧缺血性脑病、颅内出血、中枢神经系统感染等潜在的脑部疾病，但是对新生儿专科医务工作者来说，间断或持续脑电监测主要缺点是数据量庞大，难以实时判断数小时至数天内脑电活动发展和变化的趋势。相对于传统脑电图，振幅整合脑电图作为简单化脑电图，不仅可以反映脑功能变化趋势，而且不需要专业脑电图技术人员解读，持续的监测可以及时发现脑功能的潜在异常，有助于动态调整治疗方案和评估治疗效果，在病情的严重程度和预后判断上有重要的价值。

第一章

新生儿脑电图和振幅整合脑电图技术参数、操作与解读

新生儿期是儿童生长发育的特殊时期，危重新生儿疾病谱与婴儿期、幼儿期和学龄期等阶段的儿童疾病谱有所不同，新生儿和儿童神经内科医生逐渐认识到脑电监测和脑功能监测在危重新生儿管理中具有重要价值，随着脑电监测数字化技术的应用和信号采集处理水平的提高，使得床旁脑电监测成为可能，越来越多的新生儿病房配备了脑电监测设备，主要为脑电图（electroencephalogram，EEG）和振幅整合脑电图（amplitude-integrated electroencephalogram，aEEG）。不同于成人和儿童，危重新生儿移动较为困难，因此新生儿脑电监测更多的是在床旁进行；新生儿头围较小，使用较大儿童的标准电极数量和导联编排需要进行相应调整；新生儿脑电活动较弱、干扰因素多，非癫痫性发作和癫痫发作识别困难，脑电监测设备、监测技术和阅读面临极大挑战。近10年脑电监测在新生儿领域快速发展，国内大多数医院也开展了不同程度和方式的脑电监测，但在脑电监测设备配置、电极放置、导联编排、操作和监测人员等方面存在较大的差异，在临床工作中，遵循新生儿EEG最低技术标准有助于提高新生儿EEG识别水平和脑功能监测水平。

一、EEG设备技术参数

脑电监测设备的核心组件包括电极、放大器和数据采集计算机。放置到头部的电极采集微弱的脑电信号，通过导线输入到放大器，进行放大和滤波，处理后的信号通过数字化在计算机实时显示。床旁监测没有静电屏蔽，特别是新生儿重症监护治疗病房（neonatal intensive care unit，NICU）的监测环境对脑电干扰较大，因此，为了获得高质量的脑电信号，新生儿脑电监测设备必须具备某些技术特性。

1. 硬件配置

（1）放大器和数据采集：高质量的放大器是获取高质量脑电信号和解读的关键。在使用脑电图仪之前，必须全面了解放大器带宽的技术特性，建议带宽在0.005 3～500Hz之间。输入阻抗≥1MΩ（一般要求为2～10MΩ），共模抑制比≥60dB；建议采样率在256～1 000Hz之间，但500Hz或1 000Hz的采样率更好，可避免在高分辨率显示器上出现失真现象。

放大器至少应包括足够的脑电通道以及心电图（electrocardiogram，ECG）、肌电图（electromyogram，EMG）、眼电图（electrooculogram，EOG）、呼吸信号和脉搏血氧监测等非脑电通道（至少22个通道）。为方便技术人员操作，放大器应包括一个10-20系统头部标记图形（即模拟头部解剖结构的电极位置）。

（2）至少配备1个彩色高像素摄像头（图像刷新率应不低于20帧/s）、1个音质较高的麦克风和1个声音收集器。

2. 软件配置

（1）EEG回放软件：应便于修改每个通道的信号显示参数（噪声滤波、振幅、高通和低通滤波器）和导联编排。

（2）定量EEG分析软件：建议安装同步显示aEEG、功率谱、时频图及暴发抑制定量

分析等处理和分析软件。

3. 网络系统　有条件的医院新生儿病房应配置 EEG 中央服务器系统，组建局域网络，可实现大容量数据存储和多个终端的远程访问。EEG 资料可通过有线或无线方式实时传输到中央服务系统，同时与院内脑电图室进行远程连接，可进行院内或院外脑电图会诊。

数据储存：最好使用硬盘或移动硬盘进行备份，尽量避免使用 CD 或 DVD 光盘，以免光盘损坏导致数据丢失。

4. 磨砂膏和导电膏　常用的表皮电极需要用磨砂膏和导电膏降低和稳定阻抗，监测时理想电阻应低于 5KΩ。理想的导电膏中应含有足够量的氯离子，导电性良好且稳定。导电膏临床应用中可观察到局部皮肤过敏、发红或压疮。

5. 电极和电极帽　电极用来捕捉来自受试者头皮表面的脑电信号电压变化，同时也会采集到来自房间环境中的电流噪声，应选择适合床旁脑电监测的电极或电极帽。

银 - 氯化银和铂金盘状电极导电性能最好。推荐首选直径为 10mm 的银 - 氯化银盘状电极。铂金电极可用于磁共振检查时进行同步脑电监测。也可使用一次性电极或心电电极，特别是超早产儿可减少交叉感染，操作更方便，但一次性电极不适用于躁动的患儿。

电极固定可应用医用胶纸，再由网状弹性帽固定更好。专门为新生儿设计的电极帽在国内可获得，包含 12~22 个电极，有大、中、小 3 个型号，可根据头围大小，选择合适的尺寸提供给早产儿和足月儿使用，操作方便，节省电极放置时间（图 1-1、图 1-2）。

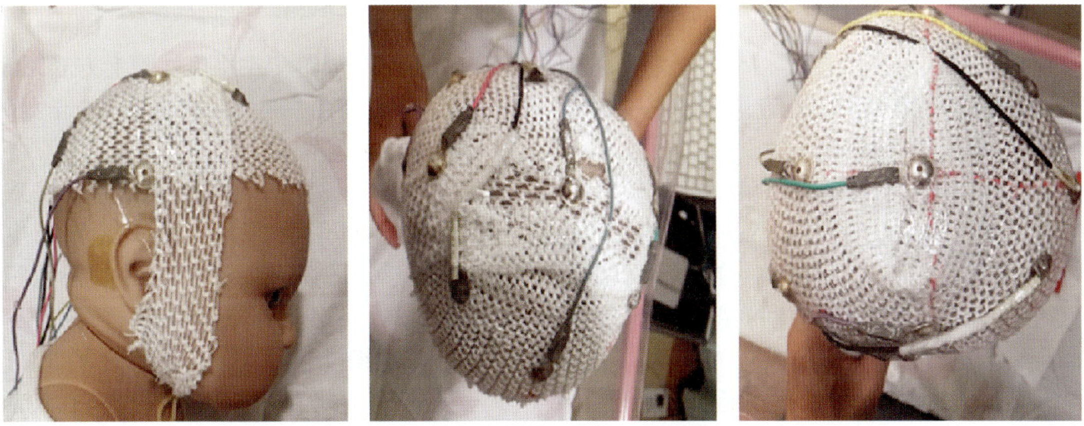

图 1-1　采用外科弹力帽固定电极示意图

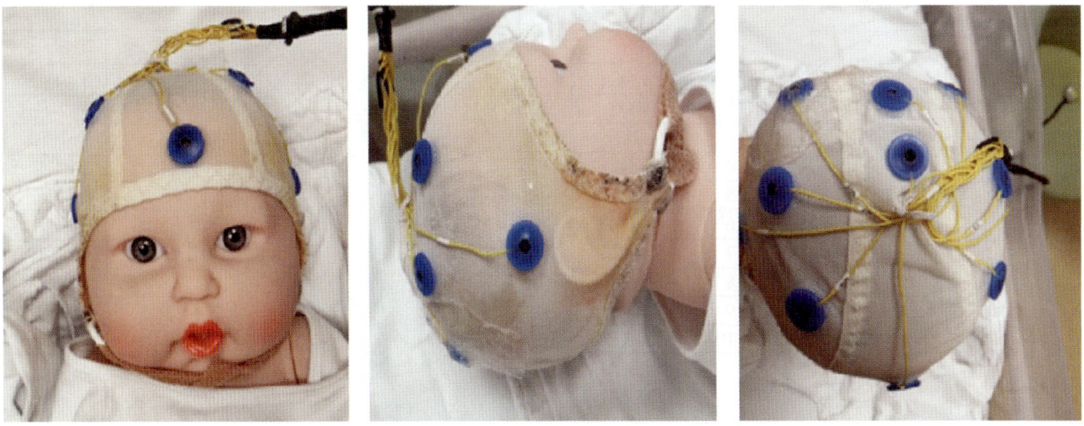

图 1-2　采用电极帽安装电极示意图

6. 附加电极　为了准确研究睡眠结构、发作性事件和伪差鉴别，推荐新生儿 EEG 监测的同时进行 ECG、眼球运动、肌电、呼吸和脉搏氧饱和度的监测。电极技术参数见表 1-1。

表 1-1　新生儿脑电监测电极以及附加配置、安放和参数要求

参数/信号	电极/探头	电极位置	灵敏度/(μV·mm^{-1})	时间常数/s	带通滤波/Hz	
					低通	高通
脑电图	银-氯化银电极、导电膏、头部网状弹性帽、电极帽	22 个电极，适合新生儿的 10-20 系统	7～10	0.3	0.53	70
心电图	一次性心电电极	两个电极（胸部或肢体）	700～1 000	0.1	1.6	30
眼电图	银-氯化银电极或者一次性心电电极	分别放置于左眼角外侧上方、右眼角外侧下方	7～10	0.3	0.53	30
肌电图（颏肌）	盘状电极	两个电极：放在下颌，电极间距 2cm	30～50	0.003	53	120
呼吸	腹部腰带测定胸腔压力	胸部、乳头下方 2cm、肚脐上方	—	1	0.16	15
	热敏电阻	鼻孔入口	—	—	—	—

（1）ECG：提供有关心率的信息，识别心电图伪差。可以用脑电记录电极或用一次性 ECG 电极进行监测。

（2）呼吸：胸腹运动可提供呼吸频率的信息，有助于伪差的识别。最常用的技术为胸部应变仪或腹带。对于存在呼吸问题的婴儿，可以采用监测腹部和胸部运动来鉴别诊断。

（3）眼球运动：可用于睡眠状态的分类；主要通过 EOG 记录或目视观察来检测。EOG 电极一个放置于左眼角外侧上方 0.5cm 处，另一个放置在右眼角外侧下方 0.5cm 处，即可记录眼球运动。

（4）EMG：通过两个银-氯化银电极或一次性 ECG 电极记录肌电活动。记录电极放置在选定的肌肉上（下颌肌群、三角肌群等）。

7. 导联编排　根据导联空间的方向，可分为纵向（自前向后）和横向（自左向右或自右向左）导联（图 1-3）。纵向导联可以突出

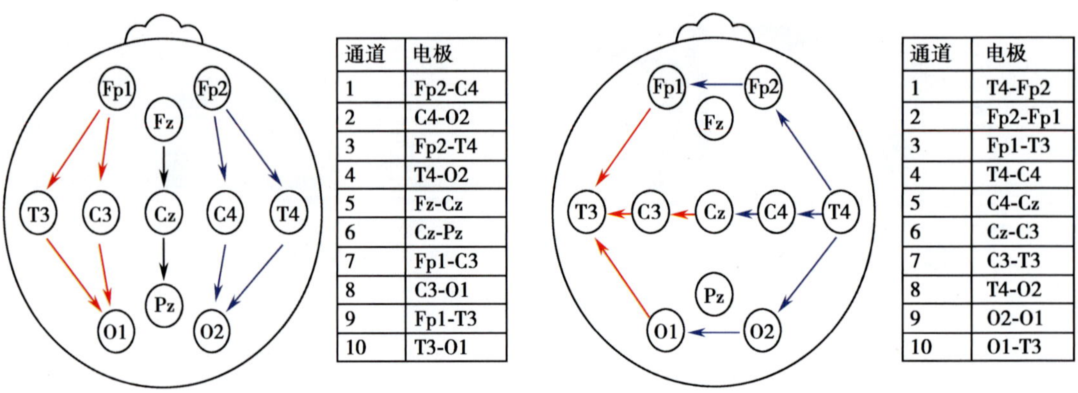

通道	电极
1	Fp2-C4
2	C4-O2
3	Fp2-T4
4	T4-O2
5	Fz-Cz
6	Cz-Pz
7	Fp1-C3
8	C3-O1
9	Fp1-T3
10	T3-O1

纵向编排

通道	电极
1	T4-Fp2
2	Fp2-Fp1
3	Fp1-T3
4	T4-C4
5	C4-Cz
6	Cz-C3
7	C3-T3
8	T4-O2
9	O2-O1
10	O1-T3

横向编排

图 1-3　新生儿 EEG 导联编排示意图

显示颞区或 Rolandic 区（中央和中颞区）相位相反的波形。根据每个导联输入通道 2 的性质，可分为双极和单极（参考和平均）导联。监测电极较少时不建议应用单极导联，因为高波幅的慢波（如颞区 θ 爆发合并 δ 波或 δ 刷）可活化其他电极，高波幅信号也不能被平均至最小化。导联在空间上的分布推荐遵循“左侧在上、右侧在下”的原则，新生儿导联编排一般采用双极导联（见图 1-3）。设备参考电极通常放置在额中线（Fz）或中央中线（Cz），新生儿也可使用 Cz 作为导联参考电极，以减少眼球运动伪差的干扰，但 Cz 作为导联参考容易受到高波幅慢波活化，不推荐作为常规导联参考电极。

二、脑电监测操作

1. 脑电监测人员资质 脑电监测必须由经验丰富、熟悉操作技术和流程的 EEG 技师或经过培训的新生儿专科护士执行，可减少对患儿日常生活的干扰。经过培训的新生儿专科护士在手卫生、病情评估和观察、与医生沟通方面更具有优势，且根据临床需要可随时进行监测，操作更轻柔，优先推荐。EEG 操作人员与新生儿医护之间应有良好的合作。对于超早产儿或病情不稳定的患儿，进行 EEG 操作时要征求管床护士和医生的同意。患儿的床位护士可以安慰患儿，摆放并固定体位，协助 EEG 操作人员完成操作，可减少操作时间。

2. 监测环境和患儿准备 核对患儿信息：操作者应核对患儿姓名、性别、住院号和床号。

新生儿多采取仰卧位，特殊情况下可采用侧卧位。监测过程中应调整患儿床旁其他设备的位置，确保视频录像过程中能够清晰地看到患儿。

常规环境和声光条件下即可进行床旁监测。非紧急情况下，应在患儿状态最好的时间段进行监测。EEG 监测时间与患儿日常护理一致，在电极放置和监测过程中不宜唤醒患儿。建议在喂养前放置电极，开始记录前更换尿布。对于禁食的患儿，如监护仪上显示规律的心率和呼吸节律，提示患儿处于睡眠状态，最好不要打扰患儿，可先准备好脑电监测所需要物品，等患儿醒来后再放置电极。

3. 消毒规则 盘状电极用毕后可用消毒湿巾清洁消毒，也可用清水洗净，晾干备用，避免暴晒以保护电极的氯化层。外科用网状弹力帽为一次性用品，不需要消毒。专用电极帽用毕后用温水浸泡约 20 分钟，轻轻搓揉并用小毛刷清理残留在硅胶头里的导电胶，置于阴凉通风处晾干备用，避免阳光直晒，接插件的一端避免受潮。晾干的电极帽用纱布遮盖导线后，在紫外光下照射 30 分钟进行消毒。

应严格遵守医院和科室的院内感染防控和消毒操作规定，强烈推荐操作人员穿短袖工作服，手或手腕不佩戴首饰，不留长指甲，操作前规范洗手；接触患儿前，换干净衣服。所有接触患儿的物品都必须消毒。

4. 电极放置 首先采用 0.9% 氯化钠溶液或磨砂膏清洁头皮。超早产儿因皮肤脆弱，磨砂膏可导致头皮破损和增加感染风险，应尽量减少使用。清洁头皮动作应轻柔，可酌情修剪电极放置部位的毛发，但应征得监护人同意。

考虑到新生儿头围，目前国际上一般使用 9～11 个记录电极（图 1-4），可以保持足够的电极间距离。建议最少放置 9 个脑电图记录电极（Fp1、Fp2、C3、C4、T3、T4、O1、O2 和 Cz）、2 个导联参考电极（耳或乳突电极）。有条件或临床需要（病情或发作较为复杂）者可放置 16 个或更多通道记录电极，同时进行生理监测，包括肌电、眼电、呼吸、心电、脉搏氧饱和度。偶数电极在右边，奇数电极在左边。“z”表示位于顶点线上的电极。

根据 10-20 国际系统，鼻根和枕骨隆突之间的前后连线及两耳前凹左右连线均为 100%。在前后连线和左右连线在头顶的交

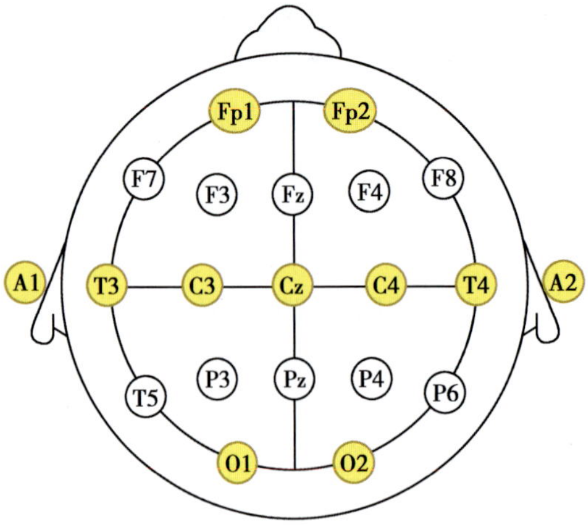

图 1-4　新生儿 EEG 电极放置位置示意图

叉点放置 Cz 电极，从鼻根向后 10% 为 FPz，从 FPz 向后各间隔 20% 分别为 Fz（中线额区）、Cz、Pz（中线顶区）和 Oz（中线枕区），Oz 距离枕骨隆突为 10%。C3 和 C4 放置在 Cz 的两侧，距离为两耳前凹左右连线的 20%，T3 和 T4 分别放置在 C3 和 C4 两侧，距离为两耳前凹左右连线的 20%。Fpz 通过 T3（或 T4）至 Oz 的连线左（或右）颞连线，从 FPz 向左（或右）10% 为 Fp1 或（Fp2），从 Oz 向左（或右）10% 为 O1（或 O2）。

导联参考电极通常放置在耳后、乳突或面颊上，设备参考电极也放置在额中线和中央中线之间位置。接地电极可作为设备参考电极，也可以是单独的电极。电极放置时要避免出现接触不良和盐桥效应。

如果由于静脉置管、引流管和头皮血肿等原因必须修改电极的位置，按照等距和左右对称原则，相应的对侧电极的位置也应同样进行修改。如果改变了电极位置，操作人员应该在记录中注明。

附加电极放置：建议至少放置心电、肌电和眼动电极，以识别伪迹、癫痫发作形式并有助于睡眠分期；对于病情复杂的患儿如有呼吸问题，在许可情况下放置腹带和呼吸传感器，如果存在呼吸暂停，应添加血氧饱和度监测和热敏监测。

5. 质量控制　阻抗保持 10KΩ 以下。新生儿脑电信号电压低，输入电阻的脑电背景噪声水平应＜1.5μV，有助于判读电静息。建议在检查开始和结束时，以及在 EEG 质量下降和/或存在伪差时验证阻抗。如果监测时间长（12～24 小时或更长），应定期检查阻抗。脑电记录过程中的参数设置：灵敏度设置为 7～10μV/mm，为了更好地对 EEG 结果进行解读，可根据记录时脑电波形和波幅进行调节；高通滤波为 0.5Hz，低通滤波为 70Hz。噪声值应＜1μV RMS（均方根），工作区内噪声在单极参考电极上最为明显。进行此项检查之后，可打开 50Hz/60Hz 的陷波滤波器。陷波滤波为 50Hz；走纸速度为 10～20s/页。

理想情况下 EEG 技术人员应在记录的第一个小时留在床边，以确保记录的高质量，并对相关临床事件进行标记。此外，EEG 技术人员应反复评估 EEG 记录质量，必要时调整记录电极。床位护士也应定期评估记录质量，如果记录不佳时应联系技术人员。

6. 视频监测采集要求　EEG 检查过程中，应随时调整摄像头监测的范围和角度来保证新生儿整个身体都在监控内，根据发作涉及的部位、眼神改变、口角或四肢远端等局部或轻微的动作，及时调整摄像头来提高视频质量，为报告中发作鉴别和症状学描述提供更多有用的信息。

7. 监测技术人员职责　监测过程中操作技术人员应定期巡视，观察新生儿行为和脑电活动。床位护士如对患儿进行操作，给予镇静镇痛及抗惊厥药物，或发现患儿疑似癫痫发作或监测时有异常事件，应告知并联系操作技术人员，操作技术人员应记录所有临床、操作或 EEG 事件。操作技术人员必须经过 EEG 相关知识培训，能够识别新生儿睡眠觉醒状态及临床癫痫发作和 EEG 异常事件。

EEG 检测仪应尽可能靠近患儿，方便采集过程中观察和标注患儿行为。放置电极时就应观察患儿，特别注意患儿的反应。采集过程中观察到的患儿行为应标注在 EEG 采集软件中。

重点观察：眼睛开合、眼球运动、身体运动、四肢精细运动、面部表情、叹气和吸气运动，以及其他异常事件如震颤、肌阵挛、哭叫、自主运动或呼吸暂停等。所有护理操作都可能产生难以解读的伪差，类似惊厥发作，均应及时记录。观察并记录患儿头皮异常如皮肤病变、水肿或头皮血肿。

三、EEG 申请和解读

1. EEG 申请　EEG 申请单至少应包括以下项目：①监测原因（主要诊断）；②出生孕龄和监测当天的孕龄（孕龄加上 EEG 检查当天的日龄）；③神经影像学结果；④药物：患儿或其母亲应用的药物名称、剂量和时间，特别是苯二氮䓬类药物和抗癫痫药；⑤神经系统疾病诊断：发作病史和部位；⑥临床病史：母亲妊娠史、出生史、Apgar 评分和母亲妊娠期并发症。

2. EEG 解读

（1）EEG 解读原则：除了 EEG 申请单中的信息外，也要考虑技术人员在脑电采集过程中提供的信息。①记录条件：监测时新生儿体位，尤其是头部位置；颅骨和头皮的病变部位；应用的药物（剂量和时间）、呼吸支持类型和技术困难等。如果需要分析，也要考虑监测期间动脉血氧饱和度（oxygen saturation in arterial blood，SaO_2）/血二氧化碳分压（partial pressure of carbon dioxide，PCO_2）、体温和静脉置管情况。②记录前和记录期间的事件：电极放置期间婴儿的行为（反应性）、记录期间婴儿的行为（对感觉刺激的反应性、自发眼球运动、身体运动、眼睛的打开或关闭）、环境（房间内医护人员行走、医疗和护理等）、伪迹、阻抗的调整等信息。

（2）脑电解读参数：随着数字化 EEG 的发展，阅读 EEG 时可调整放大器设置，选择更精确的脑电数据，消除伪差；建议增益或放大的初始设置为 7～10μV/mm，可根据需要随时调整。推荐带宽调整为 0.5～70Hz。高通滤波（0.5Hz 或时间常数为 0.3 秒）可消除低频干扰。低通滤波（70Hz）可消除高频干扰如肌肉运动导致的伪差。读取 EEG 数据时需要打开陷波滤波器，采用双极导联，走纸速度为 15～30s/屏有助于评估不对称或不同步。

（3）EEG 解读步骤：完整记录的脑电活动总体评估，主要分析：①EEG 的质量；②脑电背景活动的稳定性、是否存在与受孕龄（conceptional age CA；受孕龄为孕龄加上出生后至 EEG 检查时的日龄）不符合的异常背景活动；③脑电背景活动的连续性，测量不连续脑电活动中最短和最长的持续时间，测量最长暴发间隔时间；④全脑的时间性和空间性，以及两侧半球间背景活动对称性和同步性；⑤整体波幅。

睡眠觉醒周期分析：分析 EEG 特征和多项生理参数之间的关系（如呼吸、心率和眼球运动、面部反应、吮吸和肢体运动等）评估睡眠觉醒周期。

EEG 特征分析，评估不同状态下所有正常（包括特定发育成熟度相关的标志性波形）和异常 EEG 模式（紊乱或不成熟模式、背景活动异常和阵发性异常）。主要包括：①形态；②频率；③波幅；④空间包括定位和分布（对称）；⑤是否同步；⑥密度（每分钟的数量）；⑦动态：孤立或以某种形式重复。

发作期 EEG 异常放电描述：如果观察到 EEG 有异常发作，应描述：①异常放电的形态、位置、频率、时间和空间动态变化；②异常放电次数、频率和持续时间；③与同步视频观察到的行为是否有关；④药物治疗反应。

四、振幅整合脑电图

脑功能监测趋势图主要分为 2 大类，一

是基于振幅分析的趋势图，如 aEEG 和包络趋势图等；二是基于频率分析的趋势图，如功率谱和波谱趋势图等。

1. 基于振幅分析的趋势图　aEEG 并不是一项新的技术。在 20 世纪 60 年代，Maynard 和 Priors 等人设计研发了最早的脑功能监测仪，并把 aEEG 引入临床，对于接受心脏搭桥手术期间和心肺复苏后的成人，将其作为监测脑功能的手段。aEEG 具有时间压缩输出能力，能模拟传统 EEG 系统，aEEG 应用和解释不需要有经验的脑电图技术人员和神经电生理专家，通过 ICU 的临床医生和护理人员及时解读，为 ICU 和手术室监测患者脑功能变化趋势提供了一种更简单以及廉价的手段。

2. aEEG 的信号加工　aEEG 也不是一种特定的 EEG 仪器，从本质上来说是常规 EEG 监测的简化形式，是对常规 EEG 信号再次处理加工后形成的脑功能趋势图。在 aEEG 获取的过程中，常规 EEG 放大器采集的原始脑电信号首先通过不对称的带通滤波器放大和滤过频率范围为 2～15Hz 的脑电信号，进而行半对数振幅压缩、矫正、光滑和整合，最后时间压缩后以缓慢的走纸速度（6cm/h）输出在电脑屏幕上。此时 aEEG 输出图形不再是原始的 EEG 信号，而是代表了整个脑电背景活动电压改变的信号，是经过整合后的脑电活动振幅变化趋势图，间接反映 EEG 波幅的变化范围，因而又被称为振幅整合 EEG。

3. aEEG 的监测通道　早期的 aEEG 多为单通道，根据国际标准 10-20 系统中电极安放位置，传统单通道 aEEG 一般推荐双中央区或双顶记录电极（C3-C4 或 P3-P4）为记录电极，Priors 和 Maynard 等人建议选择双顶记录电极是因为顶骨附近区域处于大脑中 - 后大动脉边缘区，对缺血缺氧比较敏感，同时不太容易受到肌肉活动和眼球运动对脑电活动的干扰，所以比较适合作为记录电极。但单通道 aEEG 由于监测电极有限，只能反映监测电极局部脑区脑电活动和脑功能变化，同时 C3-C4 或 P3-P4 电极的连接方式不能判断双侧脑电活动是否有差别，所以目前建议增加 F3/F4 记录电极进行双通道（如 F3-P3 和 F4-P4）aEEG 监测，双通道监测可检测并反映出单侧大脑的脑电趋势和 / 或癫痫活动的不对称性，此外，多通道监测可以更好地反映各个脑区的脑电活动以及增加癫痫发作检测的阳性率，为临床诊断和治疗提供更好的条件。

4. aEEG 结果分析指标、模式分类和诊断标准

（1）aEEG 分析指标：①背景振幅形态以及振幅上边界和下边界；②睡眠觉醒背景活动的周期性变化；③癫痫发作。aEEG 图形的振幅趋势带围绕基线平均值上下波动，形成一条类似正弦波样变化的振幅条带，在坐标轴上以二维形式呈现（横轴为时间轴，纵轴为振幅数值），振幅上边界（≤100μV），下边界（＞0μV），通过自带软件可以定量分析振幅上边界和下边界的数值以及平均值；aEEG 睡眠觉醒周期（sleep-wake cycle，SWC）的特征为平滑的周期性变化，主要指下边界。新生儿 aEEG 宽带代表安静睡眠期不连续的背景活动（足月儿的交替图形），窄带代表觉醒或活动睡眠期连续的背景活动（图 1-5）；婴幼儿以及儿童的 aEEG 宽带代表非快速眼动睡眠（Ⅰ、Ⅱ和Ⅲ期）中 - 高波幅慢波的背景活动，窄带代表觉醒或快速眼动睡眠低 - 中波幅的背景活动（图 1-6）；aEEG 癫痫发作时主要显示为振幅条带上边界和下边界短暂升高（图 1-7），有时显示仅下边界短暂升高，少数情况下显示为振幅条带上边界和下边界短暂降低。

（2）aEEG 图形模式分类：早在 20 世纪 80 年代已有作者描述了正常足月儿和早产新生儿 aEEG 图形以及发育过程，至今 aEEG 图形已有数种分类的模式，主要是对振幅背景波形进行分类。Naqeeb 等提出足月新生儿 aEEG 振幅正常、轻度异常和重度异常三

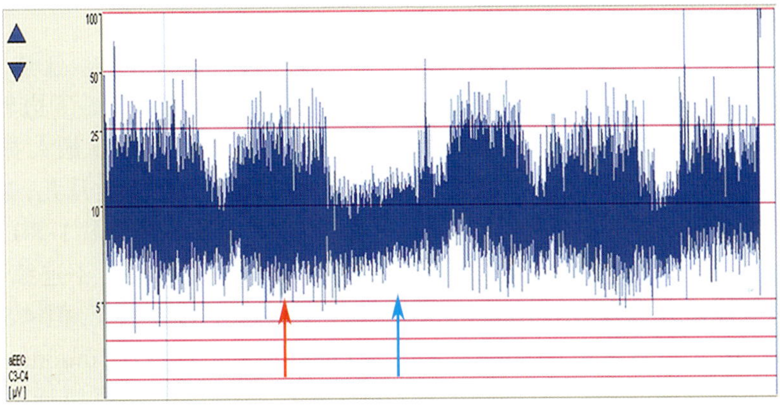

图 1-5　新生儿 aEEG 背景活动

注：宽带（红色箭头）代表安静睡眠期不连续的背景活动（足月儿的交替图形）；窄带（蓝色箭头）代表觉醒或活动睡眠期连续的背景活动。

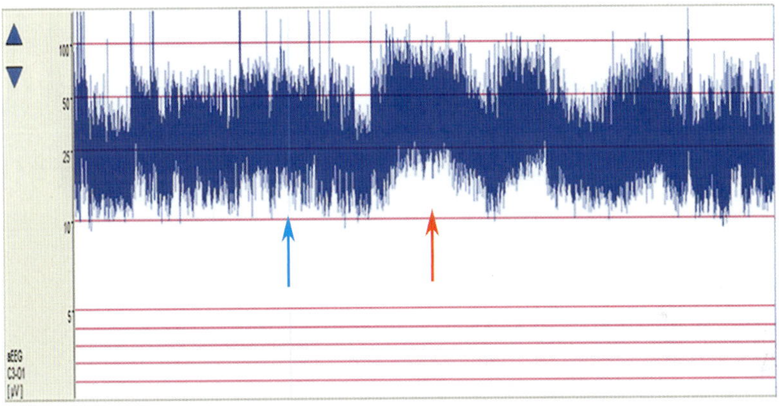

图 1-6　婴幼儿以及儿童的 aEEG 背景活动

注：宽带（红色箭头）呈现爬坡样改变，代表非快速眼动睡眠（Ⅰ、Ⅱ和Ⅲ期）中-高波幅慢波背景活动；窄带（蓝色箭头）代表觉醒或快速眼动睡眠低-中波幅的背景活动。

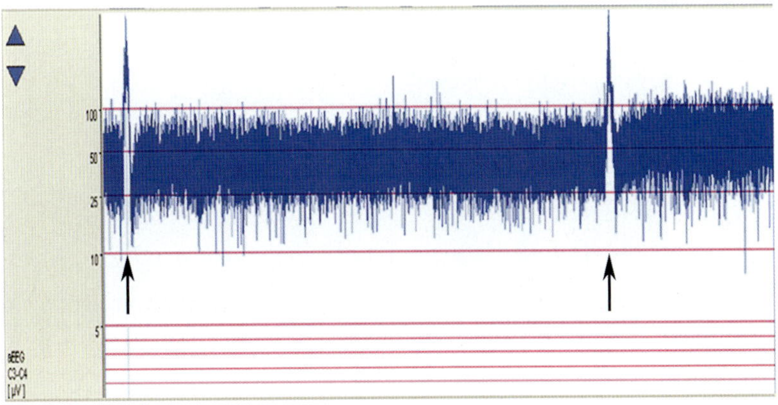

图 1-7　aEEG 癫痫发作

注：黑色箭头代表振幅条带上边界和下边界短暂升高。

种类型。①振幅正常：脑电活动振幅带上边界>10μV，下边界>5μV；②振幅轻度异常：脑电活动振幅波谱带上边界>10μV，下边界≤5μV；③振幅重度异常：脑电活动振幅波谱带上边界<10μV，下边界<5μV。此分类方法未定义暴发抑制图形以及睡眠觉醒周期的类型。

第二种背景活动分类方法由Hellström-Westas等提出，基于EEG术语，适用于所有新生儿的睡眠觉醒周期的分类，目前临床上通常采用此分类方法。

1）背景模式分类。①连续性（continuous，C）：连续性活动，下边界（最小振幅）在7～10μV，上边界（最大振幅）在10～25（<50）μV。对于足月儿，这种类型常被称为连续正常电压（图1-8）；②不连续性（discontinuous，DC）：不连续性活动，上边界>10μV，下边界可变，但<5μV（图1-9）；③连续性低电压（continuous low voltage，CLV）：连续性极低振幅活动，为5μV左

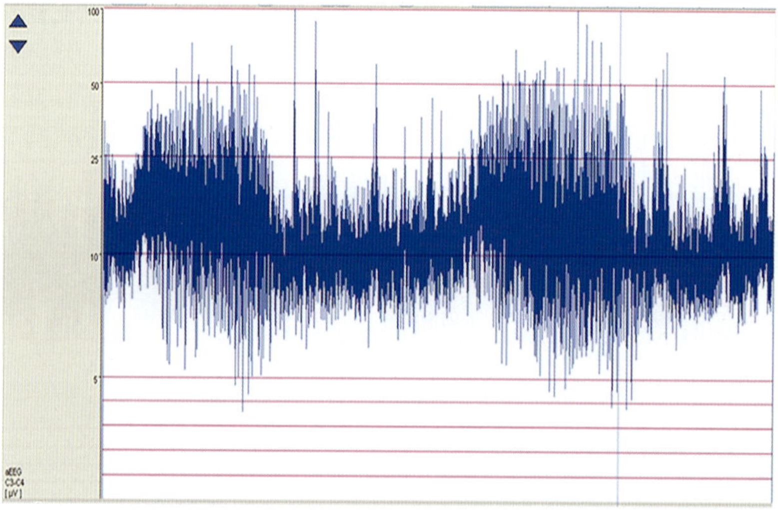

图1-8　连续性活动

注：下边界（最小振幅）为（5）7～10μV，上边界（最大振幅）为10～25（～50）μV。

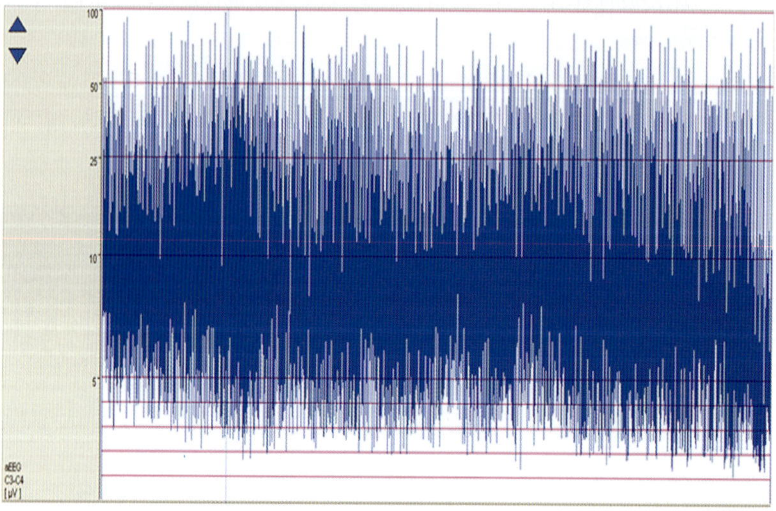

图1-9　不连续性活动

注：上边界>10μV，下边界可变，但<5μV。

右或<5μV（图 1-10）；④暴发抑制（burst suppression，BS）：下边界恒定在 0～1（2）μV，暴发振幅>25μV（图 1-11）；BS+ 指 BS 背景活动，暴发波次数多，为≥100 次/h；BS- 指 BS 背景活动，暴发波次数少，为<100 次/h；⑤电静止（electric silence）或平坦波（flat trace，FT）：背景活动主要为电静止（皮质脑电静止），<5μV（图 1-12）。

2）睡眠觉醒周期分类。①无 SWC：aEEG 背景活动无正弦样变化；②不成熟 SWC：下边界有一些周期性变化，但与正常年龄相匹配的资料相比，发育不完全；③成熟 SWC：aEEG 不连续和连续的背景活动之间有明显可识别的正弦样变化，周期持续时间≥20 分钟。

3）癫痫发作分类。①单次癫痫发作（见图 1-7）；②反复癫痫发作：30 分钟内发作不少于 3 次；③癫痫持续状态：放电时间≥30 分钟，表现为“锯齿图形”（图 1-13）或波峰和波谷幅度的持续增加两种形式（图 1-14）。

（3）aEEG 分类标准。①正常 aEEG：连续性活动；成熟 SWC；②轻度异常 aEEG：

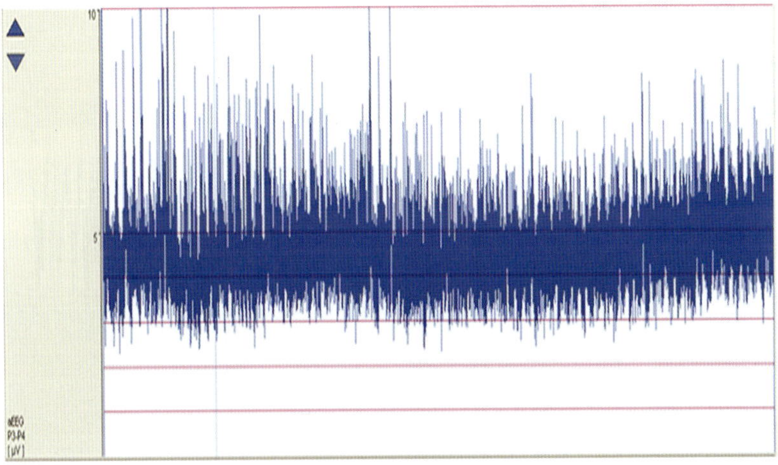

图 1-10　连续性低电压

注：连续性极低振幅活动，为 5μV 左右或<5μV。

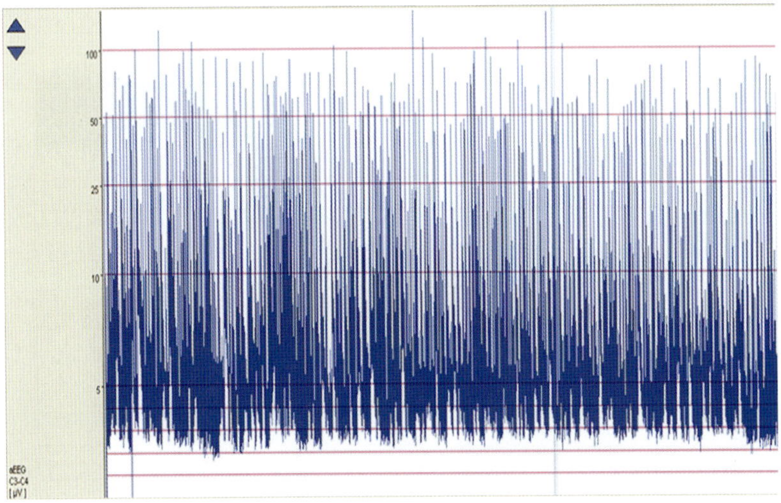

图 1-11　暴发抑制

注：下边界恒定在 0～1（2）μV，暴发振幅>25μV。

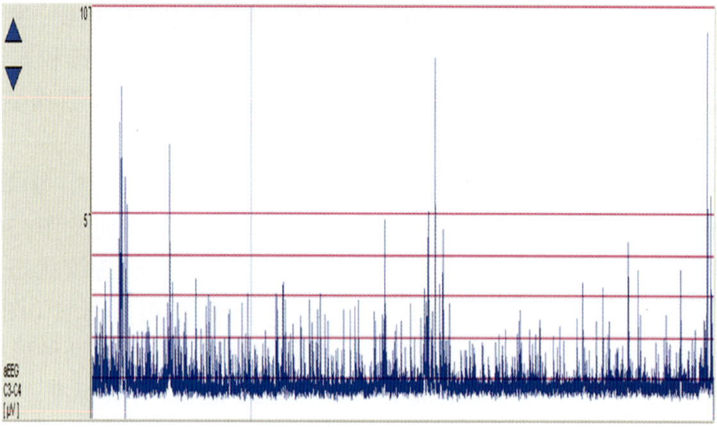

图 1-12　电静止或平坦波

注：背景活动主要为电静止，＜5μV。

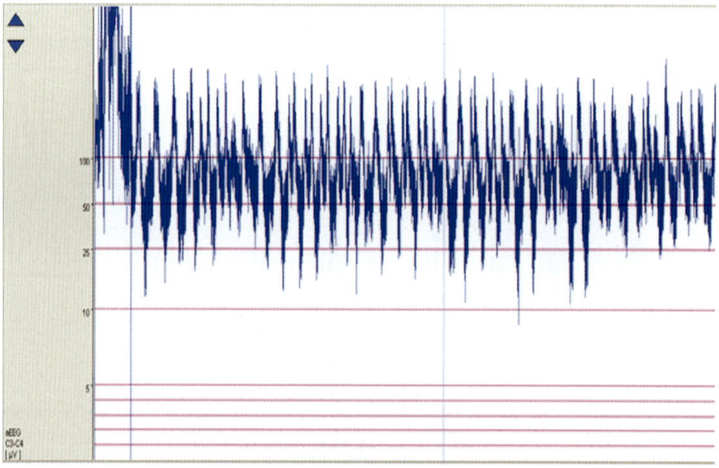

图 1-13　aEEG 癫痫持续状态 1

注：放电时间≥30 分钟，表现为“锯齿图形”。

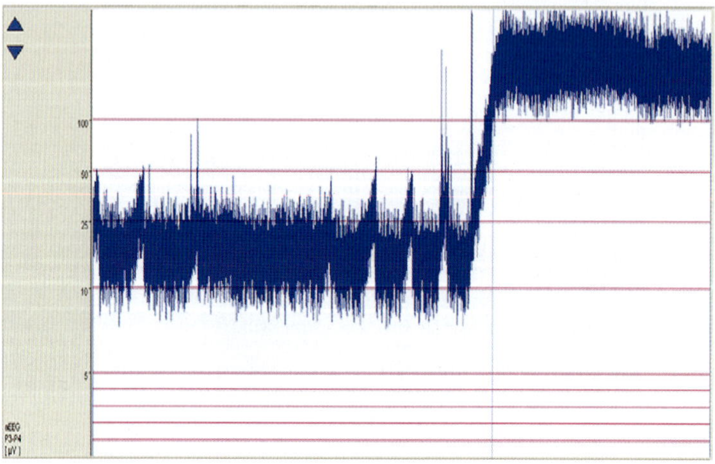

图 1-14　aEEG 癫痫持续状态 2

注：放电时间≥30 分钟，波峰和波谷幅度的持续增加。

不连续活动；不成熟SWC；单次癫痫发作；③重度异常aEEG：连续性低电压；暴发抑制；电静息；无SWC；反复癫痫发作或癫痫持续状态。

5. aEEG在新生儿脑损伤和癫痫发作的应用 在儿科，aEEG最早应用于NICU中危重新生儿脑功能监测，其主要分析指标为背景活动、睡眠周期和癫痫发作。依据EEG的背景分类标准，暴发抑制和低电压多提示脑功能受损，预后不良，需及时干预处理改善预后；等电位等同于电静息，可预测和评判脑死亡。与常规EEG相比，aEEG在新生儿脑损伤的预后判断以及癫痫发作发现都有良好的预测价值和相关性。

新生儿缺氧缺血性脑病（hypoxic ischemic encephalopathy，HIE）是由于围产期缺氧所致的颅脑损伤，是新生儿死亡以及婴幼儿期神经功能发育障碍的主要原因，EEG在HIE诊断、治疗以及预后判断有重要的价值。研究发现，对于足月儿HIE来说，aEEG的最低振幅与新生儿HIE的Sarnat分级严重程度相关，SWC在HIE伤后36小时出现提示预后良好。常规EEG预测HIE神经发育预后的灵敏度和特异度分别为92%和83%，与之相比，aEEG异常背景活动对HIE神经发育预后预测灵敏度和特异度分别为93%和90%。一项针对HIE后不同时间段（6、24、48或72小时）进行aEEG检查的荟萃研究发现，HIE后48小时aEEG仍为异常背景活动与神经发育不良预后最为密切，而HIE后6小时aEEG为正常背景活动常提示良好的神经发育预后，提示HIE后48小时aEEG的异常背景活动或HIE后6小时aEEG的正常背景活动均有良好的阳性或阴性预约价值。另一项荟萃研究分析新生儿HIE经亚低温治疗后，评估不同检查手段神经发育预测准确性，也得出同样的结论，新生儿HIE 24小时之后aEEG提示异常背景活动的神经发育不良阳性预测价值更可靠。一项足月儿HIE前瞻性研究结果发现，aEEG上反复癫痫发作模式与早期致死性和头颅MRI的脑损伤程度密切相关。

脑损伤是早产儿常见并发症，早产儿脑损伤常见类型为脑室周围-脑室内出血和脑室周围白质软化，幸存者常遗留严重的神经发育障碍，由于早产儿通常需要呼吸支持，头颅MRI检查很难在早期进行，因此EEG对早产儿脑损伤的早期诊断和预测价值就显得非常重要。一项双盲的前瞻性队列研究纳入23例孕龄小于31周的早产儿，在生后3天内每天持续监测aEEG 4小时，发现早期不良预后结局为死亡或MRI显示为重度脑室旁/内出血或白质软化，结果发现重度异常背景活动、不连续的低电压背景活动和无SWC是早期预后不良的aEEG改变。另一项回顾性研究纳入95例孕龄小于30周的早产儿，利用aEEG监测评估生后3天内癫痫发作与脑室周围-脑室内出血、脑室周围白质软化和死亡的相关性，研究结果发现，早产儿脑损伤生后3天内癫痫发作的发生率达到48%，在生后1天、2天和3天出现的反复癫痫发作分别与脑室周围-脑室内出血、脑室周围白质软化和死亡相关，同时也与2岁时语言发育落后相关。一项系统性综述评价EEG（纳入7项常规EEG和6项aEEG）背景活动对预测早产儿晚期神经发育结局的准确性、不良预后结局为死亡、智商小于70分和脑瘫，研究结果发现aEEG异常背景活动可以作为晚期不良预后结局的预测指标，其综合灵敏度和特异度分别达到83%和83%。

在高危新生儿，新生儿癫痫发作不仅发生率高，而且是新生儿期致死或致残的危险因素，同时新生儿癫痫发作临床表现轻微、不典型以及仅表现为脑电发作，新生儿癫痫发作的早期诊断和治疗对儿科医生来说，仍具有重要意义和巨大挑战。鉴于仅依靠临床观察或经验诊断新生儿癫痫发作的不可靠性，因此，对临床上怀疑癫痫发作的新生儿进行持续EEG监测脑电活动才能可靠地检测和治疗癫痫发作。目前，多通道持续 EEG 监测仍是新生儿癫痫发作诊断的金标准，但 aEEG 床旁、实时监测以及新生儿医护人员及时发现在新生儿癫痫发作诊治中辅助作用日益受到关注。一项系统性综述纳入比较了有关 EEG 和 aEEG 在新生儿癫痫发作诊断的 10 项研究，共 433 例病例，研究结果发现在新生儿癫痫发作诊断价值上，aEEG（伴原始脑电）平均灵敏度和特异度分别为 76% 和 85%，而 aEEG（不伴原始脑电）平均灵敏度和特异度则分别为 39% 和 95%，提示 aEEG 结合多通道原始脑电同步显示可以明显提高新生儿癫痫发作诊断的灵敏度和特异度，作为多通道常规 EEG 监测的补充，aEEG 可以及时发现新生儿癫痫发作，可以作为床旁筛查新生儿癫痫发作很好的方法，同时经培训后有经验的新生儿医护人员可以更好地解释 aEEG 结果并及时发现癫痫发作。

因此，新生儿脑损伤 aEEG 相关指标主要包括病理性异常背景活动、下边界振幅、SWC 是否存在以及癫痫发作。

6. 基于频率分析的趋势图：功率谱和波谱趋势图

（1）基带功率图：反映不同脑波频率绝对功率或相对功率（各脑波功率所占百分比）。根据脑波频率从慢到快可分为 δ、θ、α 和 β 波，基带功率图用不同颜色表示不同频率的脑波（表 1-2），主要用于监测比较双侧大脑半球脑波功率的改变（图 1-15）。

表 1-2　脑波频率带

波段频率	波段	下限	上限	颜色
1	δ 波	0.5	4.0	红色
2	θ 波	4.0	8.0	黄色
3	α 波	8.0	13.0	绿色
4	β 波	13.0	30.0	蓝色

（2）光谱图：将 3D 图像（时阈、频阈和能量阈）投影到 2D 表面（时阈和频阈），每个像素的颜色代表能量（深蓝色表示低能量，深红色表示高能量）。不同颜色代表能量大小的不同。红色高，蓝色低，主要反映了记录时段内脑电活动中的主导频率趋势分布，可用于比较双侧大脑半球脑波功率的改变（图 1-16）。

7. 脑功能监测的优势和局限性　在儿科重症监护室，包括 NICU 和儿童重症监护室（pediatric intensive care unit，PICU），aEEG 作为常规 EEG 的补充，可简单而有效地实时监测儿科神经危重症的神经电生理变化，动态反映脑功能状态，可早期发现脑功能变化和癫痫发作，从而实时指导治疗和判断预后。对 NICU 来说，aEEG 在新生儿脑损伤预后判断以及癫痫发作识别的有效性和可靠性上已经得到大量研究证据支持，而在 PICU，除了需要建立儿童年龄相关的 aEEG 背景参考标准，也需要更多的研究来证实 aEEG 在儿童脑损伤预后判断和癫痫发作识别的价值。

与原始 EEG 相比，单通道或双通道在癫痫发作检测阳性率约为 70%～80%，有一定局限性，主要原因为发作时放电位置局限、电极伪差和发作时间短等，在临床应用上，可以增加监测通道数目和组合方式（多通道）、缩短整合时间和增加其他脑功能趋势图来更好地区分癫痫发作（图 1-17、图 1-18）。

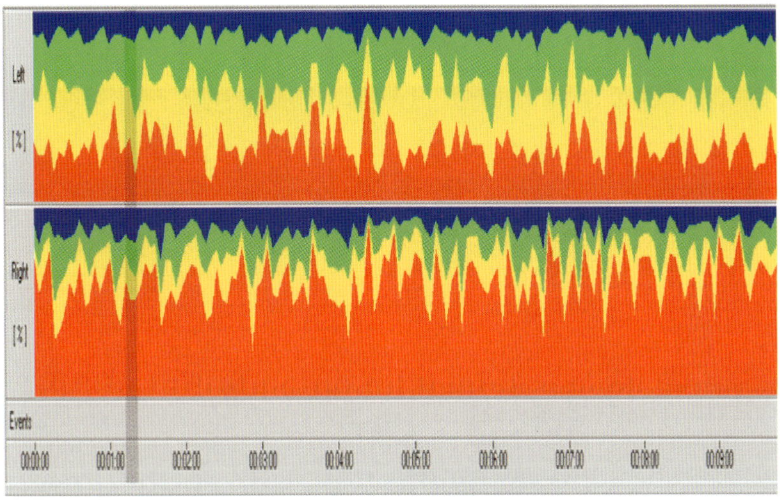

图 1-15　相对功率频谱图

注：右半球δ波功率增高，α波功率降低。

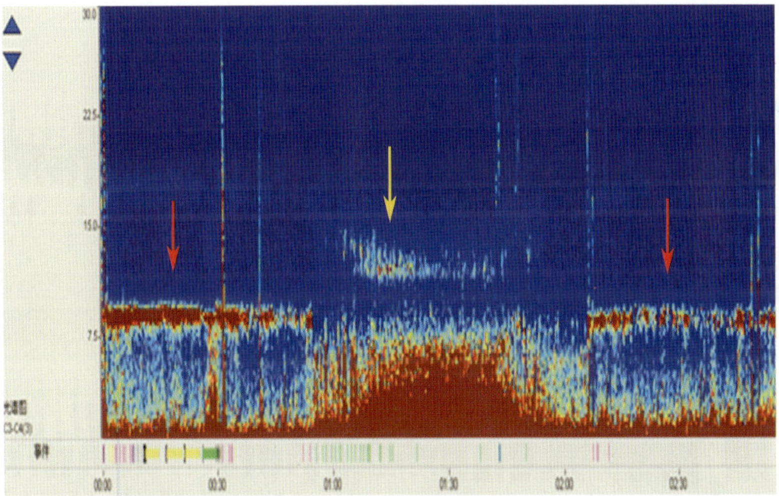

图 1-16　光谱图

注：红色箭头为监测前后 1 小时的清醒期，高能量波频率趋势分布位于 8～9Hz，提示为α波；黄色箭头为监测中期的睡眠期，高能量波频率趋势分布位于 7Hz 以下（δ和θ波）和 12～14Hz（睡眠纺锤波）。

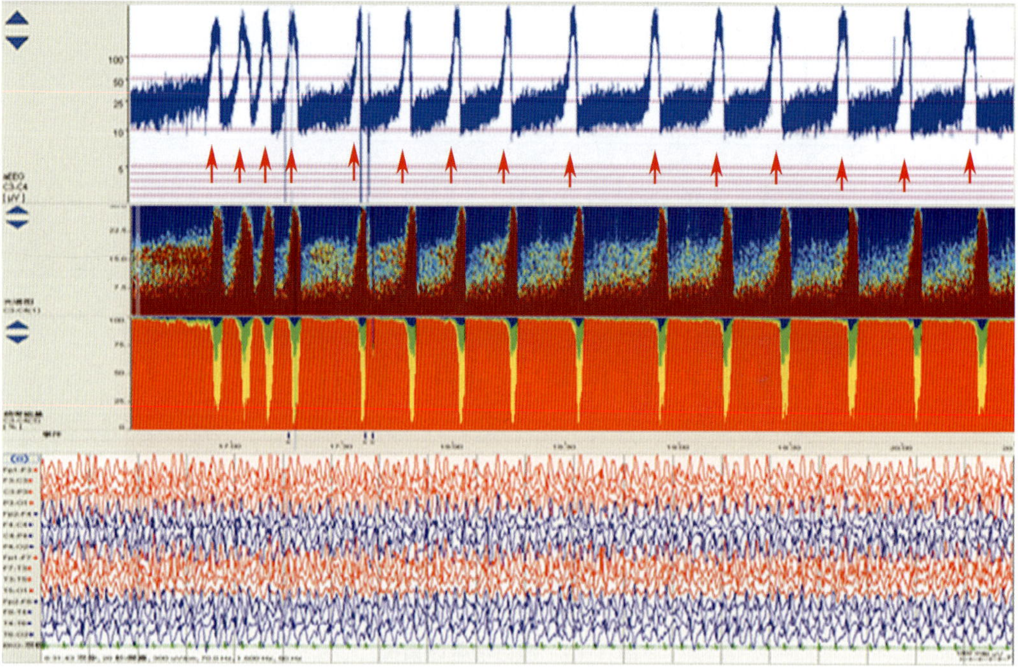

图 1-17　癫痫发作在 aEEG、相对能量频谱图和光谱图上表现

注：癫痫发作时 aEEG（C3-C4）为上下边界同时抬高和下降（红色箭头），相对能量频谱图（C3-C4）和光谱图（C3-C4）也显示同步快波频段比例和能量增加。

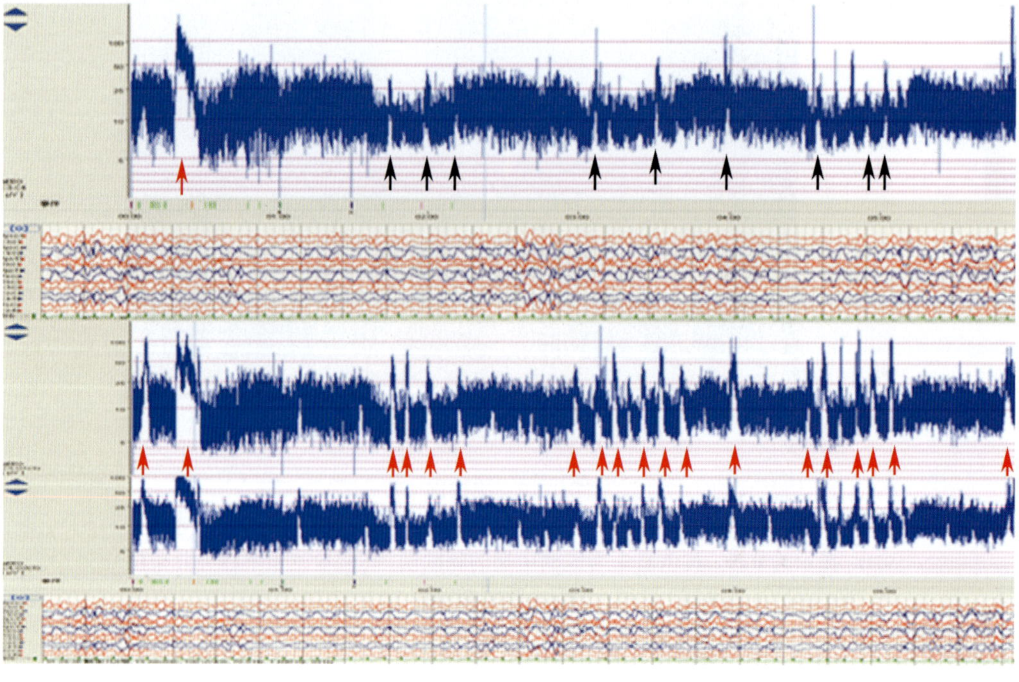

图 1-18　aEEG（双通道 C3-O1，C4-O2）

注：除红色箭头的癫痫发作可明确识别，多数黑色箭头的癫痫发作不太好识别，通过 aEEG（双通道 C3-O1，C4-O2）可以很好地显示和识别癫痫发作。

（周渊峰　程国强）

参考文献

[1] BOUREL-PONCHEL E, GUEDEN S, HASAERTS D, et al. Normal EEG during the neonatal period: maturational aspects from premature to full-term newborns. Neurophysiol Clin, 2021, 51(1): 61-88.

[2] WANG Z, ZHANG P, ZHOU W, et al. Electroencephalography monitoring in the neonatal intensive careunit: a Chinese perspective. Transl Pediatr, 2021, 10(3): 552-559.

[3] MALFILÂTRE G, MONY L, HASAERTS D, et al. Technical recommendations and interpretation guidelines for electroencephalography for premature and full-term newborns. Neurophysiol Clin, 2021, 51(1): 35-60.

[4] 上海市医学会脑电图与临床神经生理专科分会. 临床脑电图操作规范的上海专家共识. 上海医学, 2021, 44(3): 141-147.

[5] DILENA R, RAVIGLIONE F, CANTALUPO G, et al. Consensus protocol for EEG and amplitude-integrated EEG assessment and monitoring in neonates. Clin Neurophysiol, 2021, 132(4): 886-903.

[6] FITZGERALD M P, MASSEY S L, FUNG F W, et al. Expanding access to continuous EEG monitoring in neonatal intensive care units. J Clin Neurophysiol, 2021, 38(6): 525-529.

[7] ROCHA CABRERO F, DE JESUS O. EEG neonatal visual analysis. statpearls [Internet]. Treasure Island (FL): StatPearls Publishing, 2024.

[8] ARNAEZ J, SANCHEZ-ACOSTA C G, FASCE J, et al. Usefulness of two-channel amplitude-integrated EEG recording in a neonatal setting. J Matern Fetal Neonatal Med, 2021, 34(14): 2248-2258.

[9] HELLSTRÖM-WESTAS L, ROSÉN I. Continuous brain-function monitoring: state of the art in clinical practice. Semin Fetal Neonatal Med, 2006, 11(6): 503-511.

[10] OUWEHAND S, SMIDT L C A, DUDINK J, et al. Predictors of outcomes in hypoxic-ischemic encephalopathy following hypothermia: a meta-analysis. Neonatology, 2020, 117(4): 411-427.

[11] KADIVAR M, MOGHADAM E M, SHERVIN BADV R, et al. A comparison of conventional electroencephalography with amplitude-integrated EEG in detection of neonatal seizures. Med Devices (Auckl), 2019, 12: 489-496.

第二章

围产期脑损伤

围产期脑损伤是指在怀孕满20周至产后4周这一阶段，胎儿或新生儿脑部遭受损害的情况。常见原因包括缺氧缺血性因素（如产前母亲疾病致胎盘供血不足、产时脐带异常或难产、产后新生儿窒息等）、感染因素（宫内、产时及产后病原体侵犯脑部）、胆红素脑病（胆红素过高透过血脑屏障损伤神经元）以及产伤因素（分娩中头部受不当外力致颅内出血等）。临床表现上，早期有诸如意识状态改变（嗜睡、易激惹等）、肌张力异常和原始反射异常；远期可见运动和智力发育障碍、运动障碍和癫痫等并发症。

第一节　新生儿缺氧缺血性脑病

新生儿缺氧缺血性脑病（hypoxic ischemic encephalopathy，HIE）是由围产期急性缺氧缺血导致的新生儿脑损伤，是晚期早产儿和足月新生儿神经发育障碍、癫痫、脑瘫甚至死亡的主要病因。新生儿HIE的诊断标准：①有明确的可导致胎儿宫内窘迫的异常产科病史，以及严重的胎儿宫内窘迫表现（胎心<100次/min，持续5分钟以上，和/或羊水Ⅲ度污染）或在分娩过程中有明显窒息史。②出生时有重度窒息，指Apgar评分1分钟≤3分，并延续至5分钟时仍≤5分；或出生时脐动脉血pH值≤7.00。③出生后24小时内出现神经系统症状，如意识改变（过度兴奋、嗜睡、昏迷）、肌张力改变（增高或减弱）、原始反射异常（吸吮、拥抱反射减弱或消失），严重时可有惊厥、脑干症状（呼吸节律改变、瞳孔改变、对光反应迟钝或消失）和前囟张力增高，并持续24小时以上。④排除电解质紊乱、颅内出血和产伤等原因引起的抽搐，以及遗传代谢性疾病和其他先天性疾病所引起的脑损伤。

早期EEG是判断HIE损伤程度和预后的良好指标，出生12小时内EEG对预测的灵敏度及特异度均最高，连续监测72小时，重度异常EEG恢复时间越晚，不良神经发育结局风险越高。因此，建议在出生后或缺氧缺血性事件发生后尽早进行监测并持续监测到出生后12小时，有条件可持续监测到出生后96小时，而新生儿期以后的EEG结果与远期预后无明显相关性。

出生后1周内EEG的严重程度与HIE的临床分度基本一致。轻度HIE可表现为波幅轻度抑制，非连续活动增加，脑电图成熟度延迟。重度HIE可出现持续低电压，暴发抑制或电静息，但如果重度异常EEG在48小时内改善，一般远期预后良好。

案例 1: 患儿,男,G_2P_2,胎龄 39^{+2} 周,顺产,出生体重 3 010g,胎膜早破 9 小时,脐带 1 个真结、黄染,羊水为胎粪样+血性,Apgar 评分:1 分钟 1 分(心率 1 分)、5 分钟 4 分(心率、肤色各 2 分)、10 分钟 5 分。给予清理呼吸道、气管插管球囊加压给氧。出生后 14 分钟入住当地医院新生儿科,血压 73/47mmHg,血气分析:pH 6.90,C-LAC 12.3mmol/L,PCO_2 78.3mmHg,$PO_2$55.4mmHg,BE -19.7mmol/L。出生后呼吸机辅助通气、亚低温治疗,予以苯巴比妥镇静,未见临床癫痫发作。

出生后第 1 天,aEEG(CA 39^{+3} 周,F3-C3,F4-C4)前 5 个小时提示低电压,未见睡眠周期,未见癫痫发作;5 小时后电压有所上升,睡眠周期不成熟,未见癫痫发作(图 2-1)。

出生后第 2 天,aEEG(CA 39^{+4} 周,F3-C3,F4-C4)显示低电压,未见睡眠周期,未见癫痫发作(图 2-2)。

出生后第 3 天,aEEG(CA 39^{+5} 周,F3-C3,F4-C4)显示低电压,睡眠周期不成熟,未见癫痫发作(图 2-3)。

出生后第 8 天,aEEG(CA 40^{+3} 周,F3-C3,F4-C4)显示连续图形,睡眠周期成熟,未见癫痫发作(图 2-4)。头颅 MRI 显示双侧顶枕叶异常信号(图 2-5)。

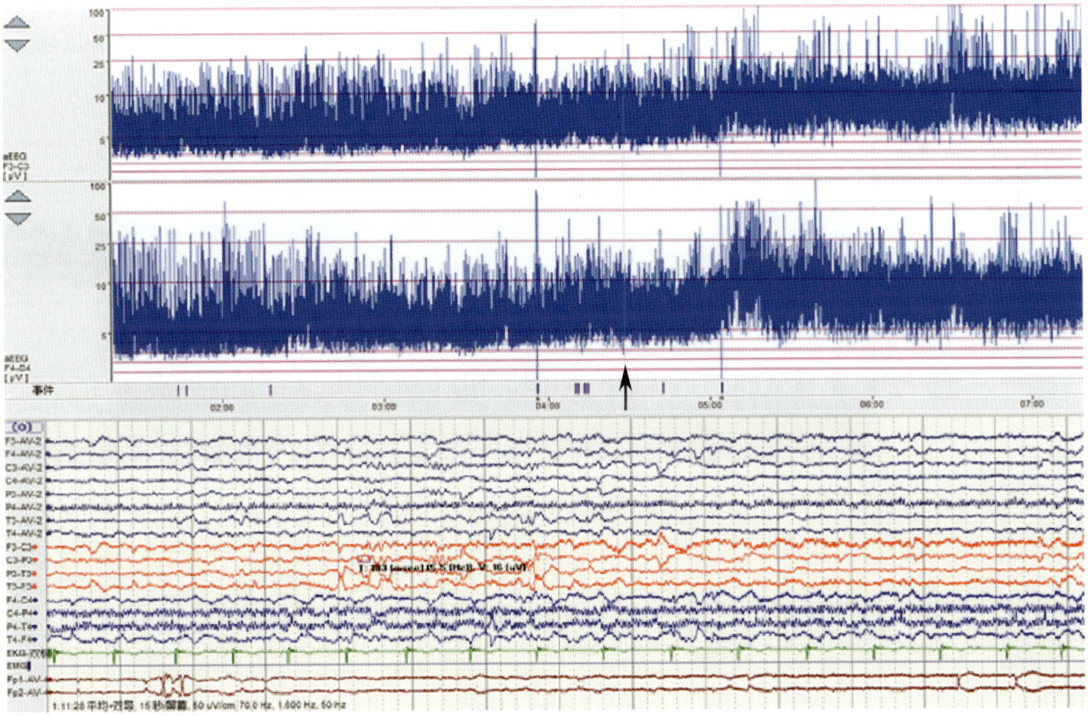

图 2-1　出生后第 1 天

注:黑色箭头所指 aEEG 相应处为各导联低波幅混合慢波活动(波幅<25μV)。

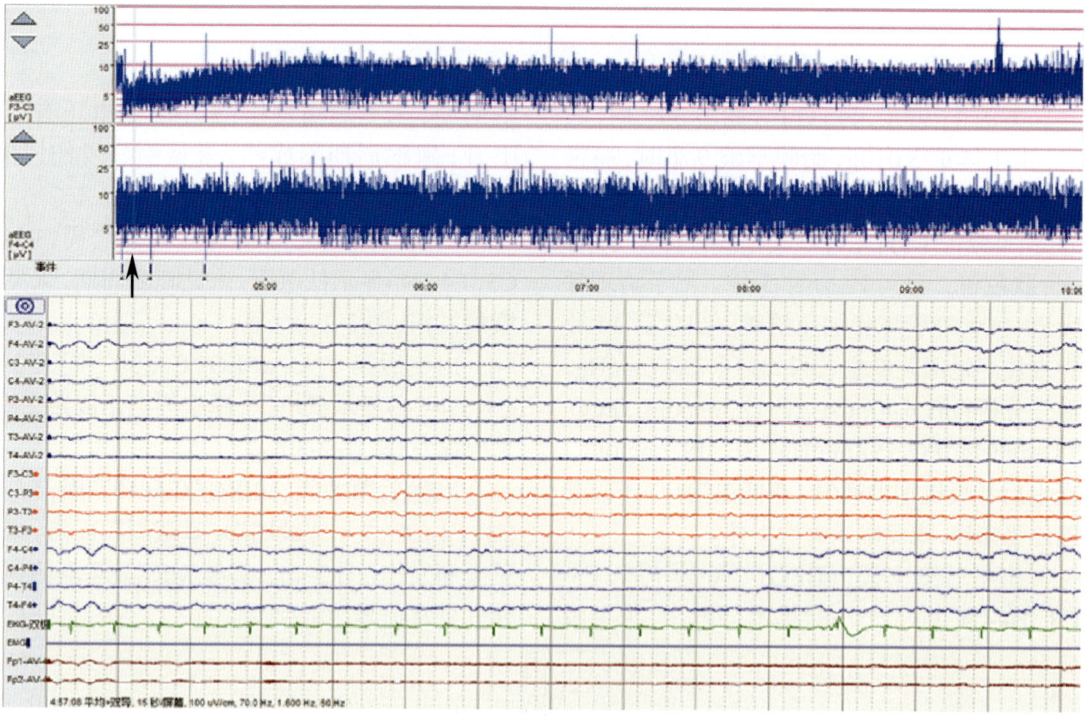

图 2-2　出生后第 2 天 aEEG

注：黑色箭头所指 aEEG 相应处为低波幅混合慢波活动（波幅<25μV）。左侧（F3-C3）初始时较右侧波幅低，后逐渐上升，为盐桥效应，因导电膏涂抹过多导致电极之间短路。

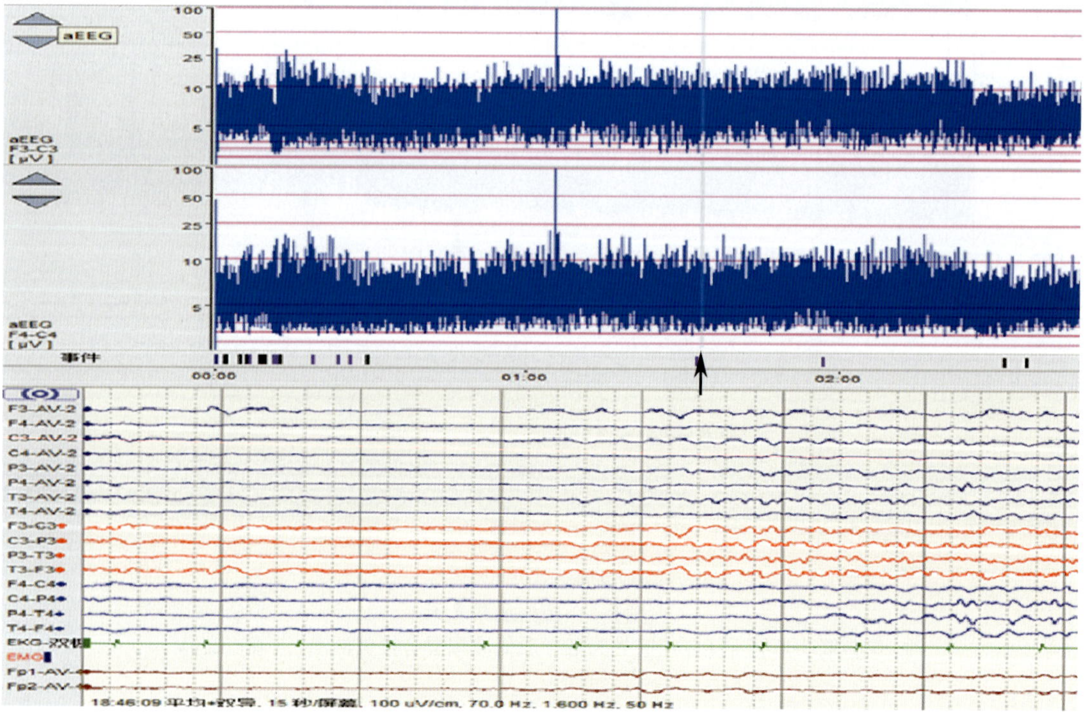

图 2-3　出生后第 3 天 aEEG（CA 39^{+5} 周，F3-C3，F4-C4）

注：黑色箭头所指 aEEG 相应处为睡眠期交替图形。

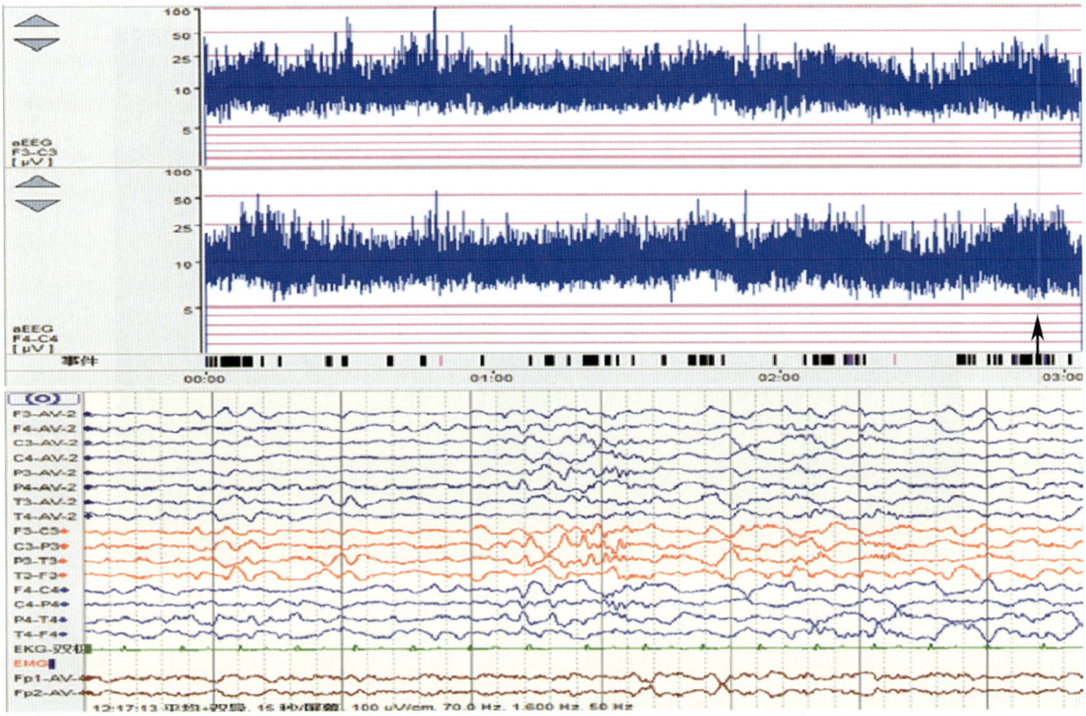

图 2-4　出生后第 8 天 aEEG

注：黑色箭头所指 aEEG 相应处为睡眠期交替图形。

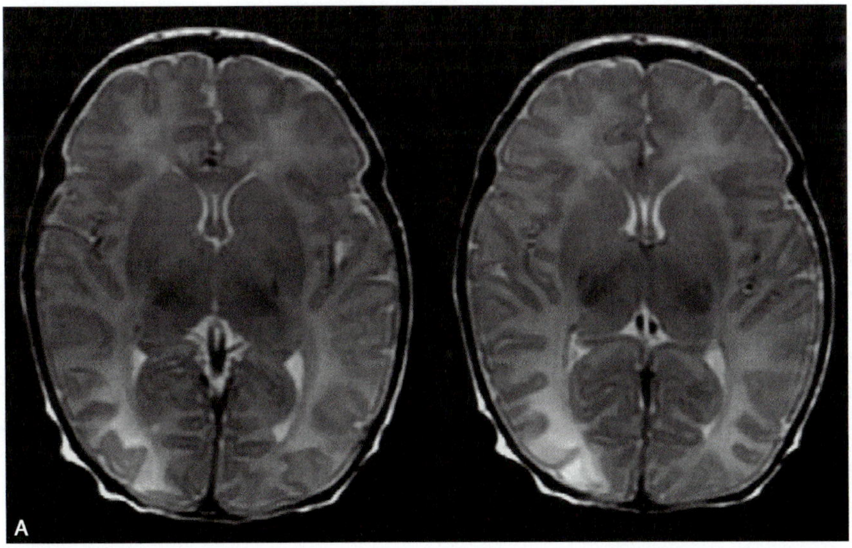

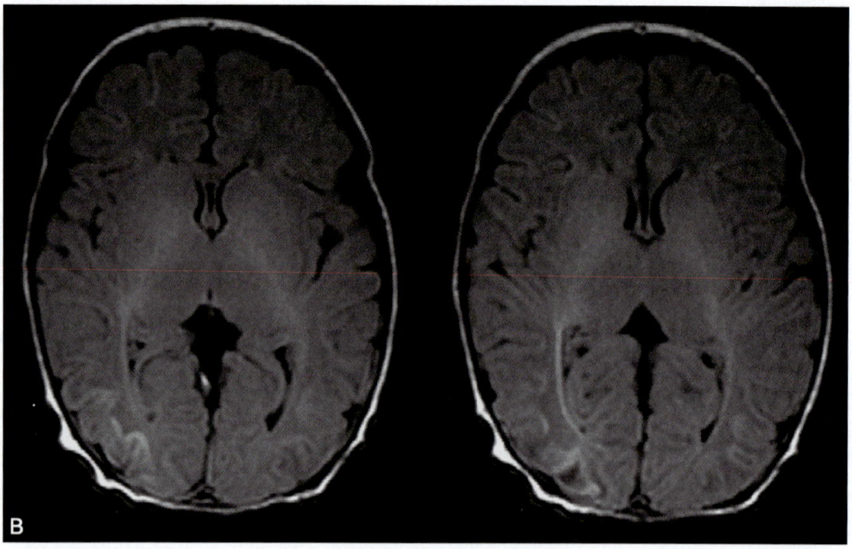

图 2-5　头颅 MRI(CA 40^{+3} 周)
注: A 为 T_2WI; B 为 T_2 FLAIR。

案例 2: 患儿, G_1P_1, 胎龄 39 周, 因肩难产采用产钳助产出生, 出生体重 3 710g, Apgar 评分: 1 分钟 4 分(心率 2 分、反应 1 分、肤色 1 分)、5 分钟 8 分。给予清理呼吸道、面罩加压给氧。血气分析: pH 为 7.122, C-LAC 为 9.5mmol/L, BE −17.8mmol/L。面罩吸氧无好转, 予以呼吸机辅助通气、亚低温治疗, 间断右肢体抖动, 予以苯巴比妥处理后, 未见癫痫发作。11 月龄回访: 可扶走, 会拍手, 会认人, 神经发育同正常月龄儿。

出生后第 2 天, aEEG(CA 39^{+2} 周, F3-C3, F4-C4)显示双侧振幅不对称(左侧上下边界均较右侧低, 带宽较右侧窄), 左侧无睡眠周期, 右侧睡眠周期不成熟, 双侧均未见癫痫发作(图 2-6)。头颅 CT 显示左顶骨骨折、硬膜下出血, 头皮广泛肿胀伴血肿形成, 左侧顶骨局部骨质缺损。患儿 EEG 出现双侧振幅不对称的情况, 考虑左侧头皮肿胀和血肿所致电压衰减的可能性很大。

出生后第 4 天, aEEG(CA 39^{+4} 周, F3-C3, F4-C4)显示双侧振幅不对称, 较前好转(左侧上下边界均较右侧低, 带宽较右侧窄), 双侧均存在成熟的睡眠周期, 均未见癫痫发作(图 2-7)。

出生后第 9 天, aEEG(CA 40^{+2} 周, F3-C3, F4-C4)显示双侧振幅基本对称和成熟的睡眠周期, 未见癫痫发作(图 2-8)。

出生后 3 个月行头颅 MRI 检查, 提示未见明显异常信号(图 2-9)。

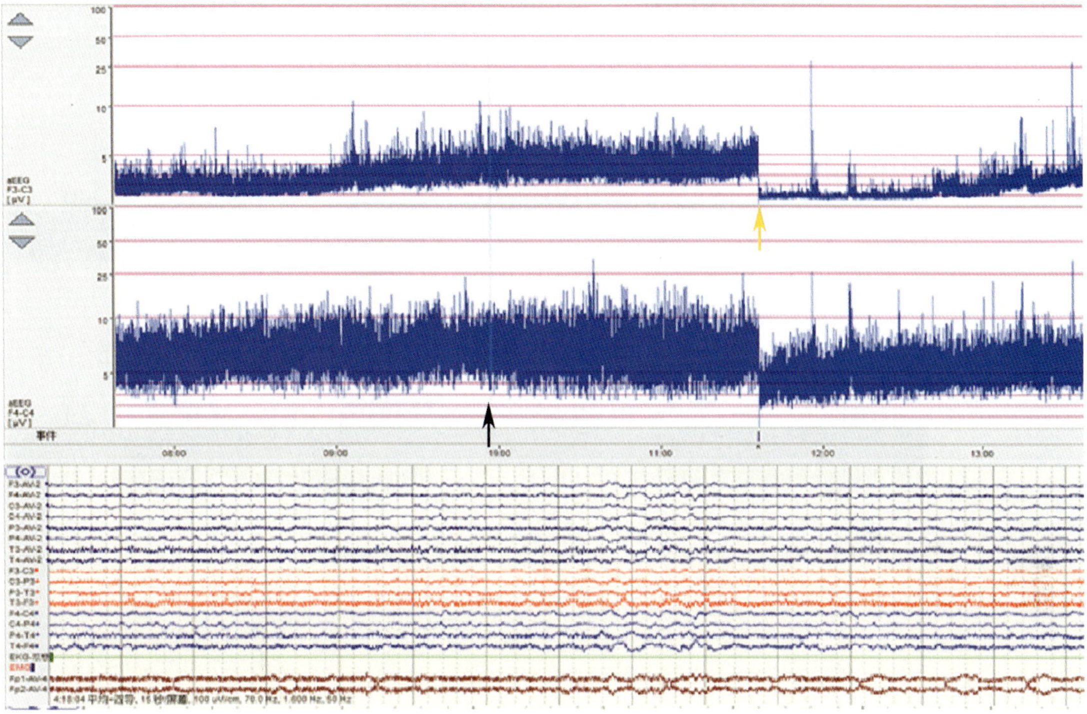

图 2-6　出生后第 2 天 aEEG（CA 39^{+2} 周，F3-C3，F4-C4）

注：黑色箭头所指 aEEG 相应处为低波幅混合慢波活动（波幅＜25μV），左侧波幅较右侧更低；黄色箭头所指处为操作人员调整电极导致的盐桥效应。

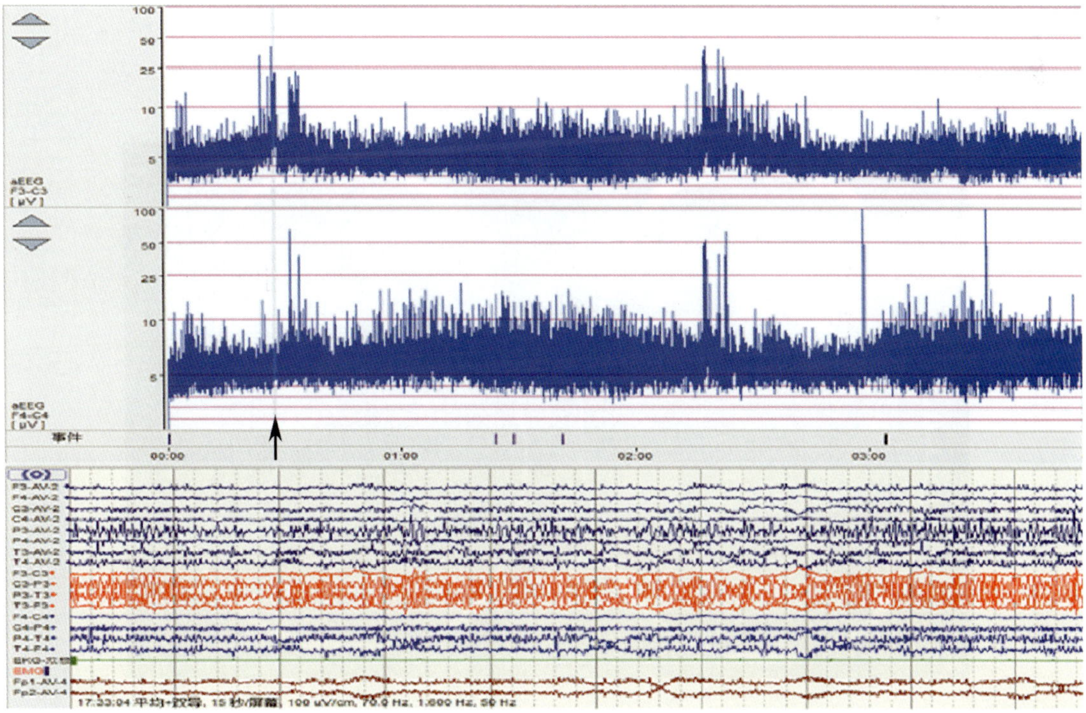

图 2-7　出生后第 4 天 aEEG（CA 39^{+4} 周，F3-C3，F4-C4）

注：黑色箭头所指 aEEG 相应处小锯齿样改变为伪差。

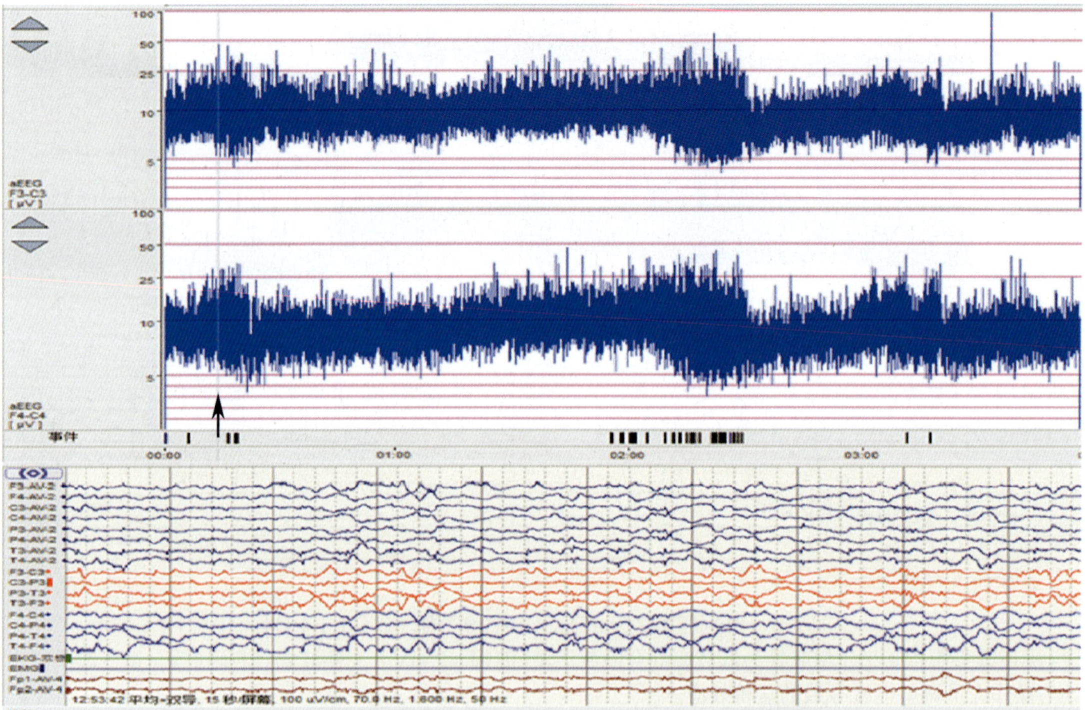

图 2-8　出生后第 9 天 aEEG(CA 40^{+2} 周，F3-C3，F4-C4)

注：黑色箭头所指 aEEG 相应处为睡眠期图形，双侧中颞区电极存在心电伪差。

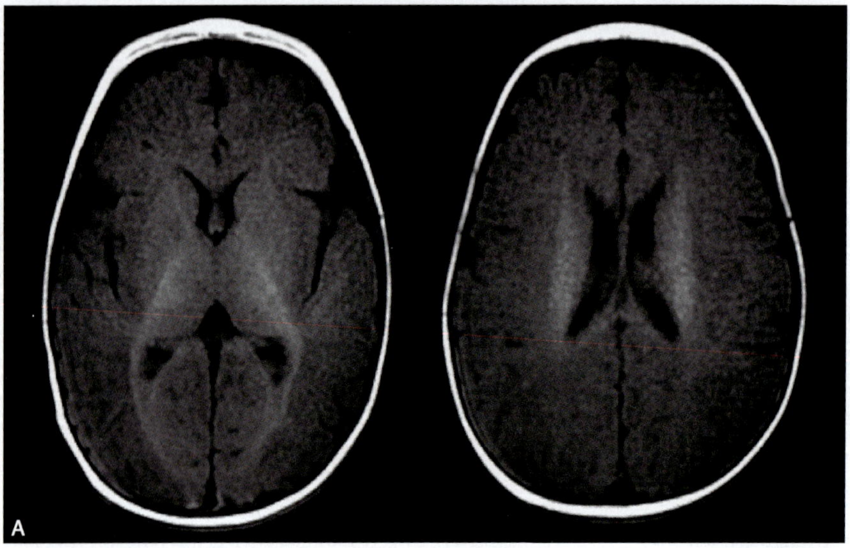

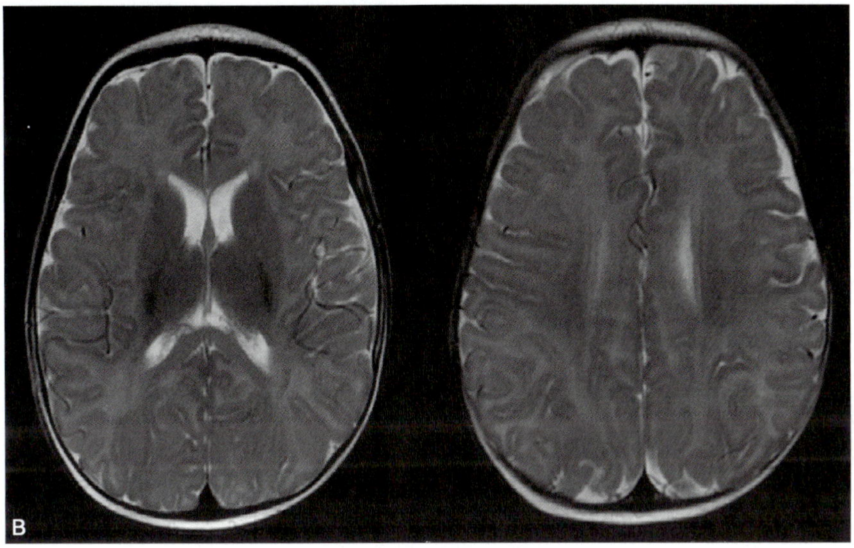

图 2-9　头颅 MRI（3 月龄）
注：A 为 T_1WI；B 为 T_2WI。

案例 3：患儿，男，G_1P_1，胎龄 40 周，因“宫内窘迫”剖宫产出生，出生体重 3 720g，脐带真结，羊水、胎盘无异常，Apgar 评分：1 分钟 1 分（心率 1 分），立即行气管插管、正压通气，5 分钟 5 分（心率 2 分、肤色 1 分、呼吸 1 分、反应 1 分）、10 分钟 6 分（心率 2 分、肤色 1 分、呼吸 1 分、反应 1 分、肌张力 1 分）。给予呼吸机辅助通气、扩容和抗感染等。血气分析：pH 值 <7.0，C-LAC 为 10mmol/L，PCO_2 为 46.9mmHg，PO_2 为 62mmHg，BE 未测出。予以亚低温治疗，咪达唑仑镇静，一直未见临床癫痫发作。4 月龄开始出现频繁眨眼，诊断为婴儿痉挛症。9 月龄随访时仍有癫痫发作，目光接触可，头控可，能抓物，会腹爬，不会四点爬，稍踮足。

出生后第 2 天，aEEG（CA 40^{+2} 周，F3-C3，F4-C4）显示双侧振幅稍不对称（右侧上边界稍高），睡眠周期成熟，右侧多次癫痫发作，有时波及左侧（左侧的小锯齿样改变较右侧浅、小且时间延后）（图 2-10）。

出生后第 4 天，aEEG（CA 40^{+4} 周，F3-C3，F4-C4）显示连续图形，双侧振幅对称，睡眠周期成熟，未见癫痫发作（图 2-11）。

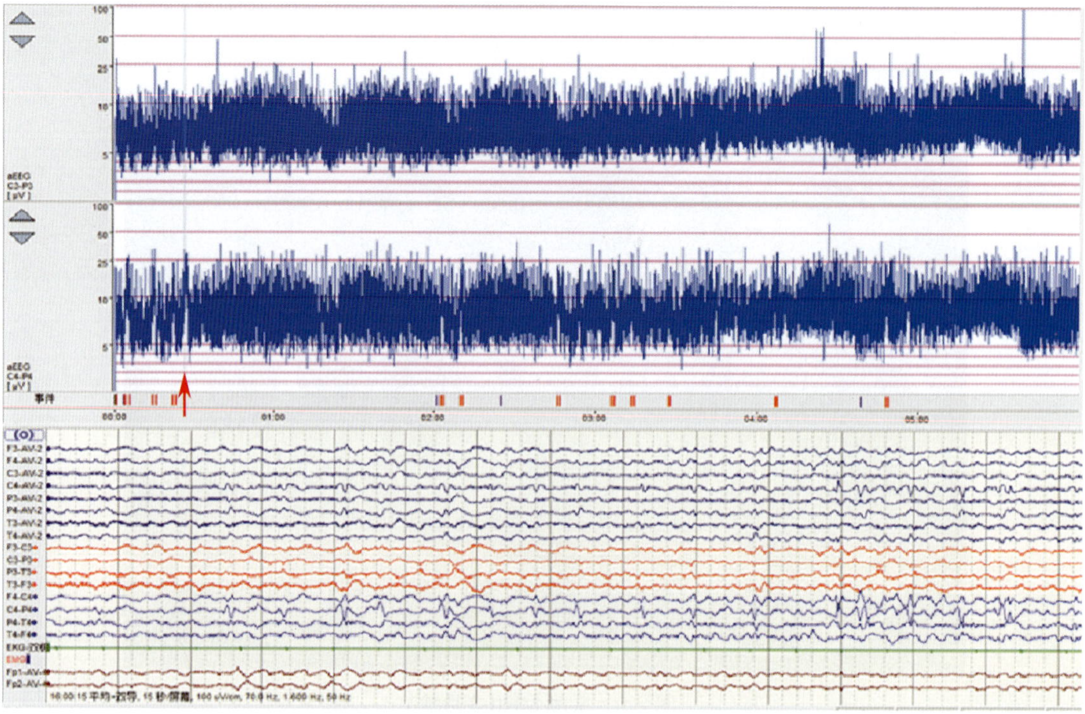

图 2-10　出生后第 2 天 aEEG(CA 40^{+2} 周，F3-C3，F4-C4)

注：红色箭头所指 aEEG 相应处为 1 次癫痫发作，右侧为中央-顶区尖波和尖慢波周期性后节律性发放。

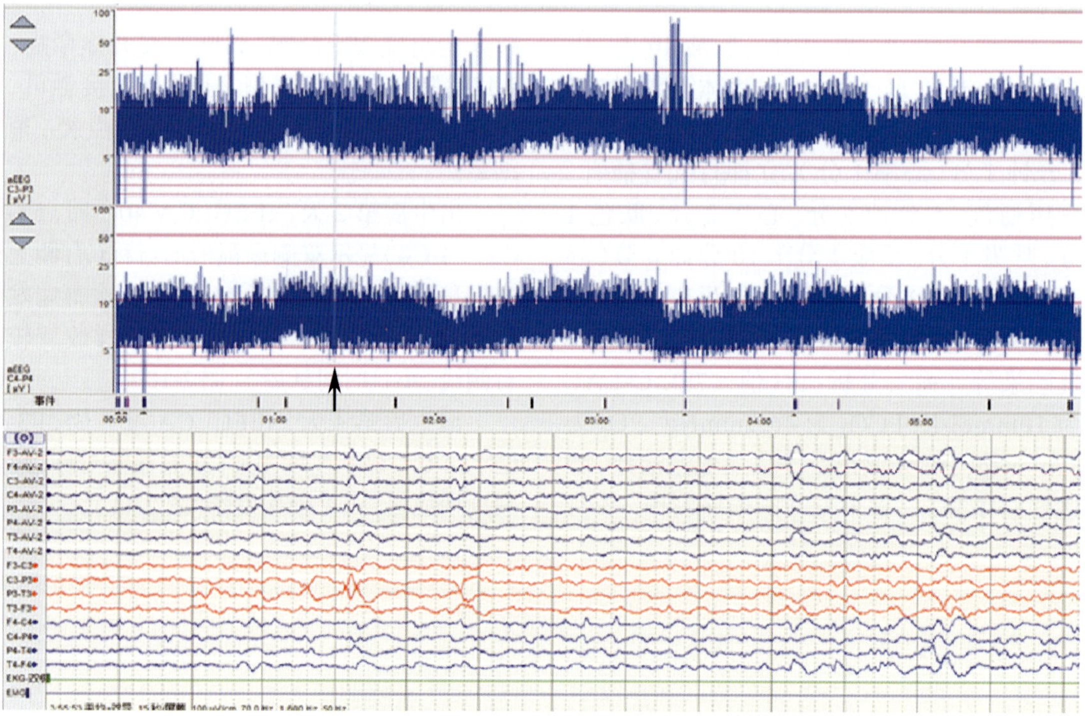

图 2-11　出生后第 4 天 aEEG(CA 40^{+4} 周，F3-C3，F4-C4)

注：黑色箭头所指 aEEG 相应处为睡眠期少量癫痫样放电。

第二节　低血糖脑损伤

低血糖是新生儿最常见的代谢紊乱之一，反复或持续的严重低血糖可导致神经元损伤，而引起脑损伤的低血糖阈值和持续时间存在个体差异，严重脑损伤患者可遗留视觉障碍、听力损害、认知异常及枕叶癫痫等后遗症，甚至出现脑瘫或者死亡。新生儿低血糖早期缺乏特异性临床表现，可分为无症状性低血糖及症状性低血糖，通常症状性低血糖临床表现包括：①异常的呼吸类型（呼吸加快、呼吸暂停、呼吸窘迫）、心血管体征（心动过速或心动过缓）；②神经系统症状（激惹、嗜睡、吸吮反射减弱、惊厥）；③全身症状（皮肤苍白、反应低下）等。

新生儿低血糖引起的脑损伤通常位于双侧枕区或后头部，EEG 可显示一侧或双侧枕区为主的局部慢波或癫痫样放电，aEEG 主要表现为后头部通道为主的异常背景、睡眠节律消失和癫痫发作。低血糖脑电监测应特别放置 O1-O2 电极。严重低血糖可导致广泛性脑损伤。

案例 1：患儿，男，G_1P_1，胎龄 40^{+1} 周，出生体重 3 260g，Apgar 评分：1 分钟、5 分钟分别为 7 分、9 分。羊水Ⅱ度粪染，脐带、胎盘无异常。出生后哭声不畅、口吐白沫，送至医院时发现血糖测不出，静脉推注葡萄糖治疗后，血糖稳定在正常范围，但呼吸困难加重，于出生后 8 小时出现抽搐，予以苯巴比妥、芬太尼治疗 2 天，癫痫发作控制后，未再使用抗癫痫药。头颅 MRI 提示左侧顶叶及右侧顶枕叶、左侧小脑半球异常信号。

出生后 24 小时内，aEEG（CA 40^{+2} 周，C3-P3，C4-P4）显示左侧下边界大多在 5～10μV，睡眠周期不成熟；右侧睡眠周期消失，频繁癫痫发作（下边界上移的同时上边界不变或上移），呈锯齿样改变，提示癫痫持续状态，同期临床未见明显运动性发作（图 2-12）。

随后持续监测 aEEG（C3-P3，C4-P4）显示癫痫发作时间缩短，次数减少（图 2-13）。

出生后第 12 天，aEEG（CA 41^{+6} 周，C3-P3，C4-P4）显示双侧振幅基本对称，可见成熟睡眠周期（图 2-14）。

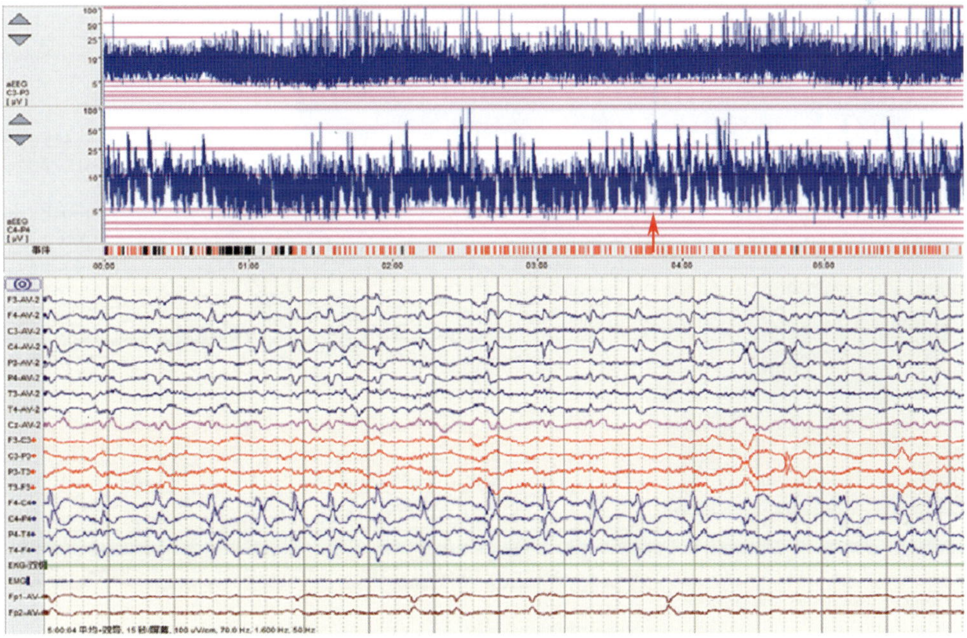

图 2-12　出生后 24 小时内 aEEG（CA 40^{+2} 周，C3-P3，C4-P4）

注：红色箭头所指 aEEG 相应处提示右侧棘慢波和尖慢波节律性发放，表明 1 次癫痫发作。

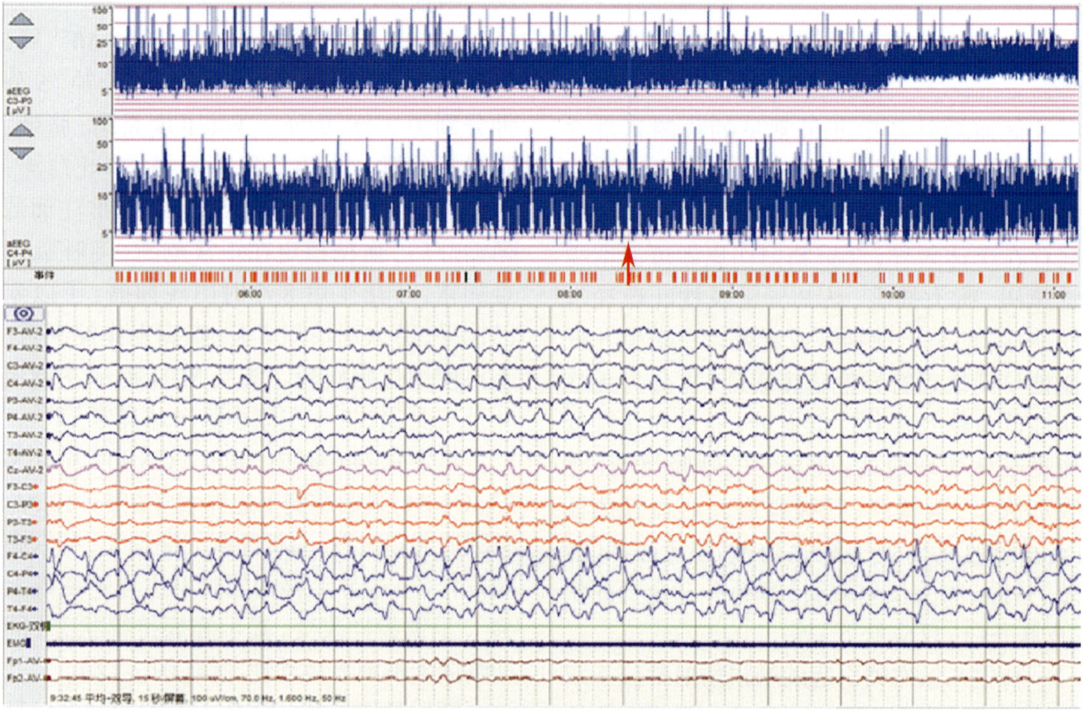

图 2-13　持续监测 aEEG（C3-P3，C4-P4）

注：红色箭头所指 aEEG 相应处提示右侧棘慢波和尖慢波节律性发放。

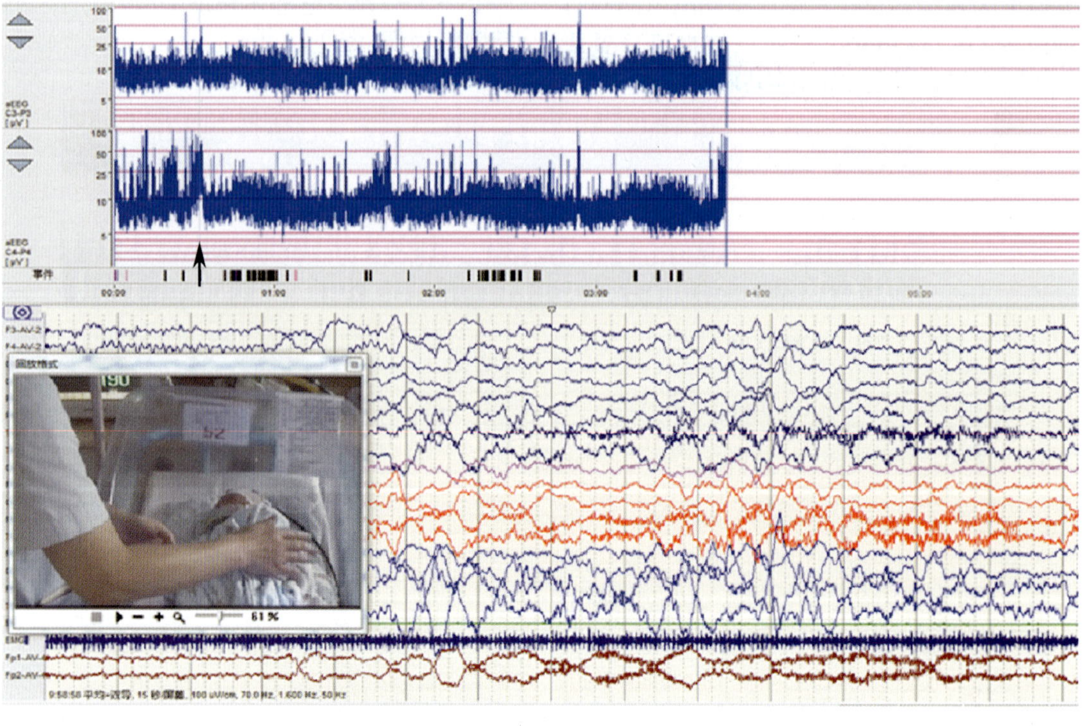

图 2-14　出生后第 12 天 aEEG（CA 41^{+6} 周，C3-P3，C4-P4）

注：黑色箭头所指 aEEG 相应处提示 1 次上下边界抬高，为拍打等伪差所致。

案例 2: 患儿，男，家中分娩，具体出生情况不详，出生后第 3 天开始出现吃奶差，至医院测血糖为 1.3mmol/L，予以葡萄糖静脉推注及扩容治疗。查体：胎龄评估约 37 周，反应欠佳，原始反射减弱。入院后首次监测血糖为 2.2mmol/L，一直未见临床癫痫发作，未使用抗癫痫药，入院第 3 天吃奶正常，原始反射正常。

入院第 2 天，aEEG（T3-P3，T4-P4）提示背景为连续图形，双侧振幅基本对称，有成熟的睡眠周期。有 3 次癫痫发作，其中 2 次为右侧起始，1 次为左侧起始（图 2-15）。行头颅 MRI，提示左侧额叶、顶叶多发异常信号（图 2-16）。

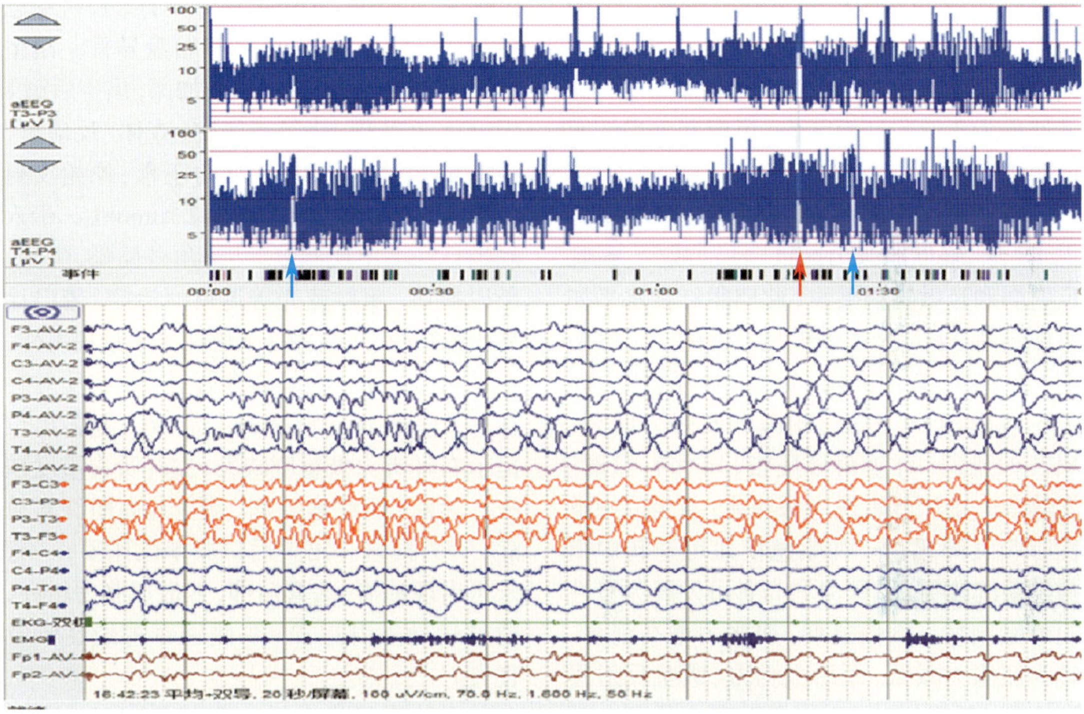

图 2-15 入院第 2 天 aEEG（T3-P3，T4-P4）

注：蓝色箭头为右侧起始；红色箭头为左侧中颞区起始，表现为左侧棘波、棘慢波和尖慢波节律性发放。

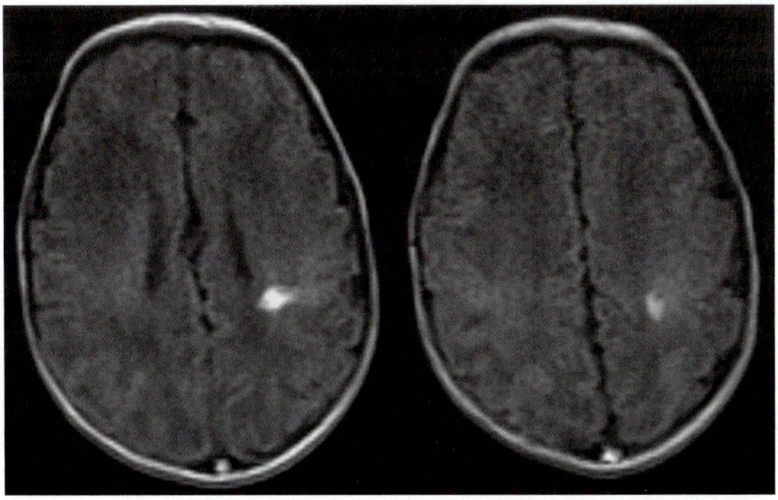

图 2-16 头颅 MRI（T_1WI）

第三节　胆红素脑病

胆红素脑病患儿黄疸较严重，全身皮肤黏膜呈重度黄染，血清胆红素水平常>342.2μmol/L（20mg/dl）。胆红素脑病是胆红素毒性所致的基底核和不同脑干核损伤的中枢神经系统表现。典型的临床症状分为4期：警告期、痉挛期、恢复期和后遗症期。前三期称为急性胆红素脑病，第四期为慢性胆红素脑病。

急性胆红素脑病：①警告期：反应略低下、嗜睡、轻度肌张力减低、活动减少、吸吮反射弱和轻微高调哭声，此期胆红素水平如果能迅速下降，上述表现是可逆的。②痉挛期：易激惹、哭声高调、拒乳、呼吸暂停、呼吸不规则、呼吸困难、嗜睡和肌张力增高，累及伸肌群，可呈角弓反张，可伴有惊厥、发热等。重症可表现为深昏迷，甚至因中枢性呼吸衰竭死亡。如紧急换血可逆转中枢神经系统改变，肌张力增高者可发展为慢性胆红素脑病。③恢复期：肌张力增高消失，转为肌张力减低，而后吸吮力、吸吮反射逐渐恢复，呼吸好转，所有急性期症状可全部消失。

慢性胆红素脑病：即后遗症期。典型的表现发生在1岁前，婴儿期喂养困难，进而发生高调哭声和肌张力减低、深腱反射增强、持续颈强直和运动发育迟缓。典型的后遗症由四联症组成：①锥体外系运动障碍，主要表现为手足徐动症，严重者可有发音困难、表情怪异、流涎、咀嚼和吞咽困难；②听力异常；③眼球运动障碍，表现为眼球转动困难，特别是向上凝视受限；④牙釉质发育异常，有绿色牙或棕褐色牙，门齿有弯月形缺陷。

新生儿胆红素脑病EEG可表现为多灶性癫痫样放电，也可呈现不连续背景，半球间存在不同步，癫痫发作多起始于颞区或枕区，aEEG主要表现为双侧异常背景和睡眠周期以及癫痫发作。

案例1： 患儿，男，G_2P_2，胎龄36^{+4}周，出生体重3 250g，Apgar评分不详，否认窒息抢救史，否认羊水、脐带和胎盘异常。出生第2天出现皮肤黄染，逐渐加深，出生后第8天（CA 37^{+5}周）来笔者医院，查体：反应可，皮肤重度黄染，四肢肌张力正常，原始反射可引出。血清总胆红素：842.7μmol/L。于入院当日晚上出现四肢抽搐、角弓反张、尖叫。予以换血、照射蓝光等退黄疸治疗，苯巴比妥止惊治疗，入院第3天临床未见抽搐发作，未见角弓反张，吃奶逐渐好转，原始反射存在。入院第16天（CA 38^{+6}周）脑干诱发电位提示右耳听力极重度缺失、左耳听力重度缺失。诊断：胆红素脑病、新生儿高胆红素血症、听力损害。出院后口服苯巴比妥，一直未再出现抽搐，头喜后仰，四肢肌张力增高，精神运动发育迟滞，双侧感音神经性听觉丧失。

入院当日换血时，aEEG（CA 37^{+5}周，T3-P3，T4-P4）显示双侧振幅基本对称，未见睡眠周期，有频繁左侧或右侧起始的癫痫发作（锯齿样改变处）（图2-17）。

入院第2天换血结束后，aEEG（CA 37^{+6}周，T3-P3，T4-P4）显示双侧振幅基本对称，有不成熟睡眠周期，癫痫发作次数减少及时间缩短，有些癫痫发作因时间较短，aEEG无法辨别（图2-18）。

入院第7天，aEEG（CA 38^{+5}周，C3-P3，C4-P4）显示双侧振幅基本对称，有成熟睡眠周期，未见癫痫发作（图2-19）。头颅MRI提示双侧基底节异常信号（图2-20）。

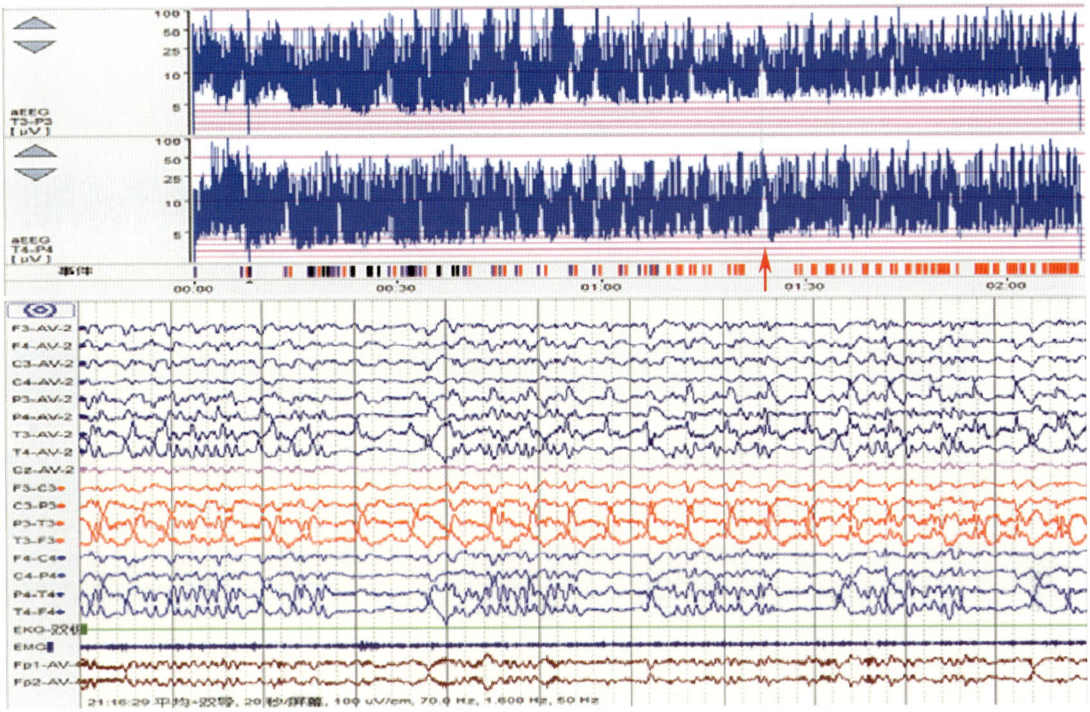

图 2-17　入院当日换血时 aEEG（CA 37^{+5} 周，T3-P3，T4-P4）

注：红色箭头所指 aEEG 相应处为 1 次癫痫发作中左右侧不同模式的棘慢波和尖慢波节律性发放。

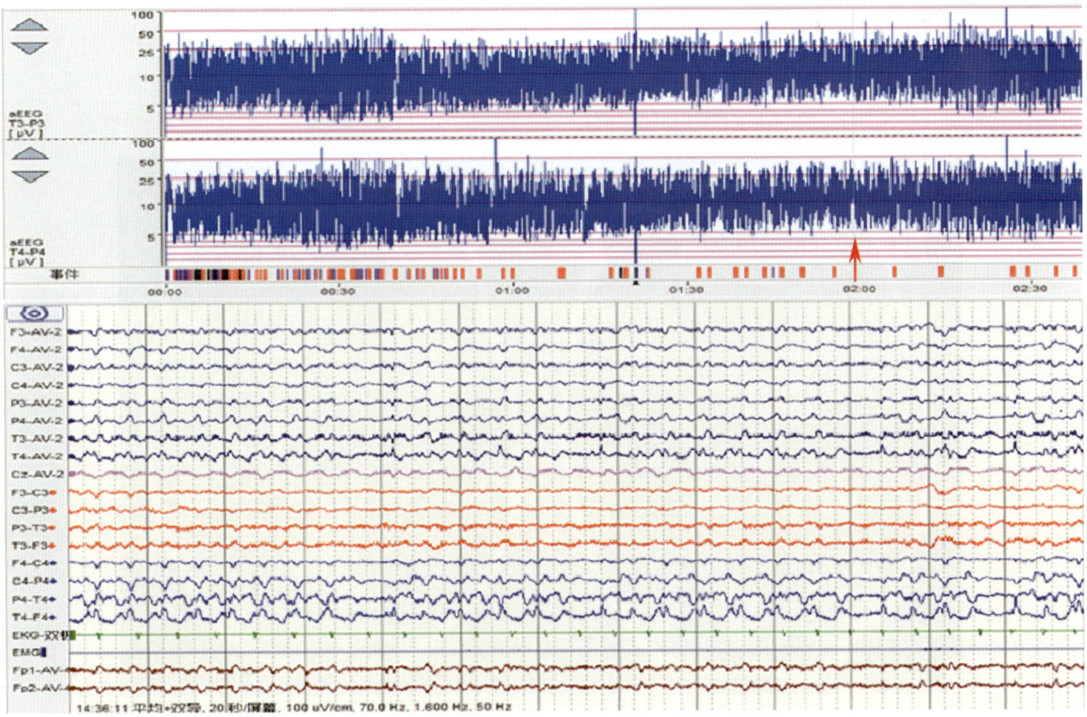

图 2-18　入院第 2 天换血结束后 aEEG（CA 37^{+6} 周，T3-P3，T4-P4）

注：红色箭头所指 aEEG 相应处为 1 次癫痫发作中右侧棘慢波和尖慢波节律性发放，顶-中颞区明显。

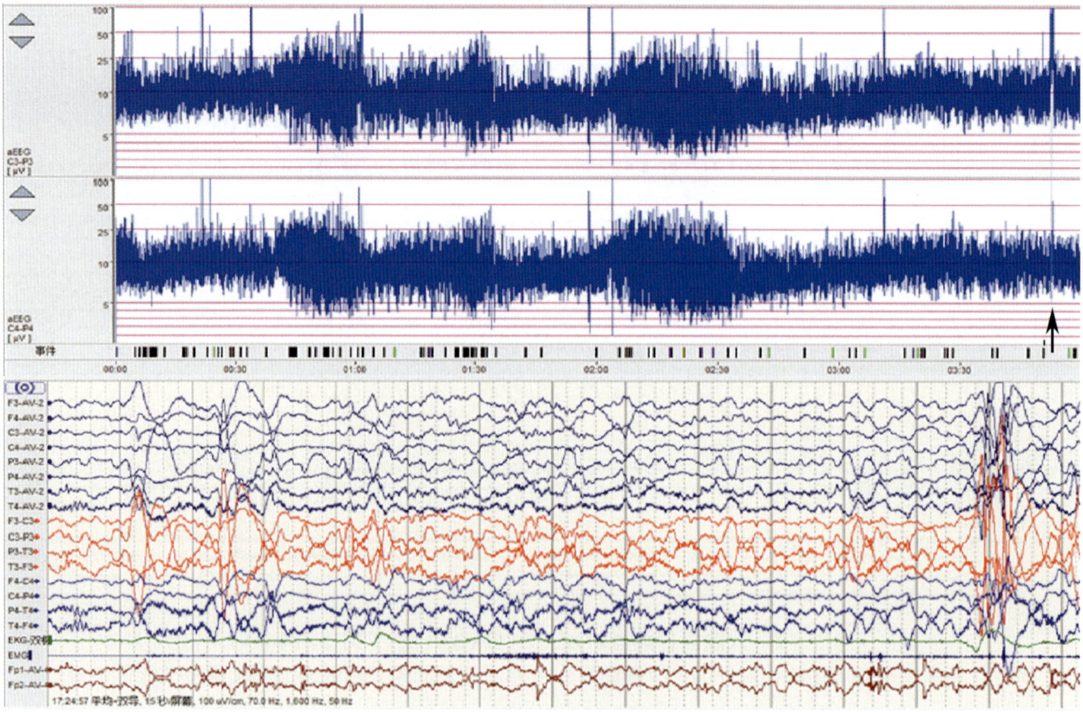

图 2-19 入院第 7 天 aEEG(CA 38^{+5} 周，C3-P3，C4-P4)

注：黑色箭头所指 aEEG 相应处为锯齿样改变，提示运动伪差。

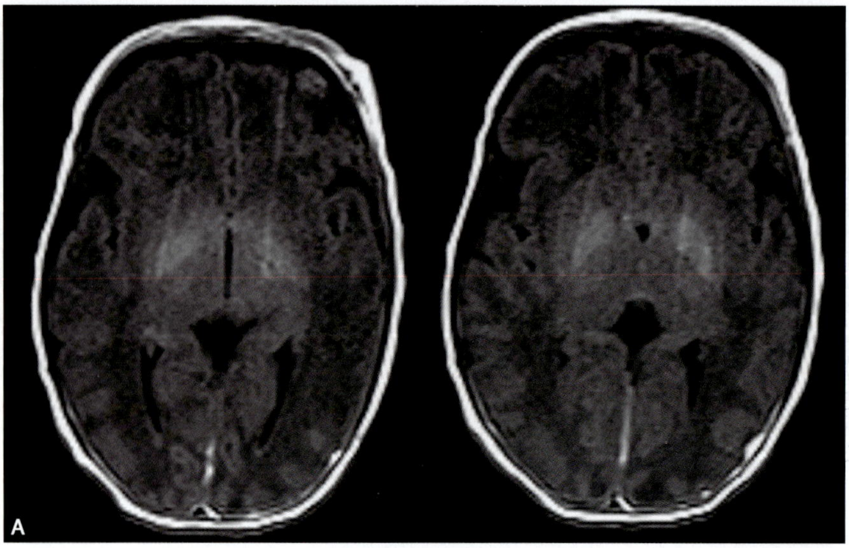

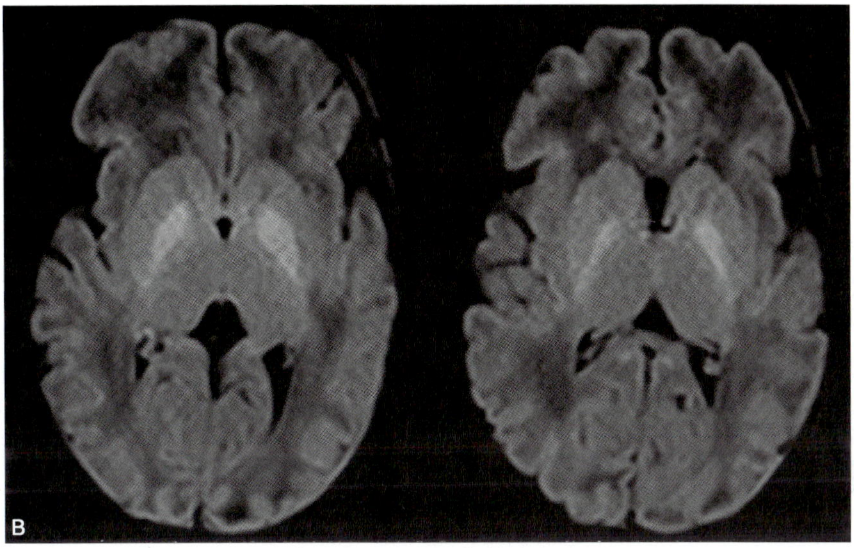

图 2-20　头颅 MRI（CA 38^{+5} 周）

注：A 为 T_1WI；B 为 T_2 FLAIR。

案例 2：患儿，女，G_2P_2，胎龄 39^{+6} 周，顺产，出生体重 3 335g，Apgar 评分：1 分钟 10 分、5 分钟 10 分。羊水、脐带、胎盘无异常。出生后第 3 天皮肤黄染，逐渐加重，出生后第 10 天来笔者医院，查体：体温 40.1 ℃，反应差，全身皮肤重度黄染，肌张力减低，原始反射可引出。血清总胆红素：1 113.3μmol/L。于出生后第 11 天抽搐 1 次，表现为四肢抽动，口吐白沫，伴心率及血氧饱和度下降，持续约 1 分钟自行缓解。予以换血、蓝光等退黄疸治疗，苯巴比妥、左乙拉西坦、托吡酯止惊，病情好转后自动出院。因出院后未见癫痫发作，于 3 月龄时家长自行停用抗癫痫药，未见抽搐。患儿精神运动发育迟滞、听力减退。

入院第 2 天换血时，aEEG（CA 41^{+3} 周，C3-P3，C4-P4）显示双侧振幅基本对称，未见明显睡眠周期，多次左侧或右侧起始的癫痫发作（图 2-21）。

出生后第 20 天，aEEG（CA 42^{+5} 周，C3-P3，C4-P4）显示双侧振幅基本对称，有不成熟睡眠周期，有可疑癫痫发作。但依据原始 EEG 多提示未见明显发作性放电（图 2-22）。头颅 MRI 提示双侧基底节区异常信号（图 2-23）。

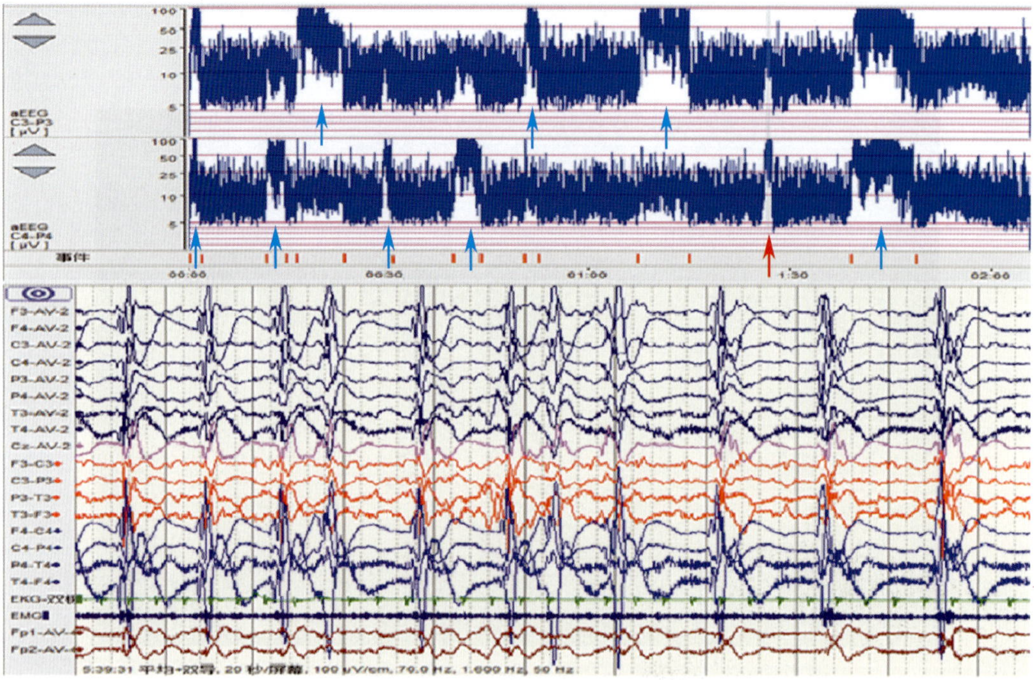

图 2-21　出生后第 12 天换血时 aEEG（CA 41^{+3} 周，C3-P3，C4-P4）

注：红色箭头所指 aEEG 相应处为 1 次癫痫发作时右侧棘慢波、尖慢波节律性发放，同期可见与棘波呈锁时关系的下颌肌电暴发。蓝色箭头所指 aEEG 相应处为 8 次左侧或右侧起始的癫痫发作。

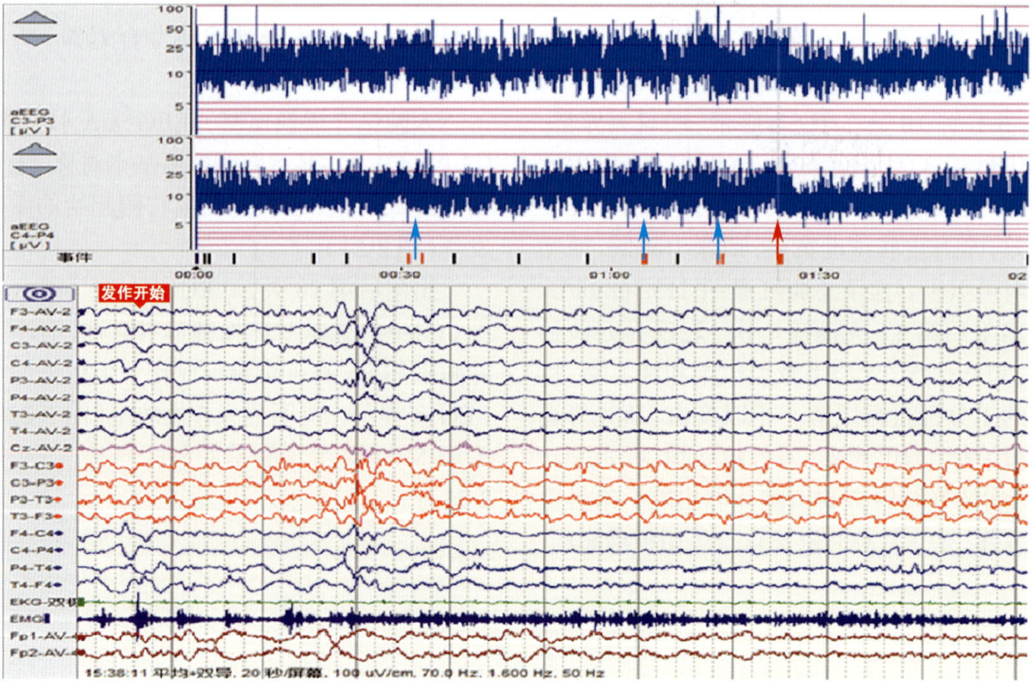

图 2-22　出生后第 20 天 aEEG（CA 42^{+5} 周，C3-P3，C4-P4）

注：红色箭头所指 aEEG 相应处为 1 次癫痫发作，可见左侧中央区尖慢波、棘慢波节律性发放（因波幅与背景相似、持续时间短，在 aEEG 上未见明显变化）。依据原始 EEG，蓝色箭头所指 aEEG 相应处为 3 次癫痫发作，均未显示锯齿样改变。

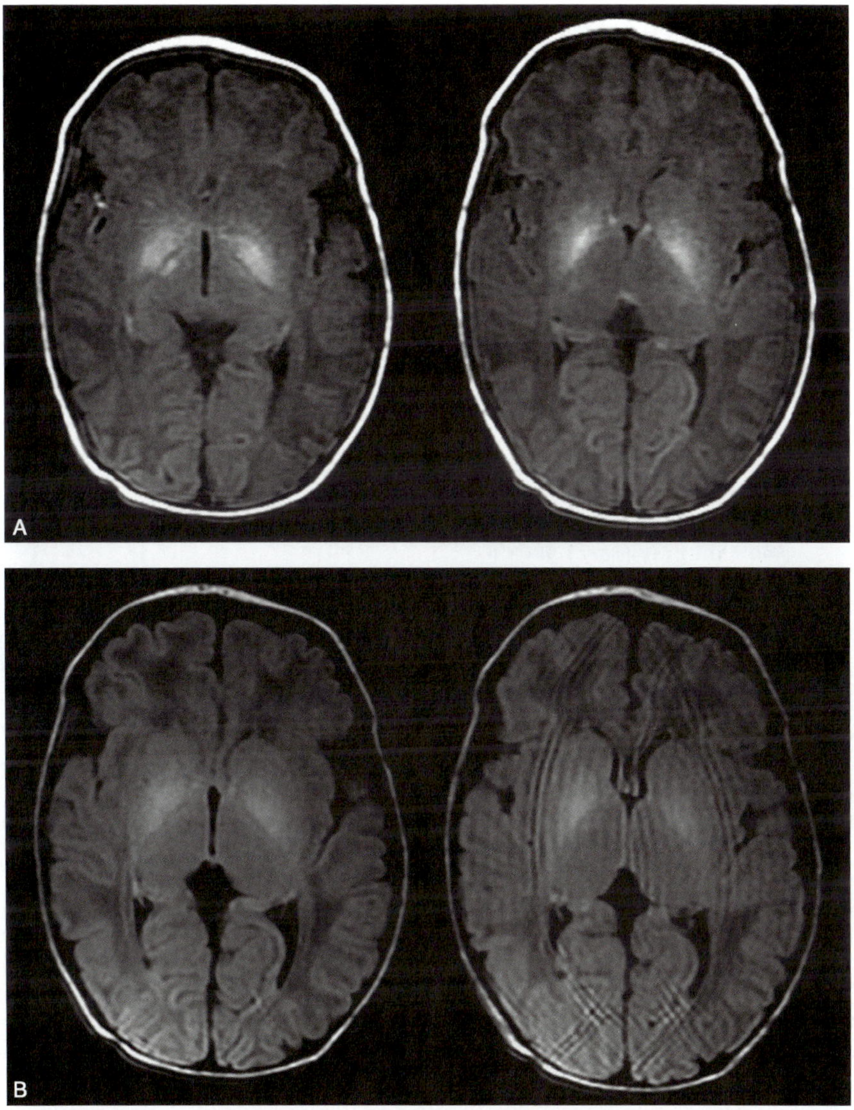

图 2-23 头颅 MRI（CA 43^{+5} 周）

注：A 为 T_1WI；B 为 T_2 FLAIR。

案例 3：患儿，男，G_2P_2，胎龄 39^{+1} 周，顺产，出生体重 3 210g，Apgar 评分：1 分钟 10 分、5 分钟 10 分。胎膜早破 23 小时，羊水、脐带、胎盘无异常。出生后第 3 天皮肤黄染，逐渐加重，家长发现患儿有头后仰表现，偶有口唇、双手抖动，出生后第 6 天患儿尿少，出生后第 7 天来笔者医院，查体：反应一般，全身皮肤重度黄染，肌张力稍高，拥抱反射、吸吮反射、握持反射可引出。血清总胆红素：436.2μmol/L。初次沟通时家长拒绝换血治疗，给予蓝光等退黄疸治疗效果不明显，后家长同意换血治疗。住院期间血培养：溶血葡萄球菌阳性，家长自觉皮肤黄染消退明显，自行签字出院（出生后 15 天）。自起病以来，未见抽搐症状，未使用抗癫痫药。于出生后 19 天上午 10 时许发现患儿面色苍白，口鼻及枕头有液体痕迹，急呼救护车至笔者医院急诊抢救失败，宣布死亡。

入院后第 4 天，aEEG（CA 40^{+4} 周，T3-P3，T4-P4）显示双侧振幅基本对称，有不成熟睡眠周期，有可疑癫痫发作，右侧明显。原始 EEG 右侧锯齿样改变处提示未见发作性放电（图 2-24）。

头颅 MRI 提示双侧基底节区异常信号（图 2-25）。

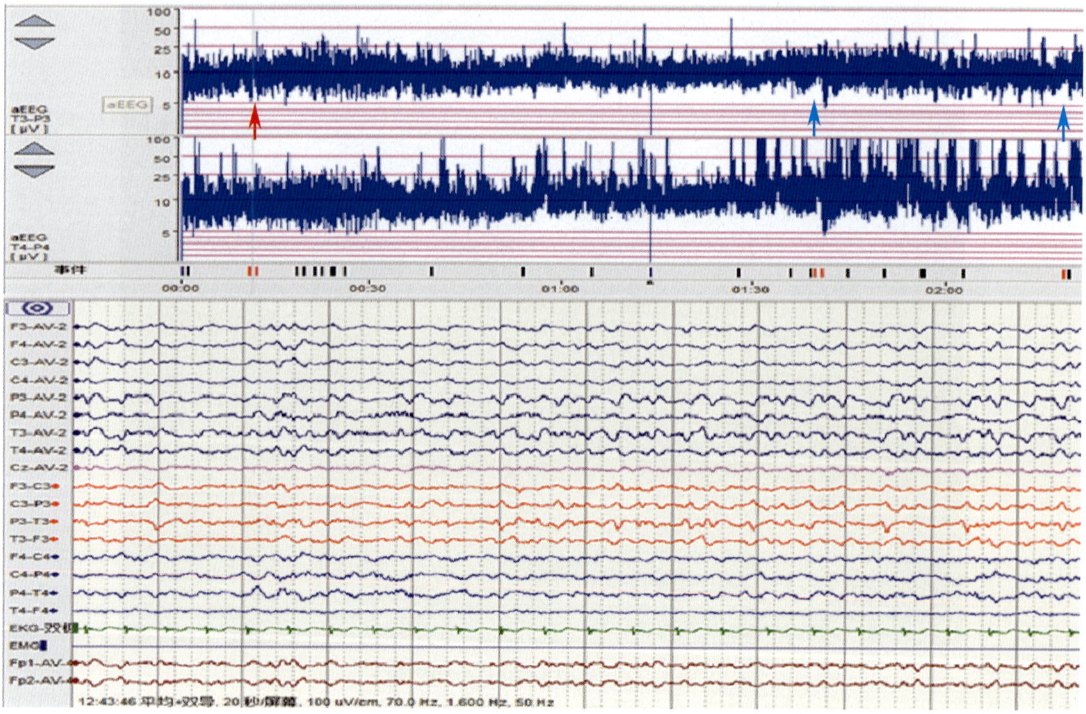

图 2-24　出生后第 11 天 aEEG（CA 40^{+4} 周，T3-P3，T4-P4）

注：红色箭头所指 aEEG 相应处为 1 次癫痫发作，可见左侧顶 - 中颞区尖慢波、棘慢波节律性发放；依据 EEG，蓝色箭头所指为另 2 次左侧起始并局限在左侧的脑电发作。

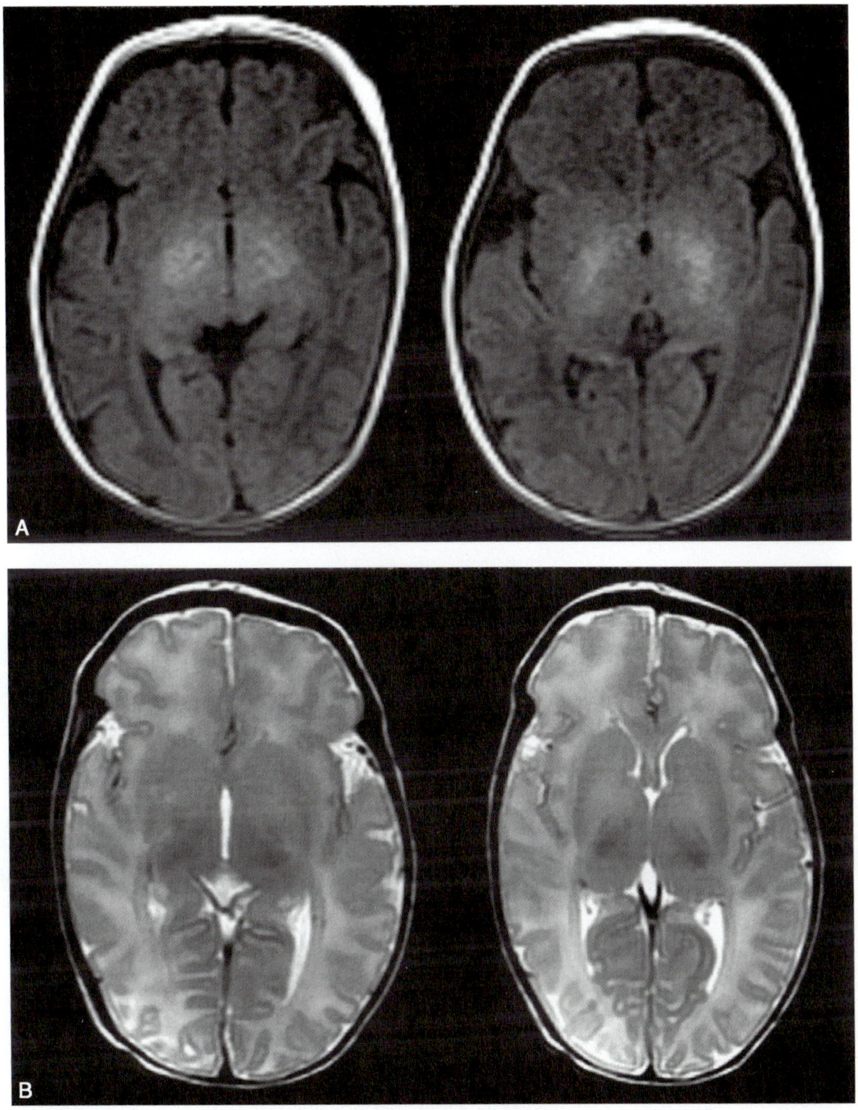

图 2-25　头颅 MRI

注：A 为 T_1WI；B 为 T_2WI。

案例 4： 患儿，男，G_1P_1，胎龄 38^{+6} 周，顺产，出生体重 3 100g，Apgar 评分：1 分钟 10 分、5 分钟 10 分。胎膜早破 17 小时，羊水、脐带、胎盘无异常。出生后第 3 天皮肤黄染，逐渐加重，产院建议住院治疗，家属拒绝。出生后第 7 天，患儿出现抽搐发作，表现为双手握拳，肢体僵硬，眼疑似向左凝视，持续 6～7 秒缓解，至产院，发现存在癫痫持续状态，表现为反复双手握拳，角弓反张，颈项强直，四肢伸直，双眼凝视，呼吸不规则。予以“苯巴比妥、咪达唑仑”治疗后仍有四肢微小抖动。入院予以换血、蓝光等退黄治疗。血清总胆红素：566μmol/L。抽搐停止后未予以抗癫痫药治疗，随访至 6 月龄，未见抽搐。存在双侧感音神经性听觉丧失，四肢肌张力高，双跟腱痉挛，发育明显落后。

出生后第 7 天，aEEG（CA 39^{+6} 周，F3-T3，F4-T4）显示双侧不连续图形且振幅不对称（双侧振幅下边界多在 5μV 以下，左侧上边界在 50μV 左右，右侧上边界在 25μV 左右），有不成熟睡眠周期，未见明显癫痫发作（图 2-26）。

出生后第 9 天，aEEG（CA 40^{+1} 周，F3-T3，F4-T4）显示双侧振幅基本对称，有成熟睡眠周期，睡眠期大多为非连续图形（下边界＜5μV），左侧疑似癫痫发作（图 2-27）。头颅 MRI 检查提示双侧基底节区异常信号（图 2-28）。

出生后第 16 天，aEEG（CA 41^{+1} 周，F3-T3，F4-T4）显示双侧振幅基本对称，睡眠周期成熟，未见癫痫发作（图 2-29）。

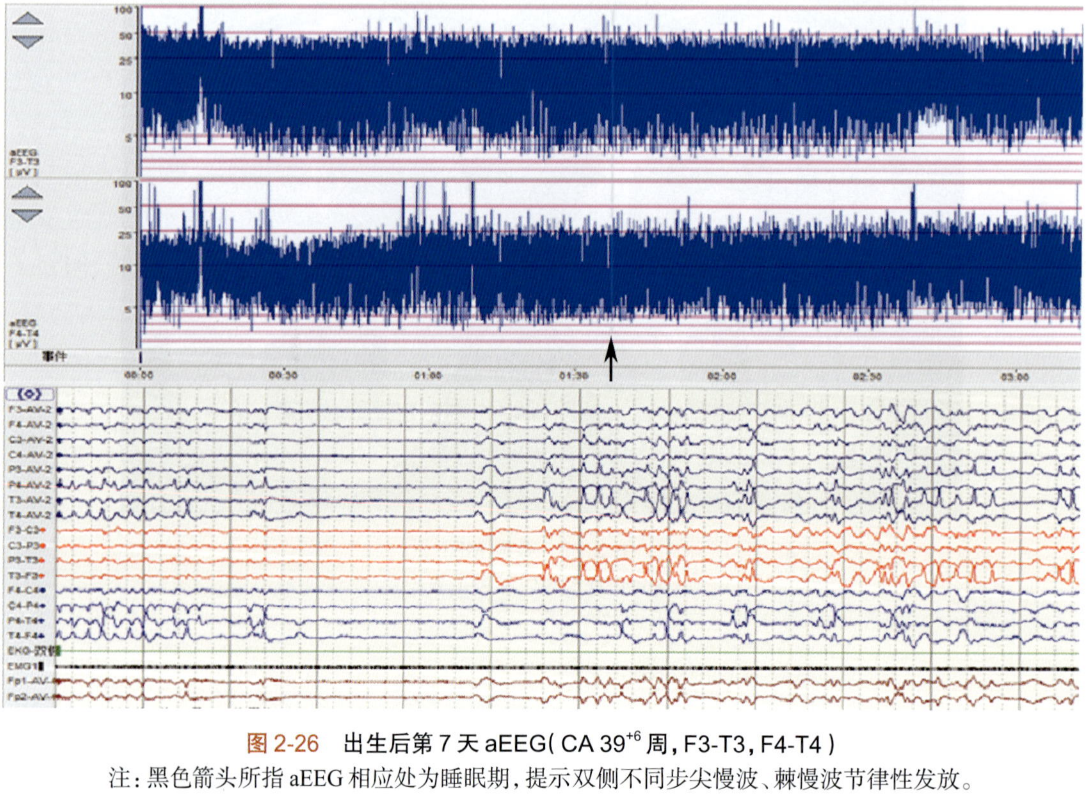

图 2-26　出生后第 7 天 aEEG（CA 39^{+6} 周，F3-T3，F4-T4）

注：黑色箭头所指 aEEG 相应处为睡眠期，提示双侧不同步尖慢波、棘慢波节律性发放。

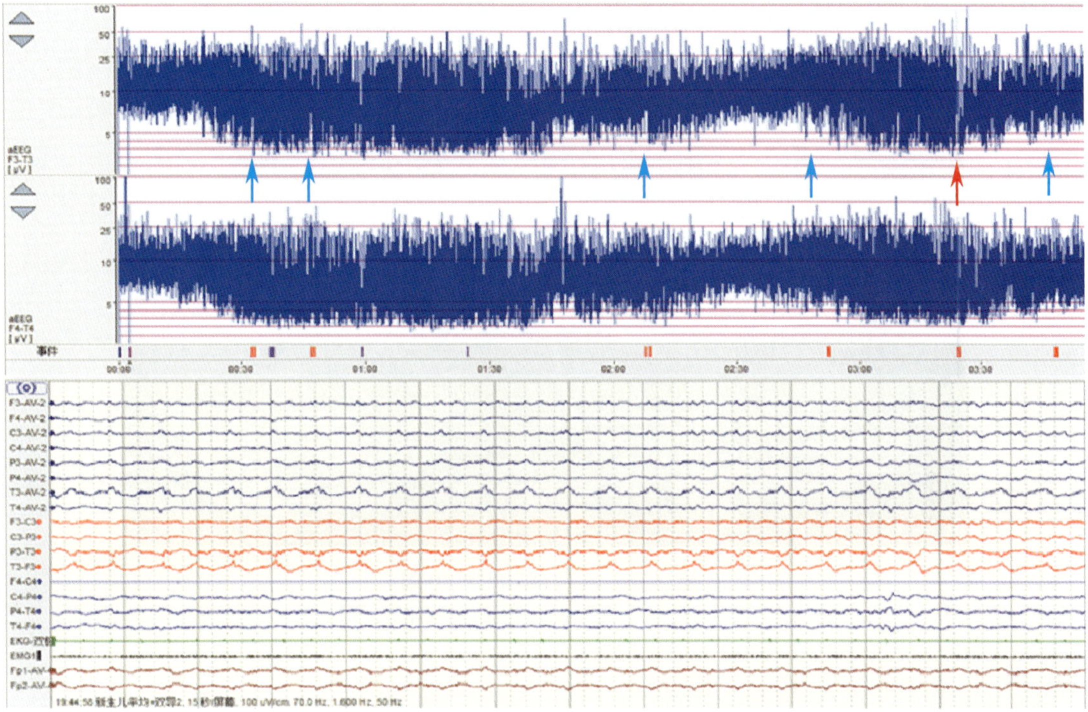

图 2-27 出生后第 9 天 aEEG（CA 40^{+1} 周，F3-T3，F4-T4）

注：红色箭头所指 aEEG 相应处为 1 次癫痫发作，提示左侧中颞区宽大的尖形 δ 节律；依据原始 EEG，蓝色箭头所指为另 5 次局限在左侧中颞区的脑电发作。

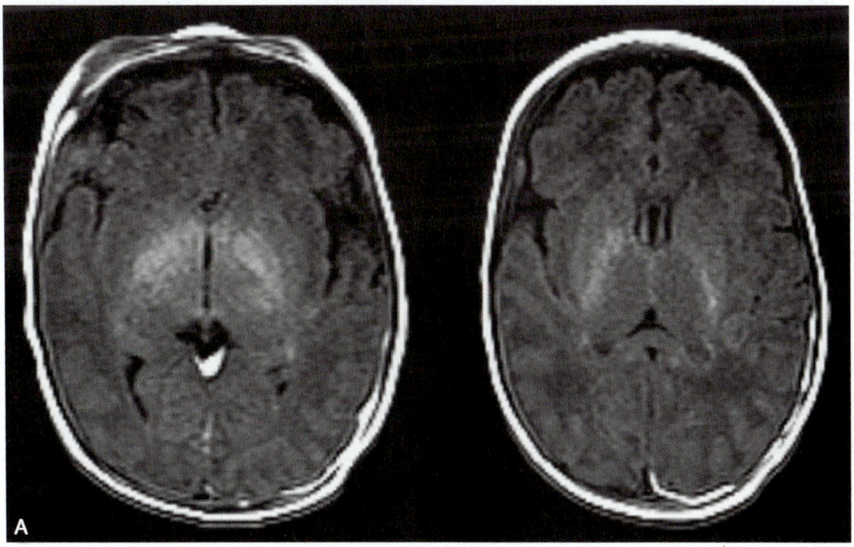

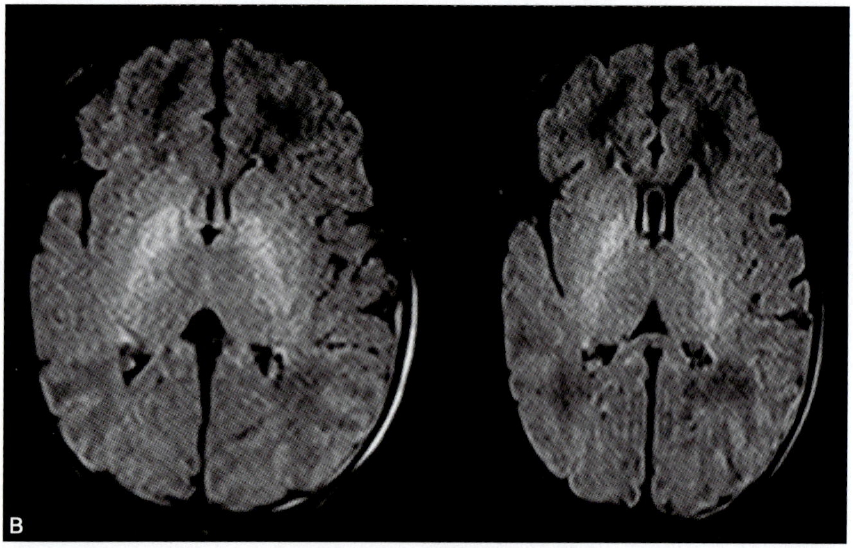

图 2-28　头颅 MRI（CA 40 周）

注：A 为 T_1WI；B 为 T_2 FLAIR。

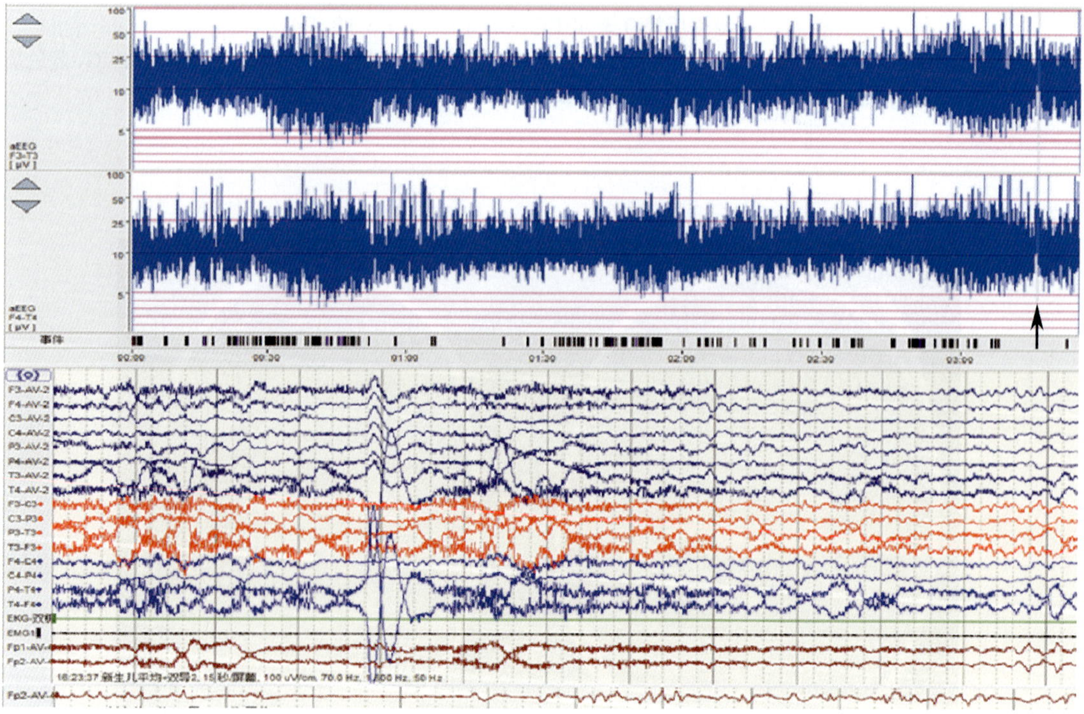

图 2-29　出生后第 16 天 aEEG（CA 41^{+1} 周，F3-T3，F4-T4）

注：黑色箭头所指 aEEG 相应处锯齿样改变为伪差。

第四节　脑　梗　死

新生儿脑梗死是由于脑血管病变所导致的脑局部性损伤，其临床表现与发病时间、病因、梗死部位、范围有直接关系。大面积的脑梗死，如大脑中动脉供血区域病变时，会出现急性脑病表现，惊厥症状突出，以局灶性阵挛发作为主，也会存在一些不同程度的意识障碍、原始反射和肌张力异常，有时表现出不对称的肢体自主运动。局限区域的脑梗死，无急性脑病的表现，会出现局部神经系统症状和体征。

EEG 在发病早期即可出现异常，通常表现为背景活动不对称或一侧性低电压。阵发性异常放电常见，多伴有临床癫痫发作，aEEG 也主要表现为一侧异常背景和睡眠周期以及一侧起始的癫痫发作。

案例 1：患儿，女，G_1P_1，胎龄 30^{+6} 周，剖宫产，出生体重 1 550g，Apgar 评分：1 分钟、5 分钟均为 9 分。出生后不久出现气促。诊断为新生儿呼吸窘迫综合征，新生儿呼吸衰竭，早产儿，低出生体重儿，新生儿低血糖症。给予相应治疗，患儿出生后第 58 天时，吃奶好，四肢肌张力正常，原始反射存在。出生后第 85 天（CA 43 周）时出现抽搐，表现为左眼眨动、左嘴角抽动和左下肢节律性抖动，伴血氧饱和度下降，约持续 1 分钟缓解。予以苯巴比妥止惊后，癫痫发作控制。出生后第 87 天（CA 43^{+2} 周）头颅 MRI 提示双额叶、右颞顶枕叶、丘脑、内囊后肢、侧脑室旁、胼胝体缺血性梗死。出院后未再出现抽搐。矫正胎龄为 4 月龄时，患儿视听反应可，抬头可，逗笑出声，主动抓物，头控可，咿呀发声。

出生后第 58 天，aEEG（CA 39^{+1} 周，T3-P3，T4-P4）显示双侧振幅基本对称，有成熟的睡眠周期（图 2-30）。

出生后第 86 天，aEEG（CA 43^{+1} 周，T3-P3，T4-P4）显示双侧振幅持续不对称，睡眠周期消失，频繁癫痫发作，呈癫痫持续状态，右侧锯齿样缺口较左侧深、大、起始时间早，表明为右侧起始，波及至左侧（图 2-31）。

出生后第 91 天，aEEG（CA 43^{+6} 周，T3-P3，T4-P4）显示双侧振幅基本对称，有成熟的睡眠周期（图 2-32）。

图 2-33 提示右侧颞叶和枕叶异常信号。

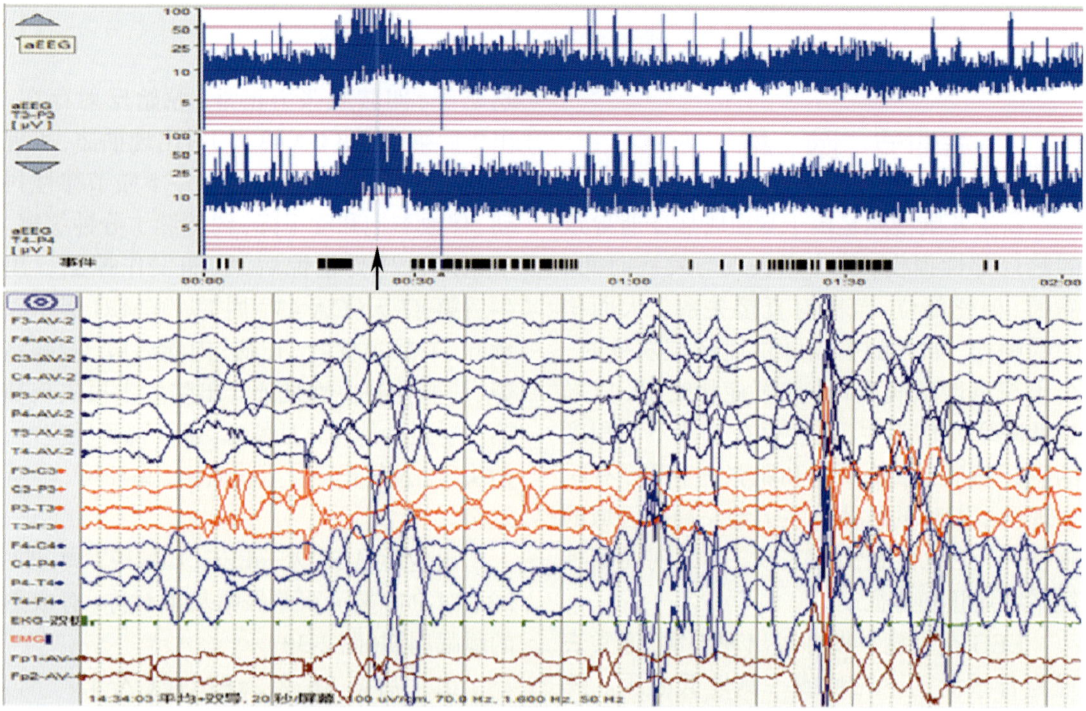

图 2-30　出生后第 58 天 aEEG(CA 39+1 周，T3-P3，T4-P4)
注：黑色箭头所指 aEEG 相应处双侧锯齿样改变提示运动伪差。

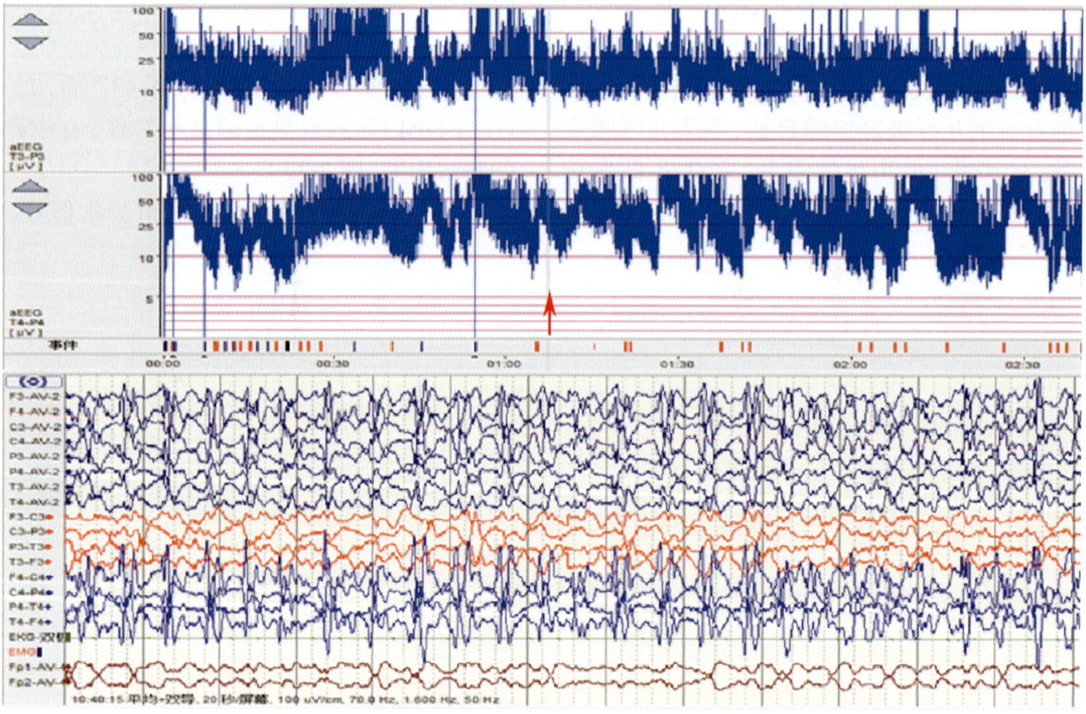

图 2-31　出生后第 86 天 aEEG(CA 43+1 周，T3-P3，T4-P4)
注：红色箭头所指 aEEG 相应处锯齿样改变处提示右侧棘慢波和尖慢波节律性发放。

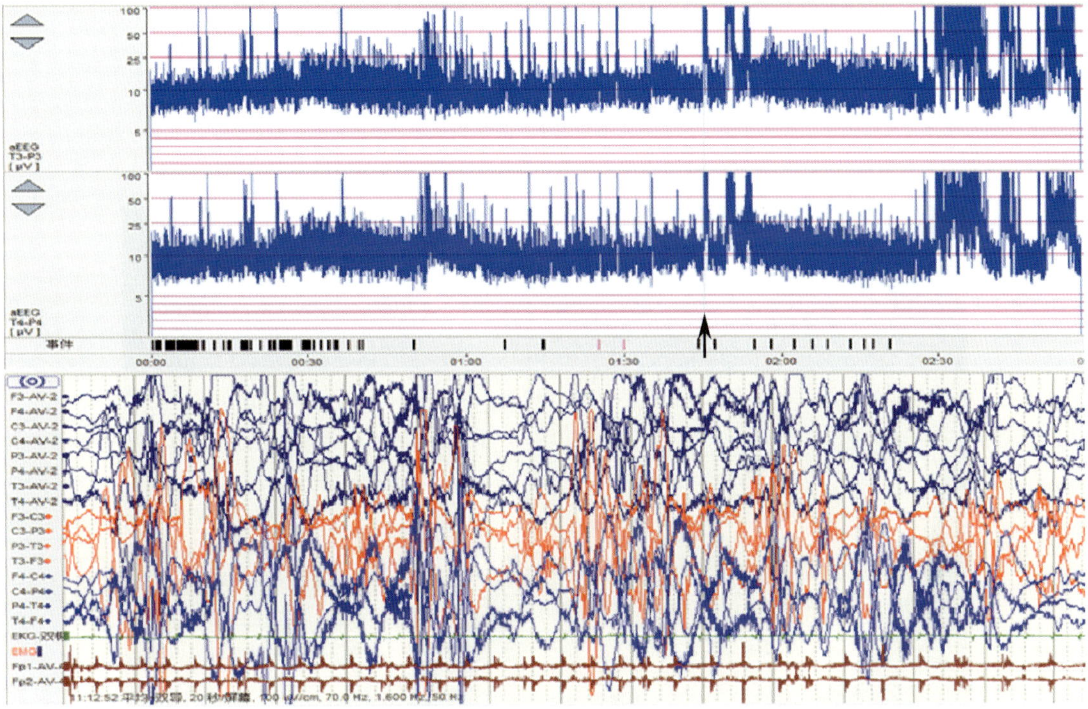

图 2-32　出生后第 91 天 aEEG(CA 43^{+6} 周，T3-P3，T4-P4)

注：黑色箭头所指为 aEEG 相应处双侧锯齿样改变处提示运动伪差。

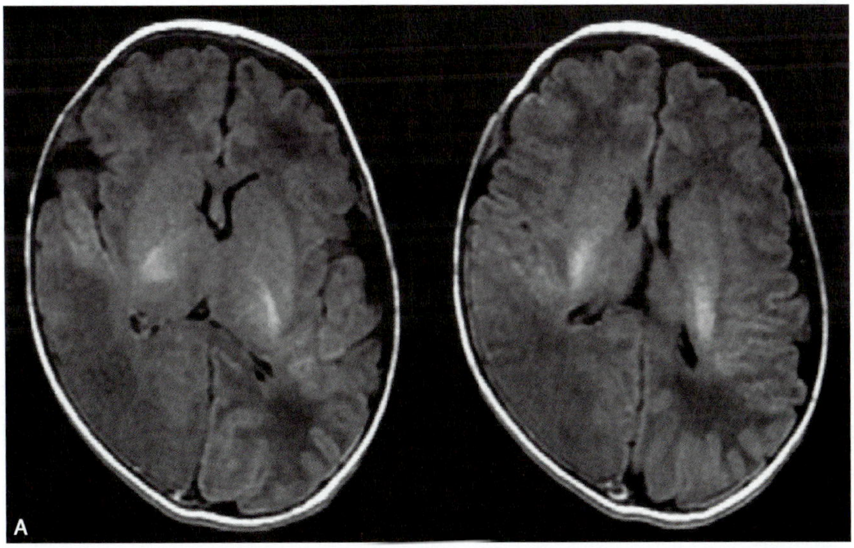

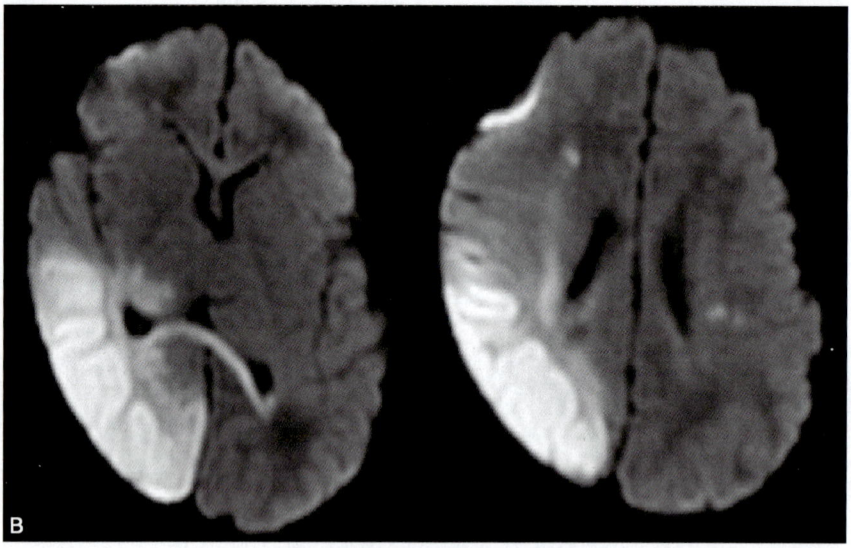

图 2-33 头颅 MRI(CA 43^{+2} 周)

注: A 为 T_2WI; B 为 DWI。

案例 2: 患儿,男,G_7P_4,胎龄 39^{+4} 周,顺产,出生体重 3 450g,Apgar 评分: 1 分钟、5 分钟均为 10 分。出生后 6 小时出现青紫 2 次,出生后 10 小时左右出现癫痫发作,表现为右下肢节律性抖动,予以苯巴比妥、咪达唑仑治疗,自入院第 2 日未再出现癫痫发作,出院后予以苯巴比妥口服治疗。出生后第 2 天头颅 MRI 提示左侧大脑半球异常信号伴局部脑水肿,血管性病变,急性脑梗死可能性大(图 2-34)。出生后 3 个月时复诊: 左手可主动抓物,右手有主动抓物动机、未见动作,左下肢活动优于右下肢。

出生后第 2 天,aEEG(CA 39^{+6} 周,F3-C3,F4-C4)显示双侧振幅持续不对称,左侧睡眠周期消失,右侧睡眠周期成熟,左侧有多个小的锯齿状缺口(图 2-35)。

出生后第 5 天,aEEG(CA 40^{+2} 周,F3-C3,F4-C4)显示双侧睡眠周期成熟,未见癫痫发作; 双侧振幅轻度不对称(左侧上边界高于右侧,而下边界低于右侧)(图 2-36)。

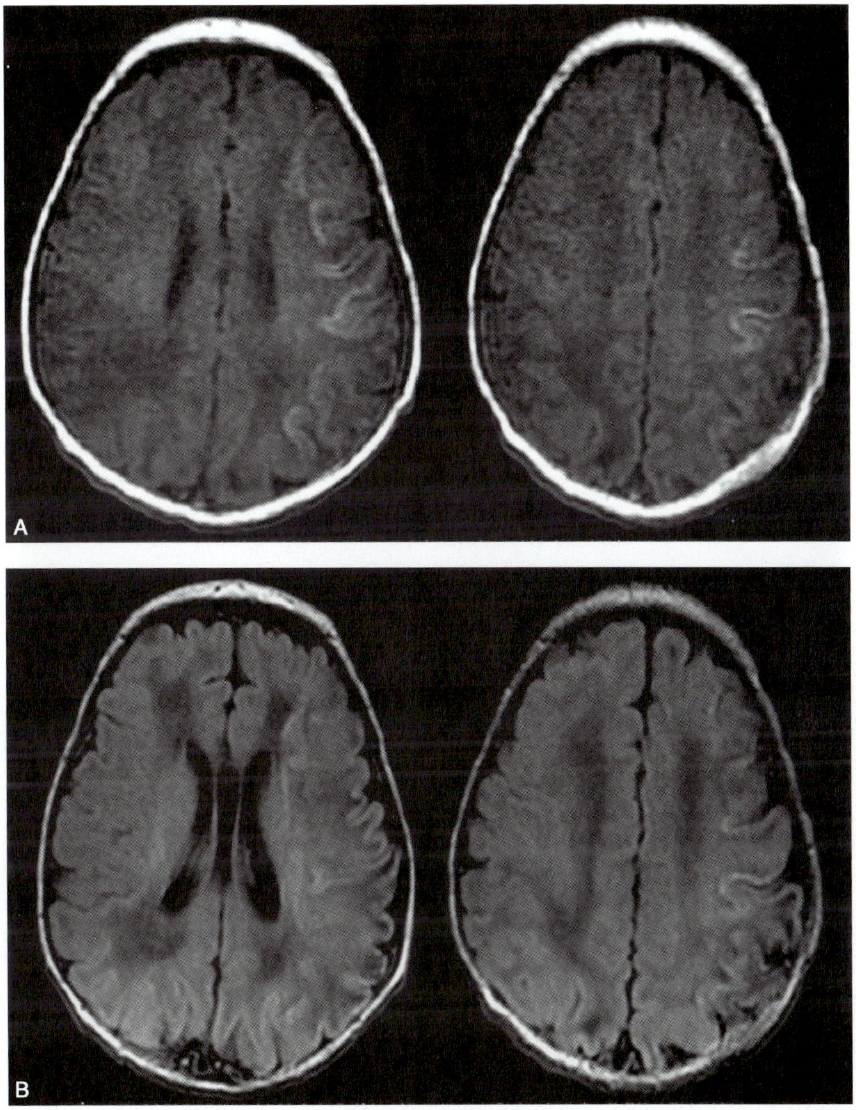

图 2-34　头颅 MRI

注：A 为 T_1WI；B 为 T_2WI。

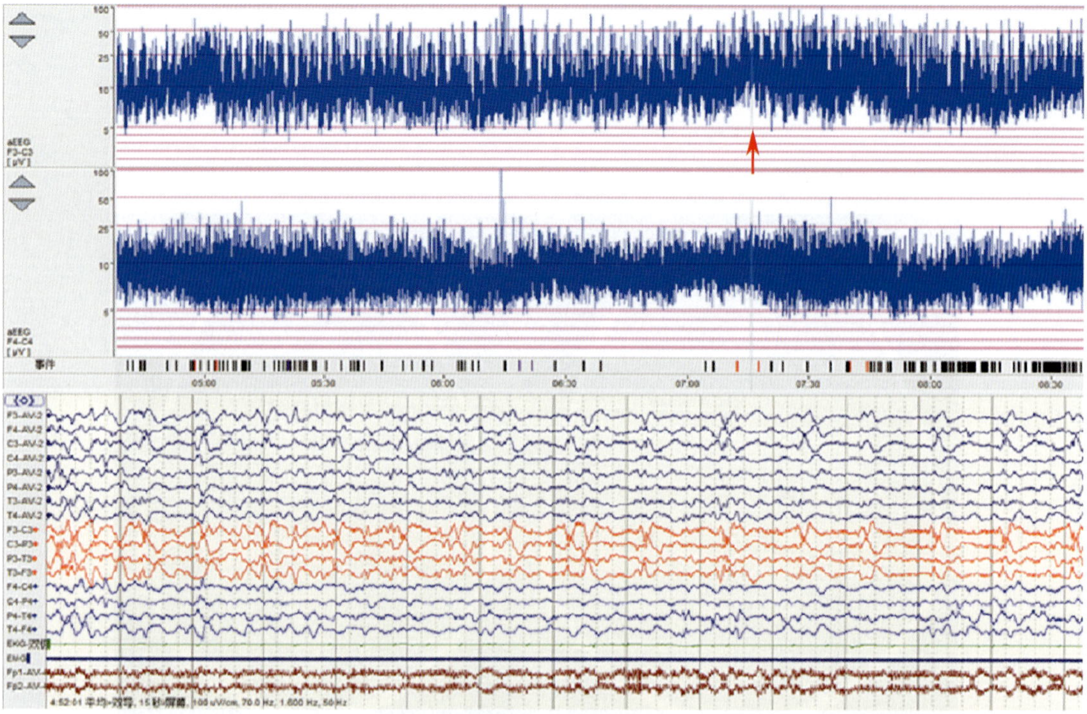

图 2-35　出生后第 2 天 aEEG(CA 39^{+6} 周，F3-C3，F4-C4)

注：红色箭头所指 aEEG 相应处锯齿样改变提示左侧额-中央区棘慢波和尖慢波节律性发放。

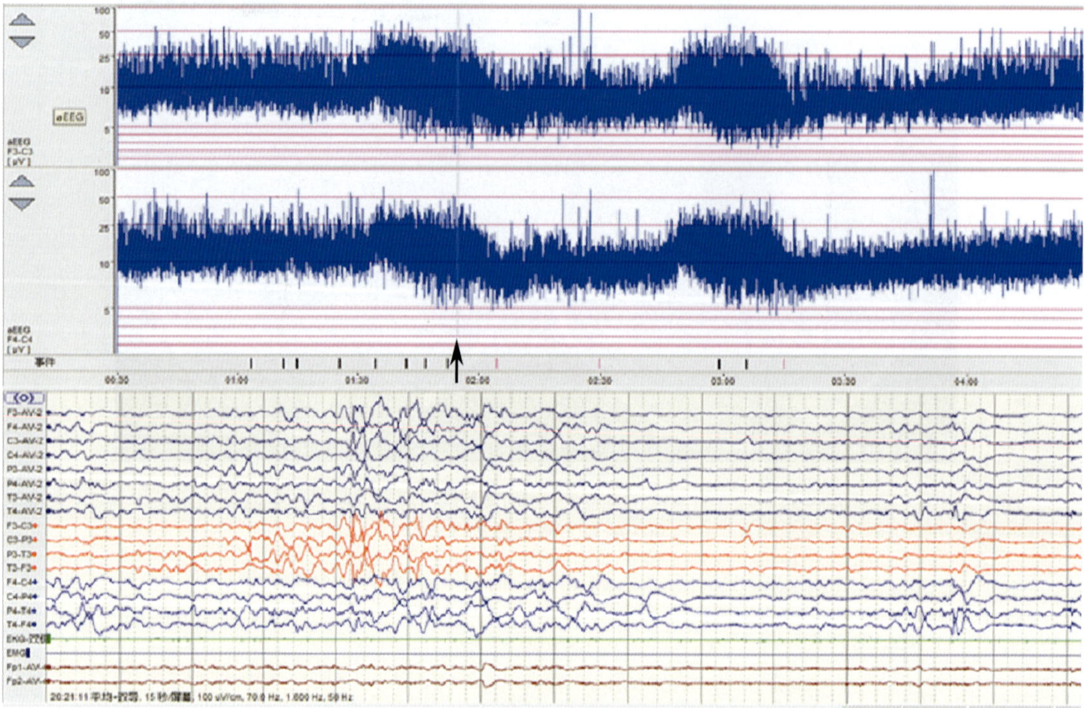

图 2-36　出生后第 5 天 aEEG(CA 40^{+2} 周，F3-C3，F4-C4)

注：黑色箭头所指 aEEG 相应处为 QS 期交替图形，提示多灶性癫痫样放电，左侧显著。

案例 3: 患儿，男，G_1P_1，胎龄 39^{+2} 周，剖宫产，出生体重 3 150g，Apgar 评分：1 分钟、5 分钟均为 10 分。出生后第 2 天出现一过性口周青紫，出生后第 3 天出现 1 次癫痫发作，表现为右侧肢体节律性抖动，持续约 30 秒，予以“苯巴比妥”治疗后未再出现癫痫发作。出生后第 8 天头颅 MRI 提示左侧大脑半球异常信号，脑梗死伴部分软化（图 2-37）2 月龄时随访双侧肢体肌力、肌张力未见明显异常。

出生后第 8 天，aEEG（CA 40^{+3} 周，C3-P3，C4-P4）显示双侧睡眠周期成熟；双侧振幅轻度不对称，左侧上边界和下边界均低于右侧（图 2-38）。

出生后第 14 天，aEEG（CA 41^{+2} 周，C3-P3，C4-P4）显示双侧振幅基本对称，监测期间因被操作人员打扰导致双侧睡眠周期不成熟，未见癫痫发作（图 2-39）。

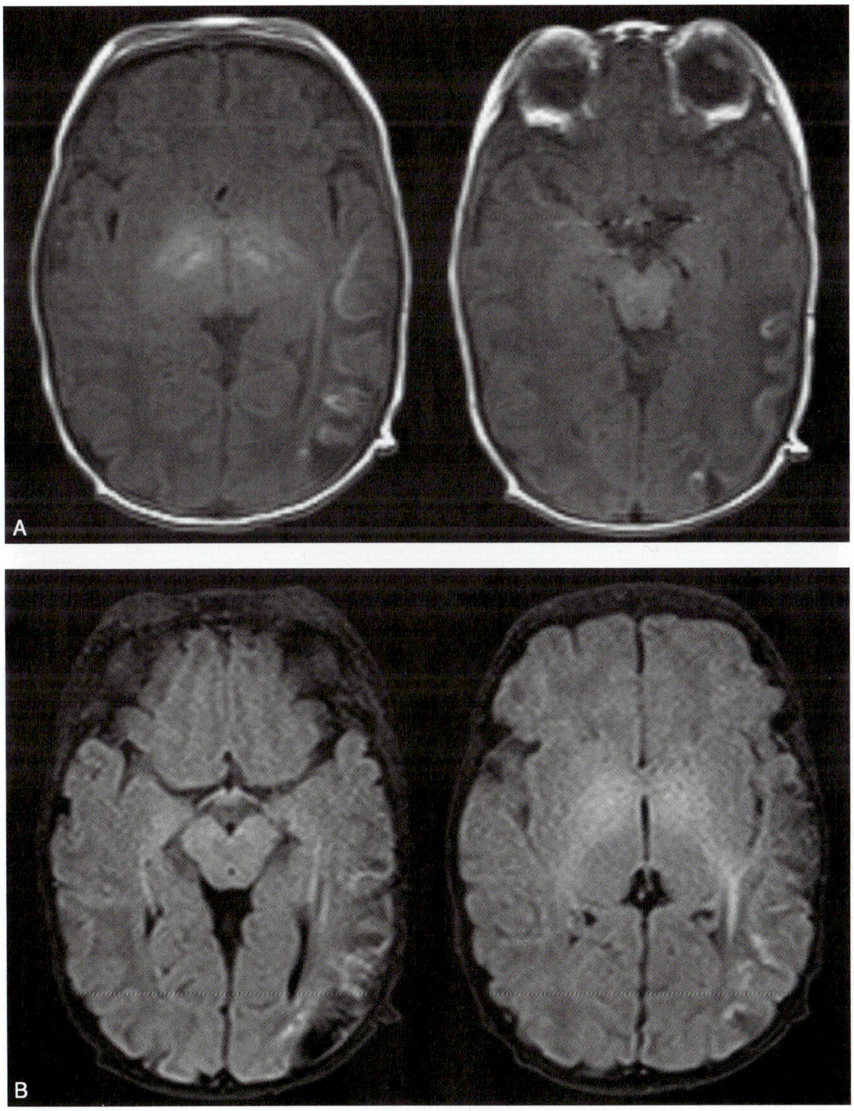

图 2-37　头颅 MRI（CA 40^{+3} 周）
注：A 为 T_1WI；B 为 T_2 FLAIR。

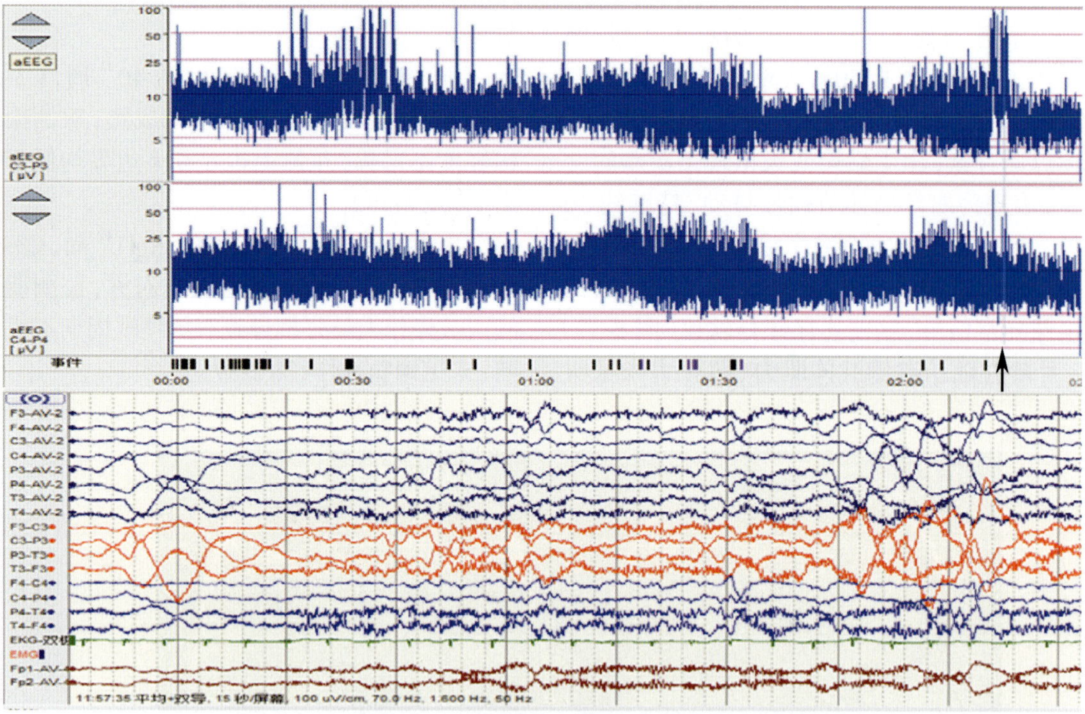

图 2-38　出生后第 8 天 aEEG(CA 40^{+3} 周，C3-P3，C4-P4)

注：黑色箭头所指 aEEG 相应处锯齿样改变为运动及肌电伪差。

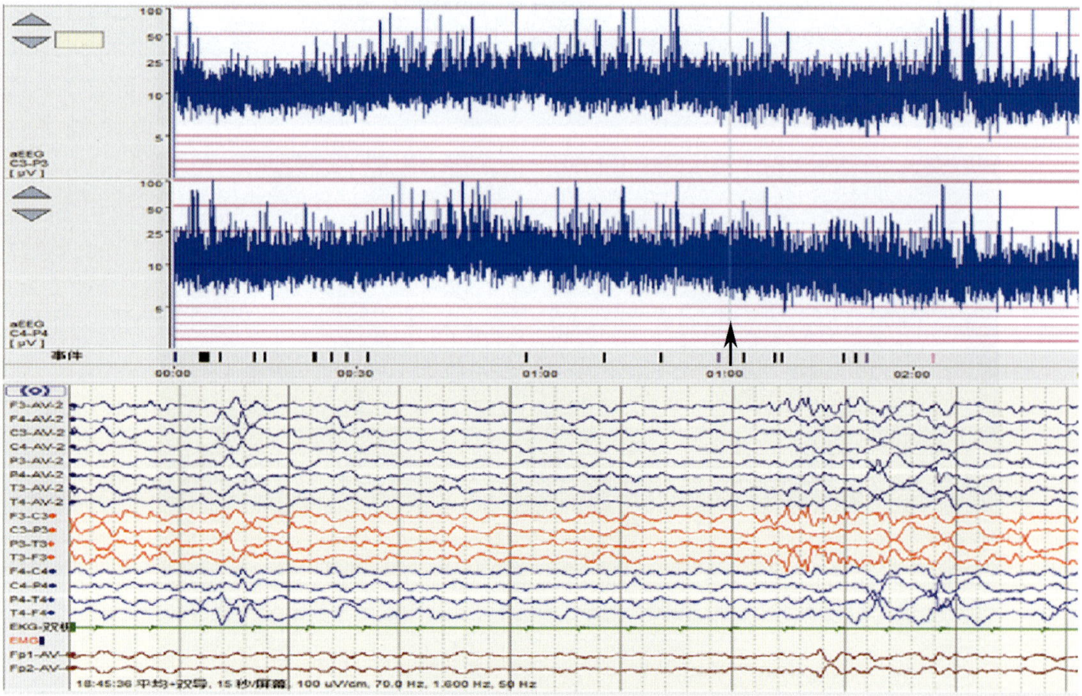

图 2-39　出生后第 14 天 aEEG(CA 41^{+2} 周，C3-P3，C4-P4)

注：黑色箭头所指 aEEG 相应处为 QS 期，提示多灶性癫痫样放电。

案例 4：患儿，女，G_3P_2，胎龄 39^+ 周（具体不详），剖宫产，出生体重 3 010g，Apgar 评分：1 分钟 7 分、5 分钟 9 分。出生后 2 小时出现癫痫发作，表现为双眼上翻、口唇和颜面青紫及肢体抖动，伴有血氧饱和度下降，予以苯巴比妥、咪达唑仑、左乙拉西坦治疗后，自入院第 3 天后未再出现癫痫发作。出生后第 2 天头颅 CT 提示左侧大脑半球低密度影，左侧脑室显示不清，提示急性脑梗死，右额叶可疑片状低密度灶。头颅 MRI 提示脑内多发梗死灶，左侧大脑半球显著，内囊后肢髓鞘化信号不明显（图 2-45）。

出生后第 2 天，aEEG（C3-P3，C4-P4）显示双侧振幅不对称（左侧振幅较右侧低，左侧上、下边界均较右侧低）。双侧有多个锯齿样缺口，部分上下边界抬高持续 30 分钟以上，呈癫痫发作持续状态，右侧缺口较左侧深、大且提前出现，提示癫痫发作由右侧起始，波及左侧；癫痫发作停止段双侧均为暴发抑制，无睡眠周期（图 2-40、图 2-41）。

癫痫发作停止数小时后，再次出现反复癫痫发作并持续数小时。双侧反复出现锯齿样缺口，呈癫痫持续状态；癫痫发作停止段双侧均为暴发抑制，无睡眠周期，双侧振幅不对称，左侧上、下边界均较右侧低（图 2-42、图 2-43）。

出生后第 4 天，aEEG（C3-P3，C4-P4）提示未见癫痫发作；左右振幅不对称，左侧下边界低于右侧；右侧睡眠周期成熟，左侧睡眠周期不成熟（图 2-44）。

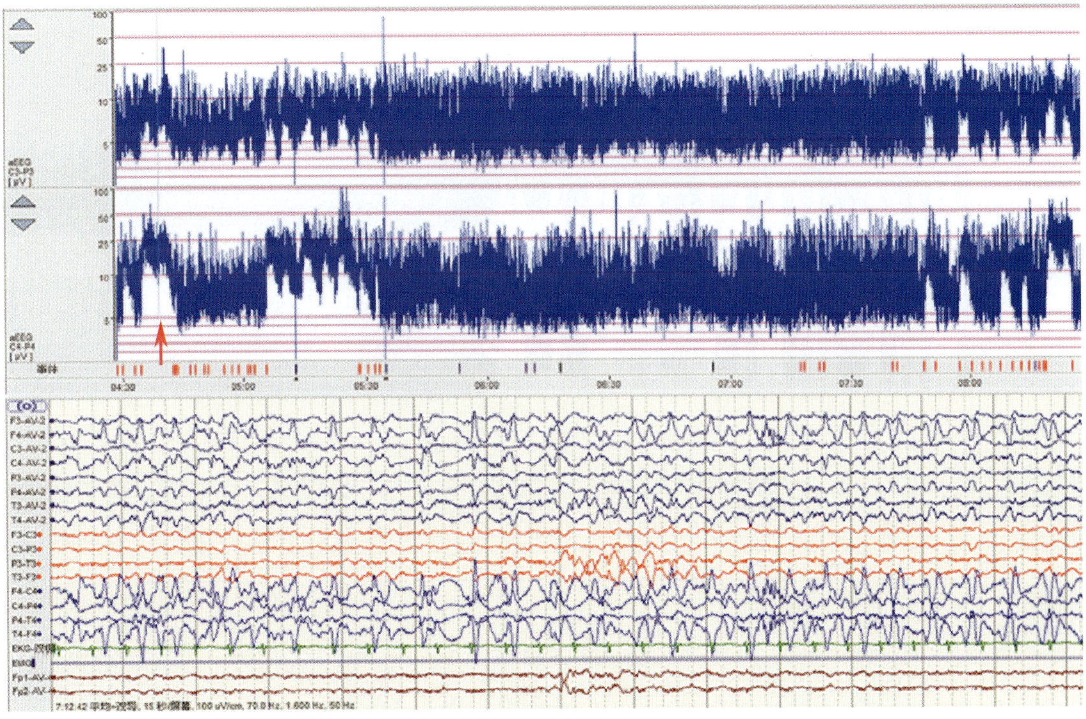

图 2-40 出生后第 2 天 aEEG（C3-P3，C4-P4）（第一段）
注：红色箭头所指 aEEG 相应处锯齿样改变提示右侧棘慢波、尖慢波节律性发放。

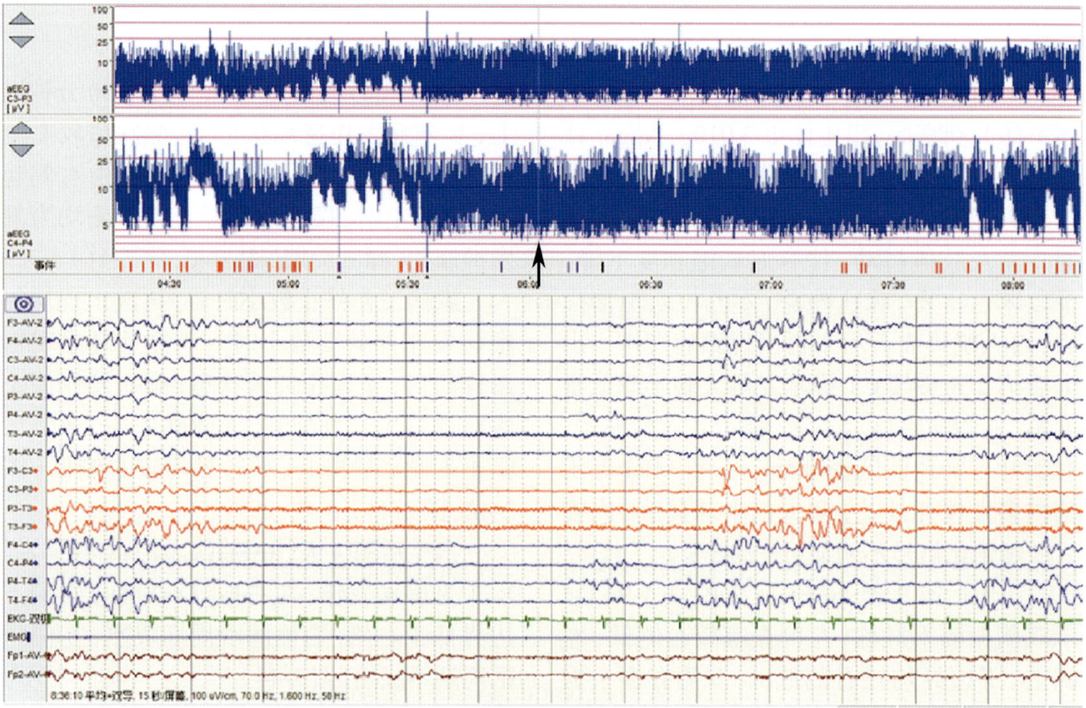

图 2-41 发作间期 EEG（第一段）
注：黑色箭头所指 aEEG 相应处提示暴发抑制图形。

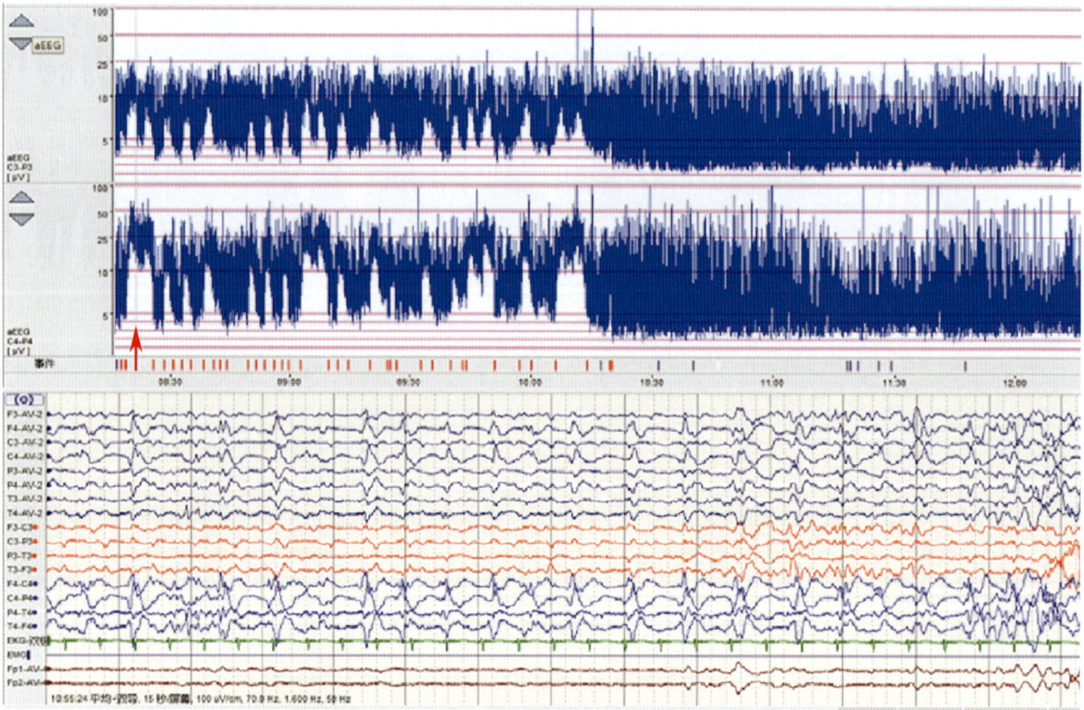

图 2-42 出生后第 2 天 aEEG（C3-P3，C4-P4）（第二段）
注：红色箭头所指 aEEG 相应处锯齿样改变提示右侧棘慢波、尖慢波节律性发放。

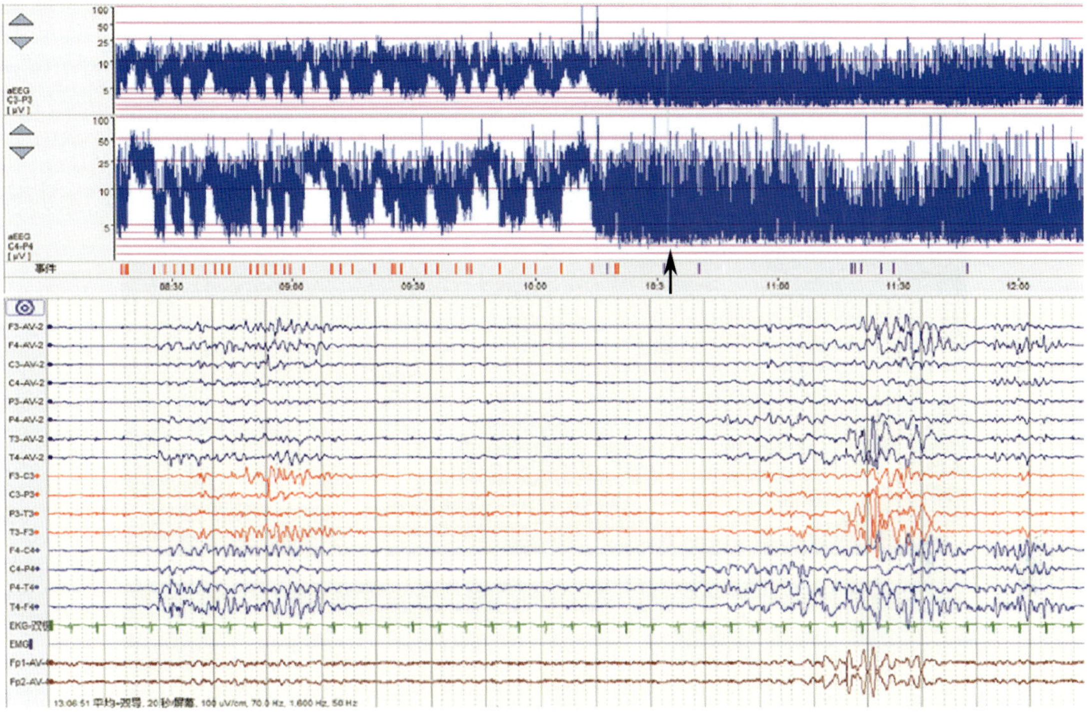

图 2-43 发作间期 EEG（第二段）
注：黑色箭头所指 aEEG 相应处提示暴发抑制图形。

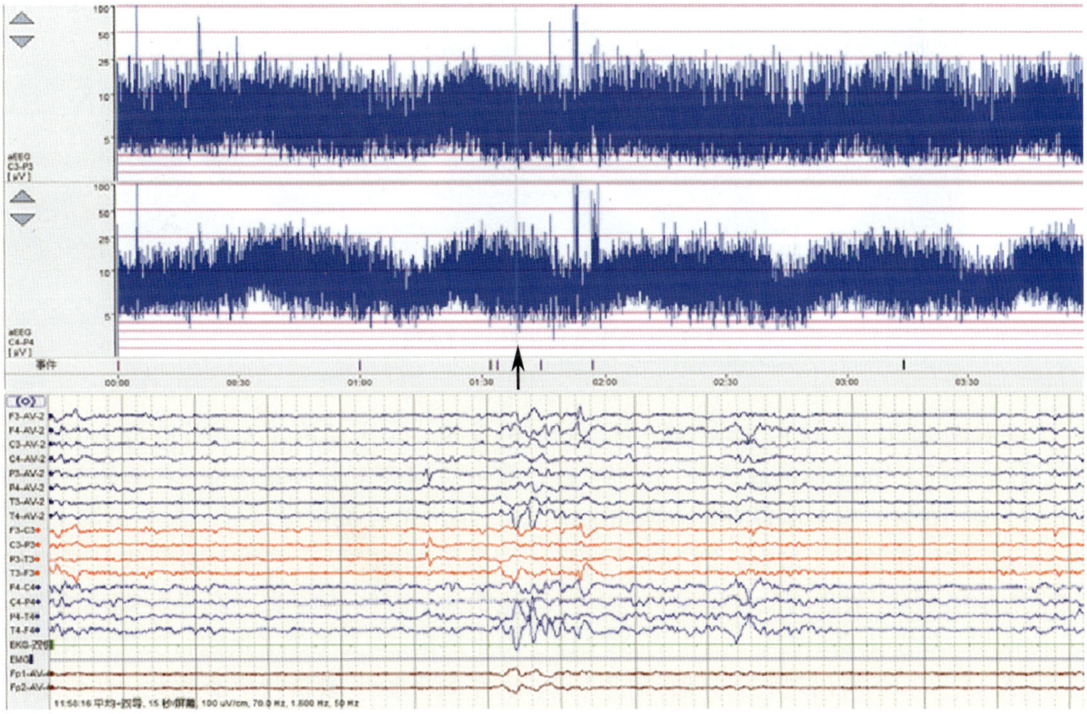

图 2-44 出生后第 4 天 aEEG（C3-P3，C4-P4）
注：黑色箭头所指 aEEG 相应处为 QS 期，提示左半球波幅较右侧低且快波活动衰减。

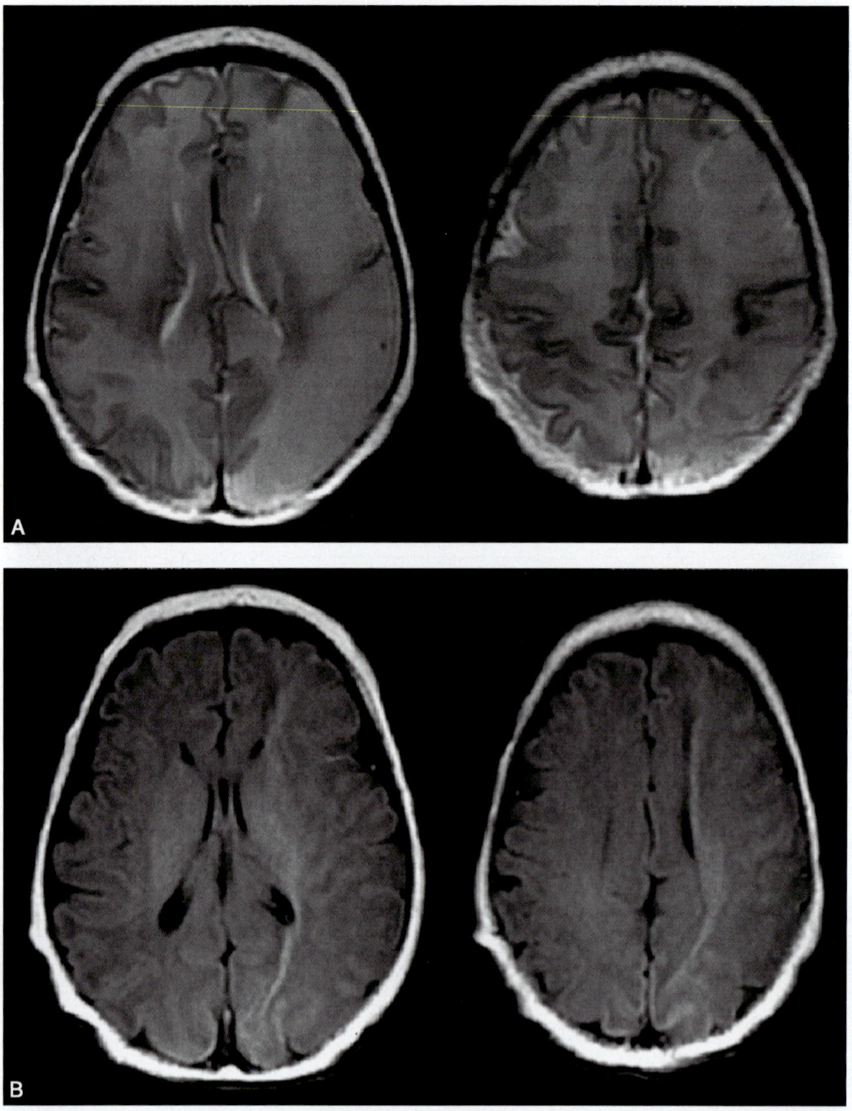

图 2-45 头颅 MRI

注：A 为 T_1WI；B 为 T_2 FLAIR。

案例 5： 患儿，男，G_1P_1，胎龄 37^{+3} 周，顺产，出生体重 2 500g，Apgar 评分：1 分钟 9 分、5 分钟 10 分。出生后曾有低血糖病史，在当地医院住院治疗。出生后第 18 天发现患儿有抽搐症状，表现为肢体抖动，予以左乙拉西坦、苯巴比妥治疗，于出生后第 21 天（CA 40^{+3} 周）未再出现肢体抖动，出生后第 31 天（CA 41^{+6} 周）行视频脑电图（video-electroencephalography，VEEG）监测仍有脑电发作。出生后第 3 天在外院行头颅 CT，提示蛛网膜下腔少量出血，右侧侧脑室积血，颅内散在低密度影灶。出生后第 12 天行头颅 MRI，提示左侧大脑半球以萎缩软化为主，右侧基底节区有慢性期出血灶。出生后第 24 天于笔者医院行头颅 MRI，提示左侧大脑半球脑叶广泛软化，有萎缩伴局部出血或梗死后遗症表现（图 2-46），左内囊后肢、外囊、丘脑、右侧尾状核损伤，左侧脑干萎缩，少量硬膜下出血。出生后5个月时随访，头控可，右手握拳较差，能逗笑，右侧肢体肌张力稍高，右拇指内收握拳。

出生后第18天，aEEG（CA 40周，F3-P3，F4-P4）提示左右振幅持续不对称，左侧上下边界均较右侧低，左侧睡眠周期不成熟，右侧睡眠周期成熟；原始EEG提示锯齿样改变处均为伪差（图2-47）。

出生后第31天，aEEG（CA 41^{+6}周，F3-P3，F4-P4）提示左右振幅仍不对称（左侧上、下边界均较右侧低），左侧睡眠周期不成熟，右侧睡眠周期成熟。双侧有多个小锯齿样改变，左侧较多，疑似癫痫发作。原始EEG提示共有19次局限在左侧额区的发作（图2-48）。

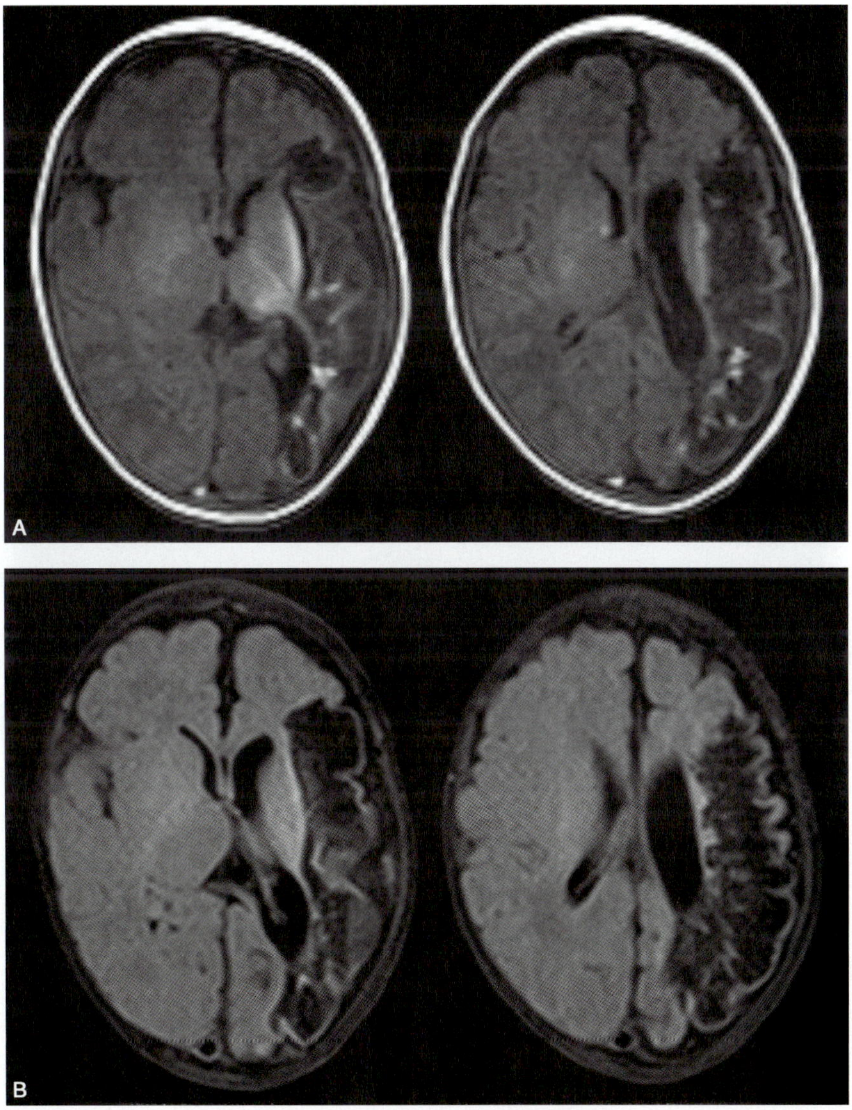

图2-46 头颅MRI（CA 39^{+1}周）
注：A为T_1WI；B为T_2 FLAIR。

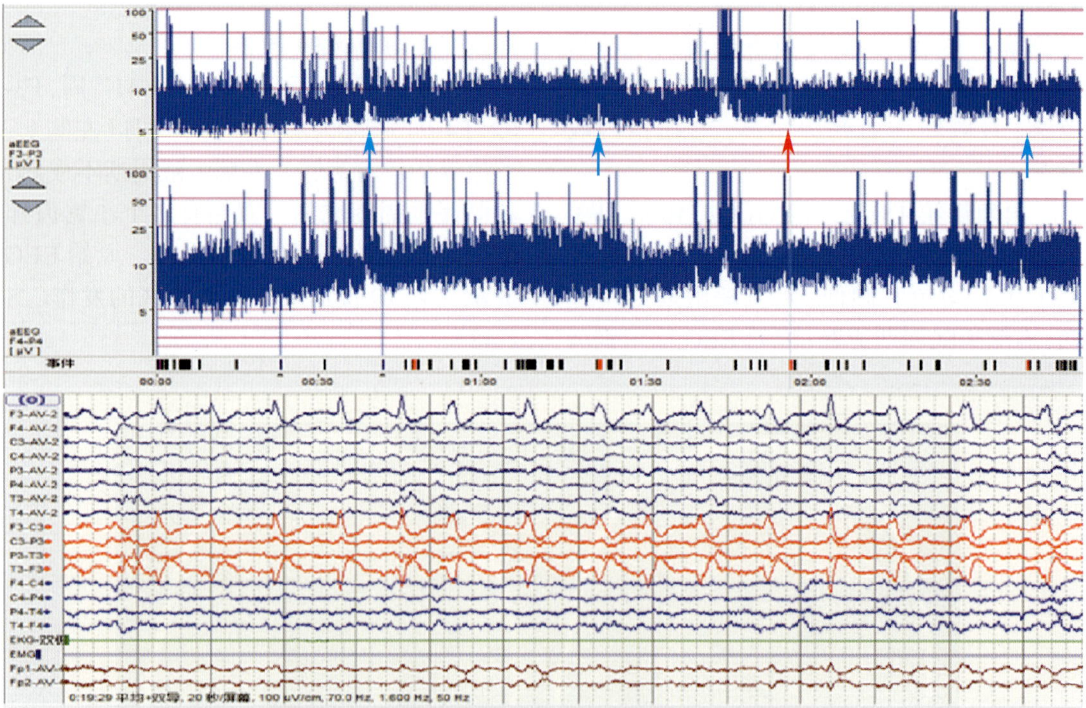

图 2-47　出生后第 18 天 aEEG（CA 40 周，F3-P3，F4-P4）

注：红色箭头所指 aEEG 相应处为 1 次癫痫发作，提示左侧额区尖慢波和尖形慢波节律性发放（因持续时间短，aEEG 难以辨认）；依据 EEG，蓝色箭头所指为另 3 次局限在左侧额区的发作。

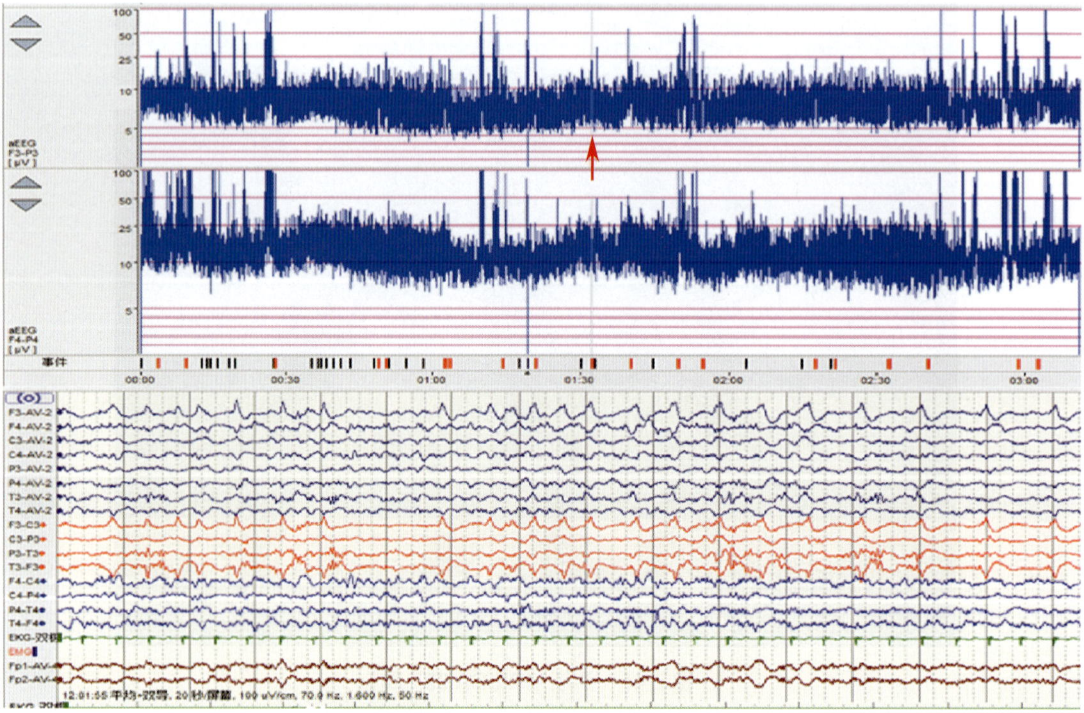

图 2-48　出生后第 31 天 aEEG（CA 41^{+6} 周，F3-P3，F4-P4）

注：红色箭头所指 aEEG 相应处为 1 次癫痫发作，提示左侧额区尖波和尖形慢波节律性发放。

第五节　颅内出血

新生儿颅内出血根据出血部位可分为不同类型：①脑室周围-脑室内出血；②硬膜下出血；③蛛网膜下腔出血；④脑实质出血；⑤小脑与丘脑基底核出血。其中，脑室周围-脑室内出血是早产儿最常见的颅内出血类型。

早产儿脑室周围-脑室内出血分为四度。Ⅰ度：出血局限在生发基质；Ⅱ度：血液在侧脑室内占据的容积≤50%；Ⅲ度：血液在脑室内占据的容积>50%；Ⅳ度：在出血同侧的侧脑室旁发生出血性脑梗死。临床表现有3种类型：①无表现型：出血量较少；②断续进展型：症状在数小时至数天内断续进展，由于出血量大或进行性出血所致。表现为兴奋性增高，烦躁不安、易激惹，严重时出血颅内压高，脑性尖叫、惊厥，进一步恶化至抑制症状，肌张力低下、运动减少和中枢性呼吸异常；③急剧恶化型：短时间严重出血的早产儿，很快出现意识障碍、眼球固定、光反射消失、中枢性呼吸抑制、血压降低和心动过缓，短时间内死亡。

出血量少时，EEG可正常或轻度异常。当伴有脑实质出血时，EEG可表现为中重度异常，可见局灶性低电压或双侧半球波幅或频率不对称，Rolandic区正相尖波常见于伴有脑白质损伤的患儿。

蛛网膜下腔出血或硬膜下出血时EEG背景多为轻中度异常，主要表现为脑电成熟度延迟。合并癫痫发作时，可见各种阵发性异常放电。

案例1：患儿，女，G_2P_2，胎龄32^{+2}周，剖宫产，出生体重1 100g，Apgar评分：1分钟1分、5分钟8分。出生后因“新生儿呼吸窘迫综合征，新生儿重度窒息，早产儿，极低出生体重儿，吸入性肺炎，低血糖症，酸中毒，高乳酸血症”在当地医院治疗17天，转来笔者医院。入院查体：早产儿貌，反应一般，四肢肌张力低，原始反射减弱。头颅MRI：弥漫性脑损伤，多发性脑出血，枕部硬膜下出血，室管膜下出血，脑室内积血（图2-49）。出生后第26天发现患儿癫痫发作，表现为四肢抖动，有时伴血氧饱和度下降。予以左乙拉西坦治疗，至矫正月龄3月龄时未再见癫痫发作。查体：双下肢内收，肌张力增高，踝关节肌张力增高，双上肢肌张力低下。

出生后第19天，aEEG（CA 35周，F3-P3，F4-P4）提示大部分为不连续图形，双侧振幅基本对称，双侧有不成熟睡眠周期，未见癫痫发作（图2-50）。

出生后第27天，aEEG（CA 36^{+1}周，F3-P3，F4-P4）提示大部分为连续图形，双侧振幅基本对称，睡眠周期较出生后第19天（见图2-50）成熟，未见癫痫发作（图2-51）。

出生后第3个月，aEEG（F3-P3，F4-P4）提示双侧振幅下边界相似，睡眠周期为爬坡样，右侧上边界较左侧高，锯齿样改变处为伪差（图2-52）。

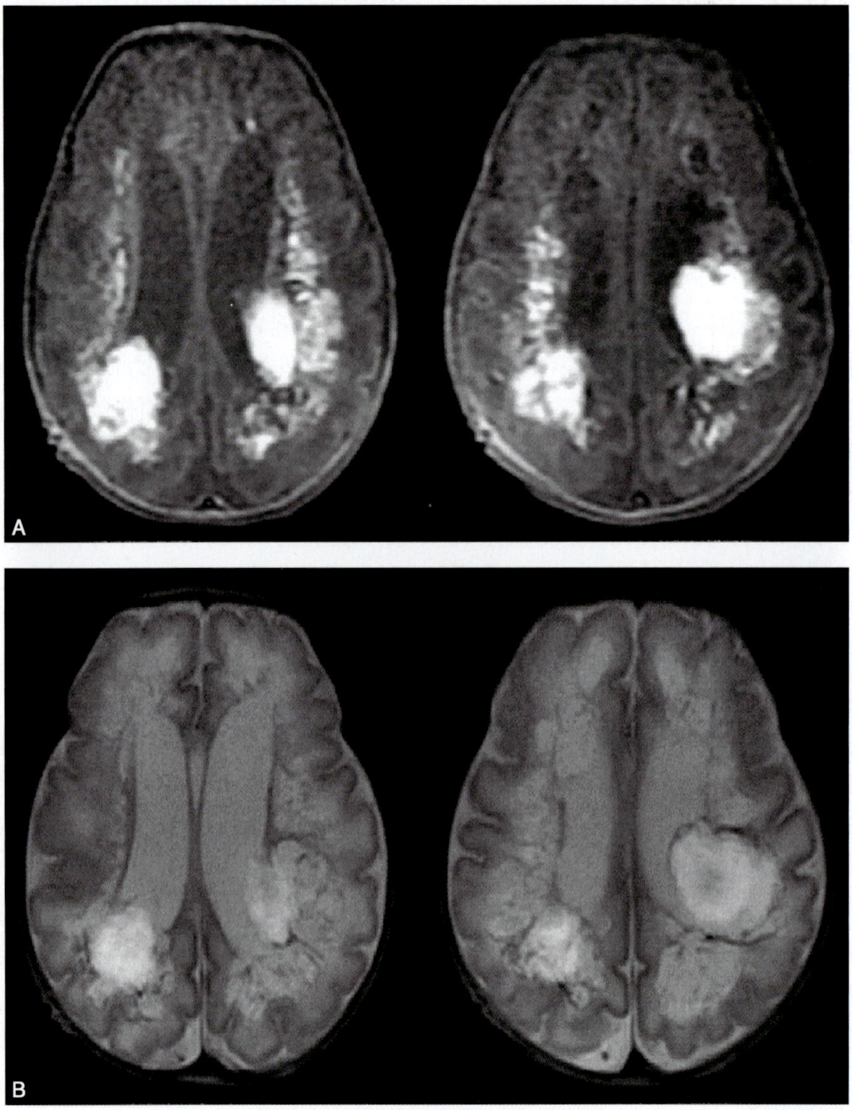

图 2-49　头颅 MRI（CA 35^{+3} 周）

注：A 为 T_1WI；B 为 T_2WI。

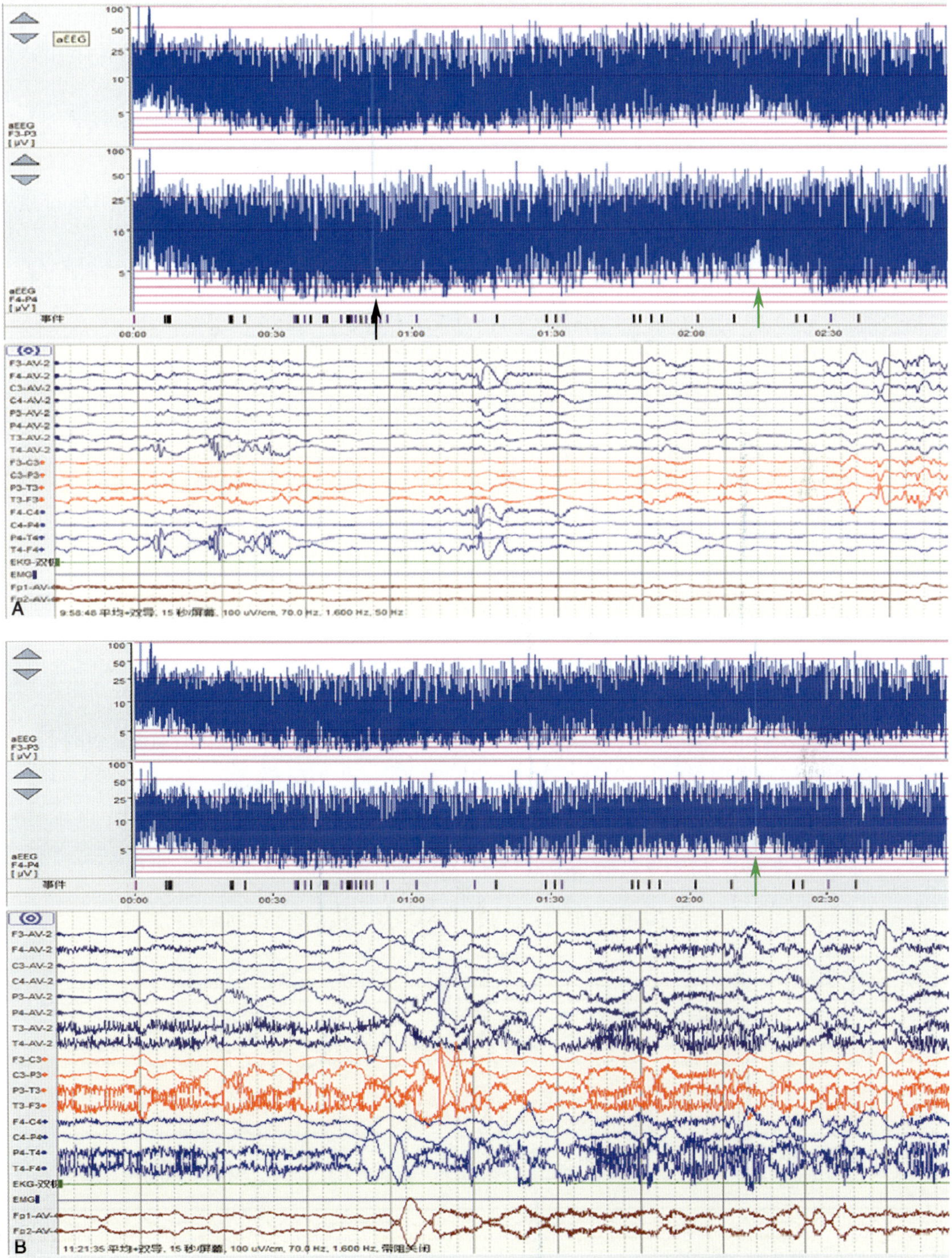

图 2-50　出生后第 19 天 aEEG（CA 35 周，F3-P3，F4-P4）

注：绿色箭头处锯齿样改变为伪差（B）；黑色箭头所指 aEEG 相应处为睡眠期，提示多灶性癫痫样放电，半球间有不同步（A）。

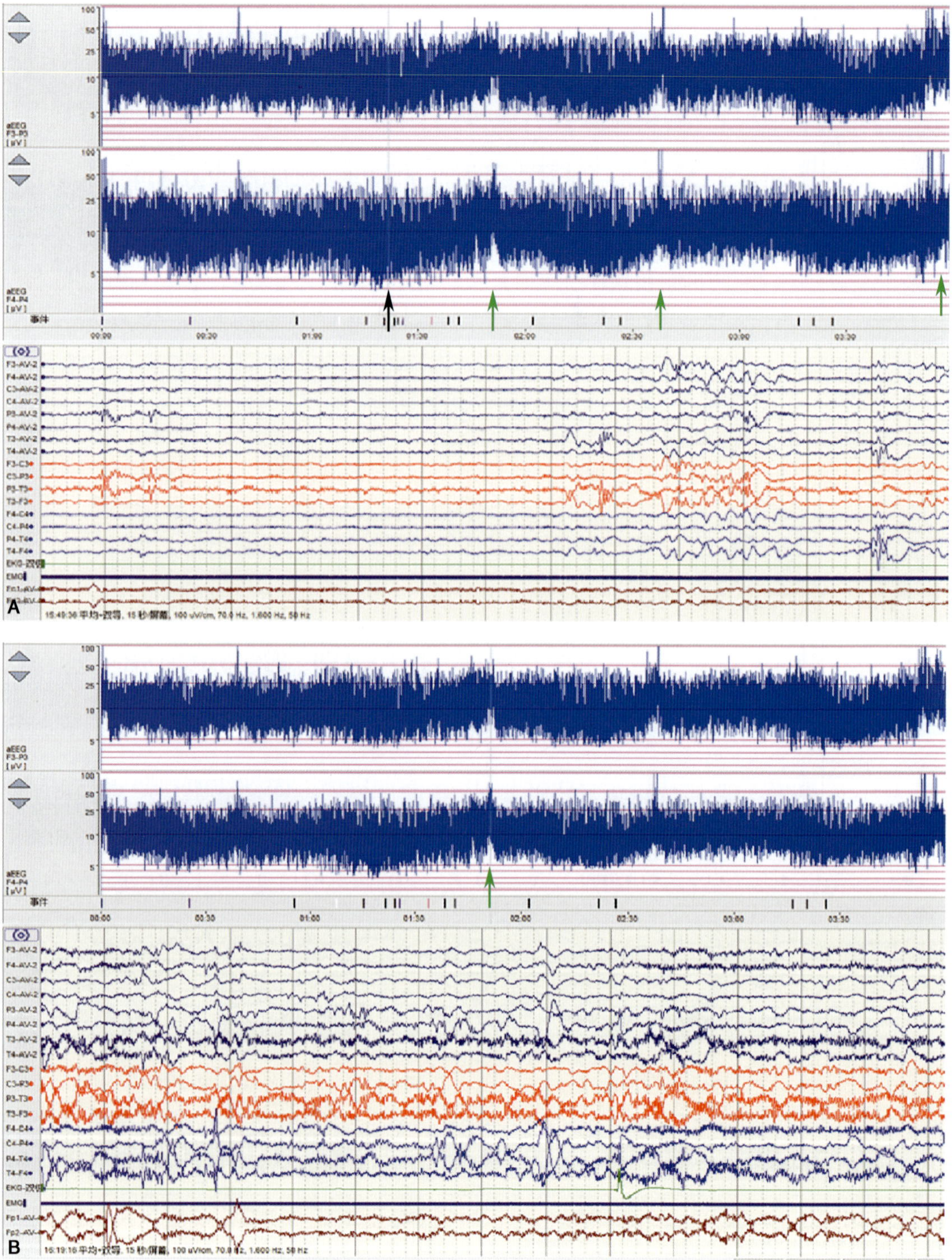

图 2-51　出生后第 27 天 aEEG（CA 36+1 周，F3-P3，F4-P4）

注：绿色箭头处锯齿状改变为伪差（B）；黑色箭头所指 aEEG 相应处为睡眠期，原始 EEG 提示多灶性癫痫样放电，半球间仍不同步（A）。

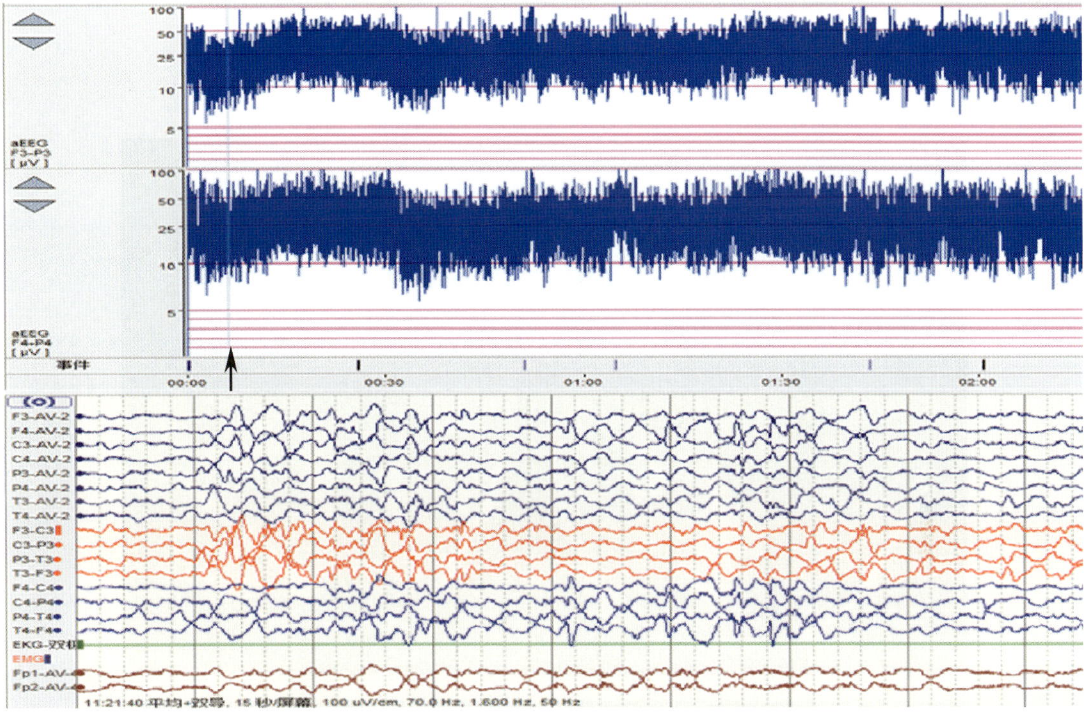

图 2-52　出生后第 3 个月 aEEG（F3-P3，F4-P4）
注：黑色箭头所指 aEEG 相应处为睡眠期多灶性癫痫样放电。

案例 2：患儿，女，G_1P_1，胎龄 39 周，顺产，出生体重 2 720g，Apgar 评分：1 分钟及 5 分钟均为 10 分。羊水Ⅲ度污染，脐带绕颈 1 周，胎盘无特殊。出生后 18 小时，发现患儿右上肢抖动，予以苯巴比妥治疗，头颅 MRI：左侧硬膜下血肿、左侧顶叶血肿形成、脑疝（图 2-53）。予以颅内血肿清除术（左侧硬膜下血肿）、颅骨去骨瓣减压术（漂浮骨瓣）。患儿出院后一直口服“苯巴比妥”，未再出现癫痫发作。

出生后第 7 天，aEEG（CA 40 周，F3-P3，F4-P4 显示双侧振幅不对称，左侧上下边界均高于右侧（依据原始 EEG，左侧存在较右侧波幅高的放电），睡眠周期不成熟，未见癫痫发作（图 2-54）。

出生后第 16 天，aEEG（CA 41^{+2} 周，F3-P3，F4-P4）显示双侧振幅基本对称，睡眠周期成熟，未见癫痫发作（图 2-55）。

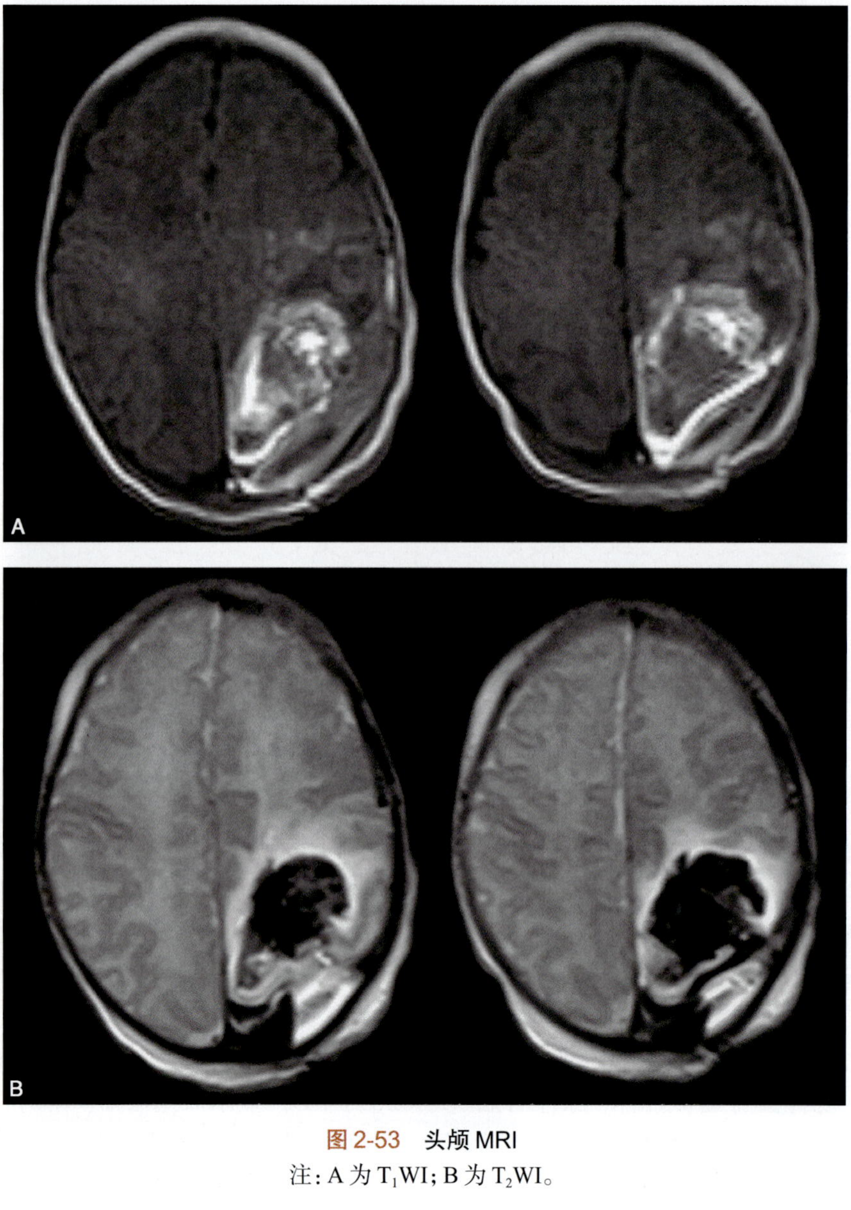

图 2-53 头颅 MRI

注：A 为 T_1WI；B 为 T_2WI。

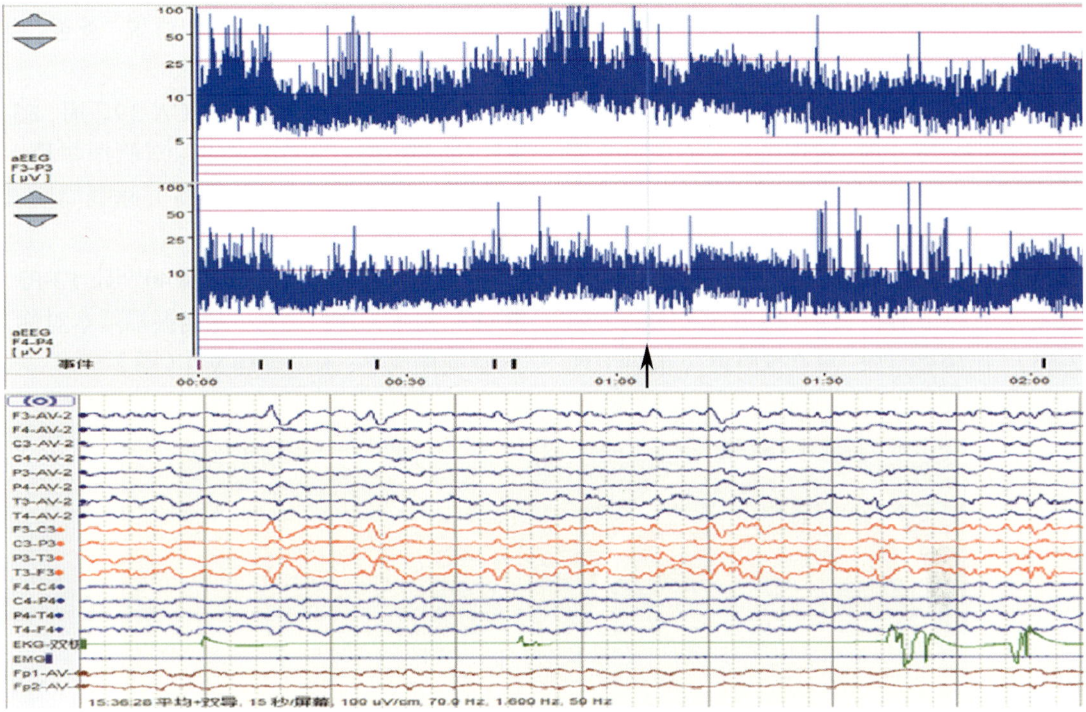

图 2-54 出生后第 7 天 aEEG(CA 40 周，F3-P3，F4-P4)

注：黑色箭头所指 aEEG 相应处为睡眠期，提示左侧额、中颞区不同步放电。

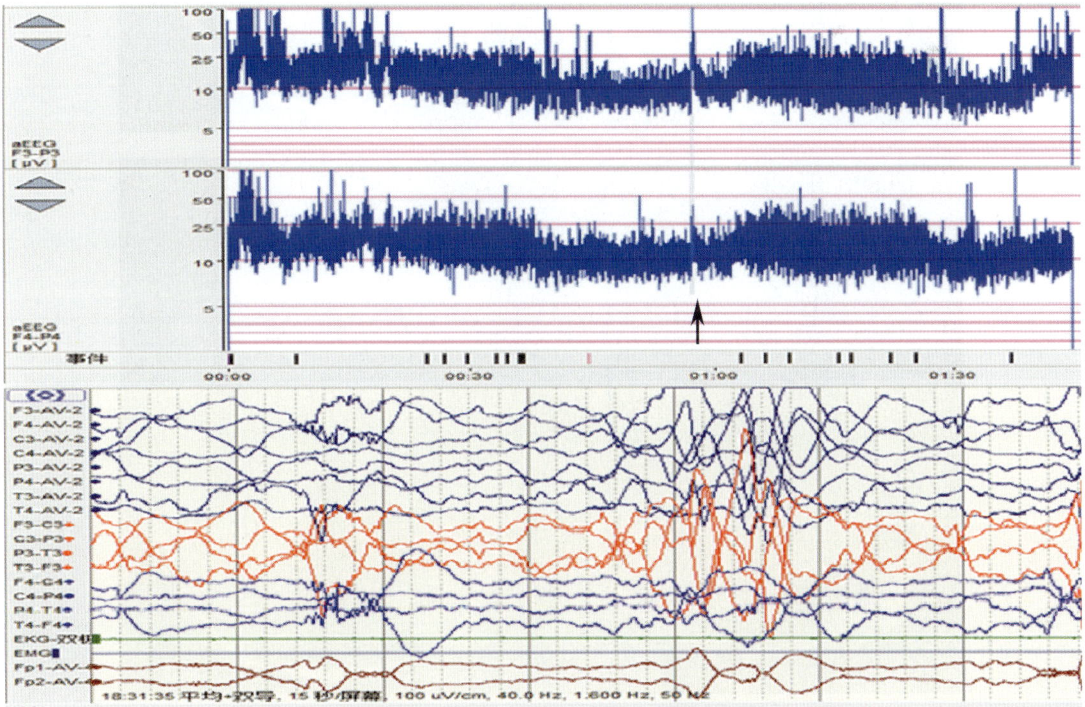

图 2-55 出生后第 16 天 aEEG(CA 41^{+2} 周，F3-P3，F4-P4)

注：黑色箭头所指 aEEG 相应处锯齿样改变为运动伪差。

案例 3: 患儿，男，G_1P_1，胎龄 39^{+4} 周，剖宫产，出生体重 3 720g，Apgar 评分：1 分钟 6 分、5 分钟 9 分。羊水清，脐带、胎盘无特殊。出生后 18 小时，发现患儿发作性青紫伴双下肢僵直抖动，予以苯巴比妥、左乙拉西坦治疗，头颅 MRI：小脑血肿，蛛网膜下腔出血，硬膜下出血，双侧脑室旁有损伤灶，左侧脑室室管膜下有少量出血，幕上脑积水（图 2-56）。出院后口服“左乙拉西坦”，未再出现癫痫发作。14 月龄会独走，可说“爸爸、妈妈”，可听懂指令。

出生后第 2 天，aEEG（CA 39^{+6} 周，F3-P3，F4-P4）提示为连续图形：双侧振幅稍不对称（左侧上边界较右侧稍高），睡眠周期成熟，未见癫痫发作（图 2-57）。

出生后第 9 天，aEEG（CA 40^{+6} 周，F3-P3，F4-P4）提示为连续图形：双侧振幅基本对称，睡眠周期成熟；未见癫痫发作（图 2-58）。

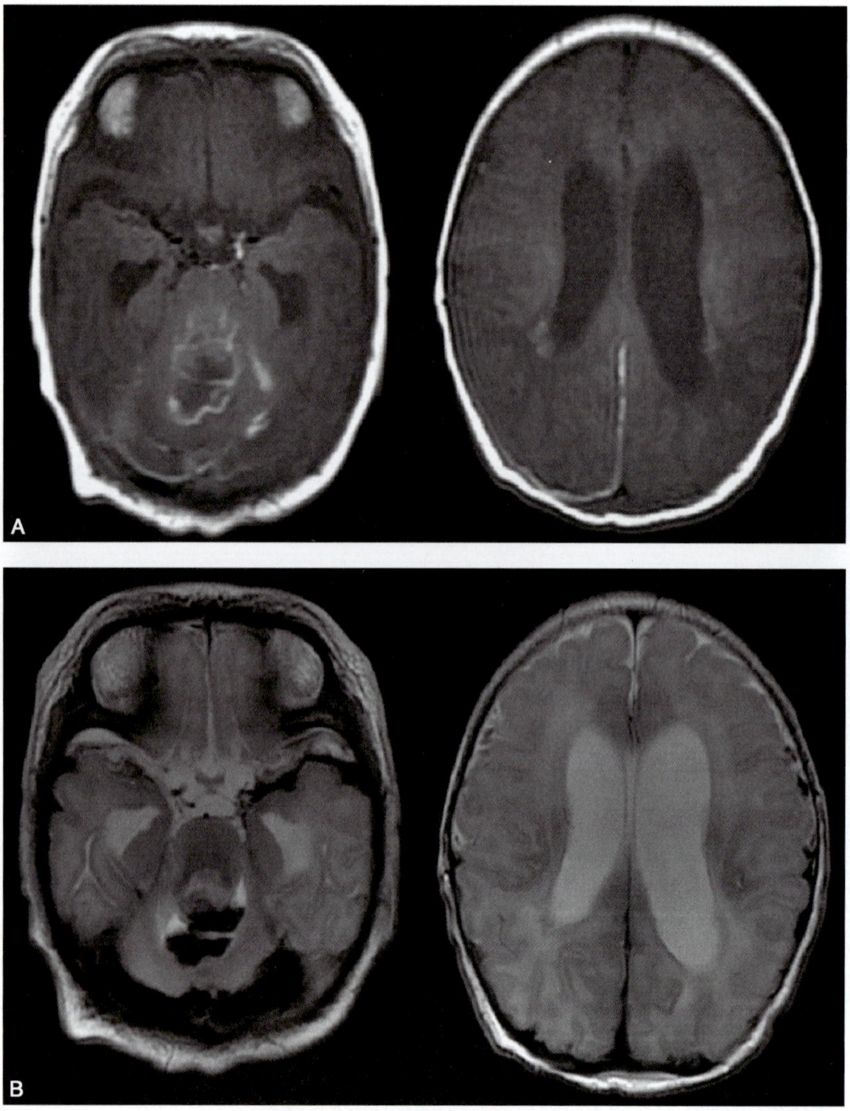

图 2-56 头颅 MRI（CA 40 周）
注：A 为 T_1WI；B 为 T_2WI。

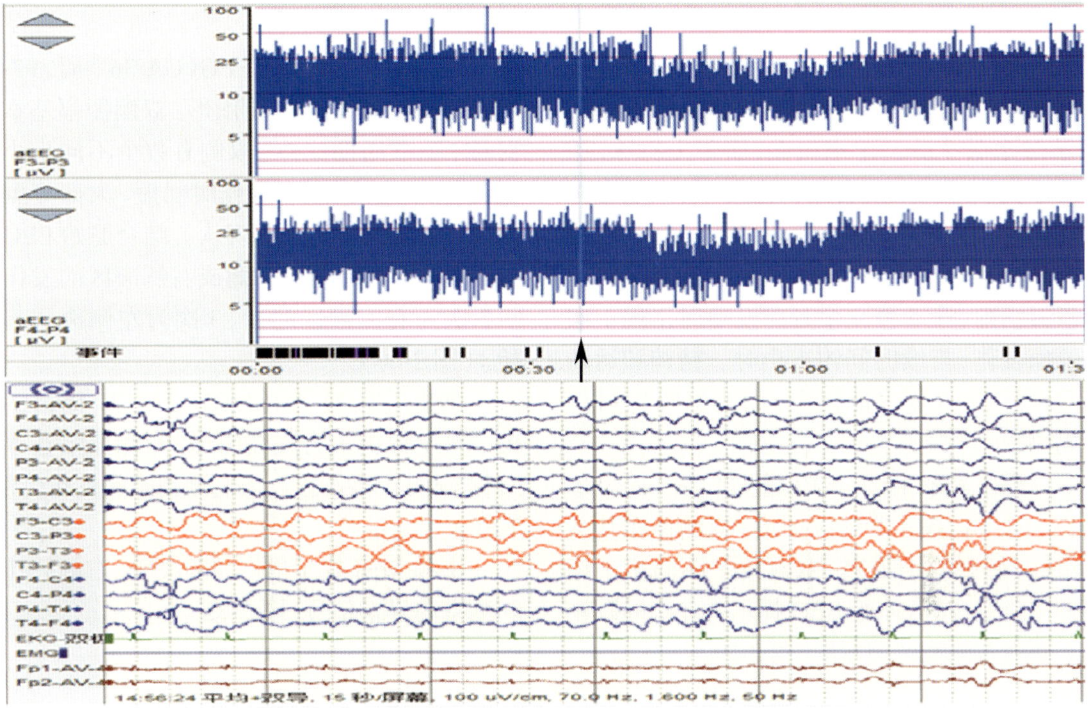

图 2-57　出生后第 2 天 aEEG(CA 39^{+6} 周，F3-P3，F4-P4)
注：黑色箭头所指 aEEG 相应处为睡眠期，提示多灶性癫痫样放电。

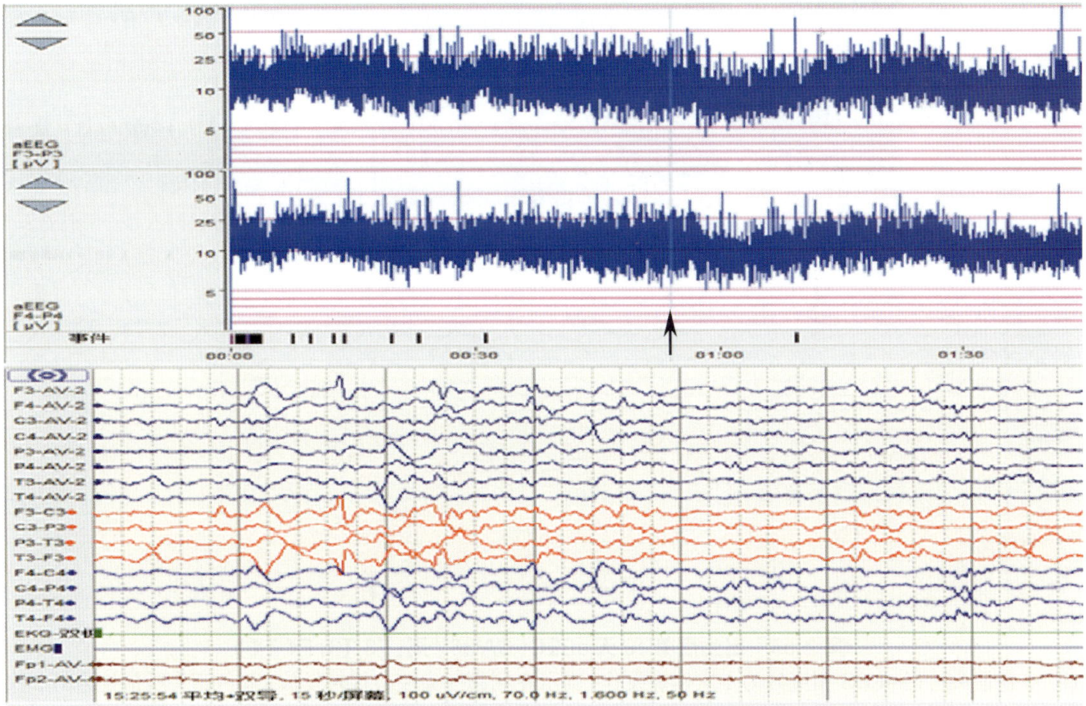

图 2-58　出生后第 9 天 aEEG(CA 40^{+6} 周，F3-P3，F4-P4)
注：黑色箭头所指 aEEG 相应处为睡眠期，提示多灶性癫痫样放电。

案例 4: 患儿，男，G_3P_2，胎龄 33^{+3} 周，剖宫产，出生体重 2 000g，Apgar 评分：1 分钟 8 分、5 分钟 9 分。羊水血性，脐带无特殊，胎盘早剥。外院发现右侧脑出血，转入笔者医院，临床上一直未发现癫痫发作，但 VEEG 监测到临床下脑电发作，予以左乙拉西坦口服治疗，于 2 岁 4 个月时发热时出现 1 次癫痫发作，持续时间约 1 小时。精神和运动发育迟缓，3 岁时能扶走，无意识叫“爸爸、妈妈”。

出生后第 19 天，aEEG（CA 36^{+1} 周，F3-T3，F4-T4）提示为连续图形：双侧振幅基本对称，睡眠周期成熟，双侧数个不同步小锯齿样改变，结合原始 EEG 提示共 3 次局限在左侧或右侧额区的发作（图 2-59）。

出生后第 24 天，aEEG（CA 36^{+6} 周，F3-T3，F4-T4）提示为连续图形：双侧振幅基本对称，睡眠周期成熟，双侧有数个不同步小锯齿样改变（因癫痫发作时间短，大部分癫痫发作在 aEEG 上无法辨认），结合原始 EEG 提示共 15 次局限在左侧或右侧额区的发作（12 次为右侧额区起始，3 次为左侧额区起始）（图 2-60）。

出生后第 31 天，aEEG（CA 37^{+6} 周，F3-P3，F4-P4）提示为连续图形：双侧振幅基本对称，睡眠周期成熟，未监测到癫痫发作（图 2-61）。

头颅 MRI 提示早产儿脑改变，右侧颞叶和脑室内异常信号（图 2-62）。

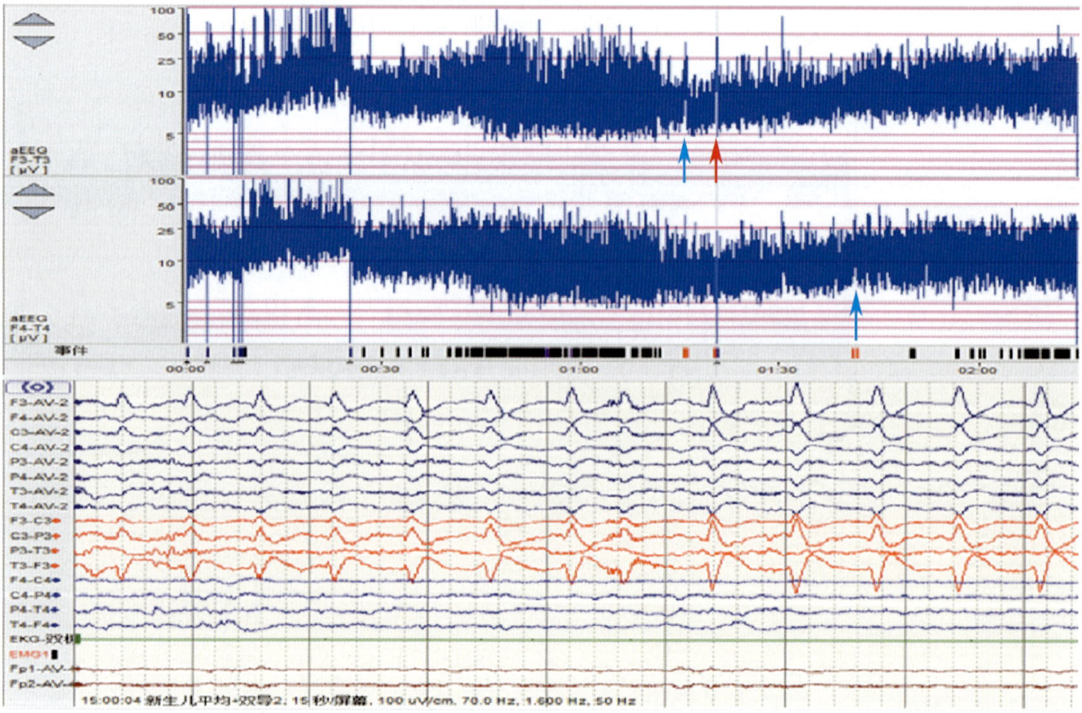

图 2-59 出生后第 19 天 aEEG（CA 36^{+1} 周，F3-T3，F4-T4）

注：红色箭头所指 aEEG 相应处为 1 次癫痫发作，提示左侧额区尖波节律性发放；蓝色箭头所指处为另 2 次发作。

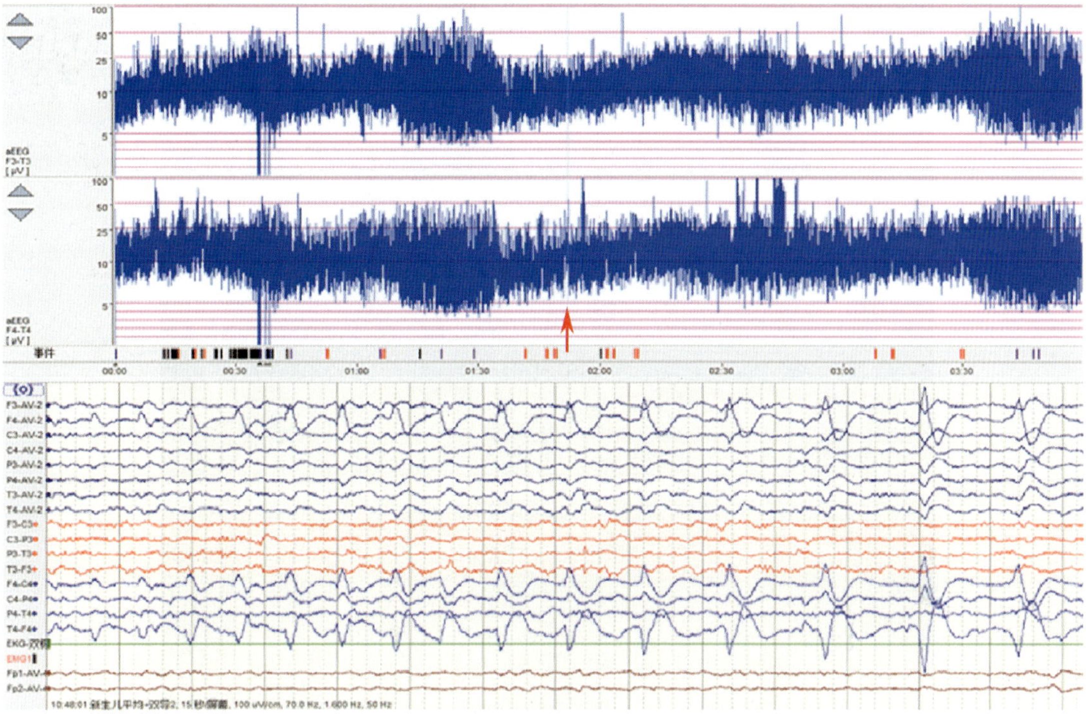

图 2-60 出生后第 24 天 aEEG(CA 36^{+6} 周，F3-T3，F4-T4)

注：红色箭头所指 aEEG 相应处为 1 次癫痫发作，提示左侧额区尖波和尖形慢波节律性发放。

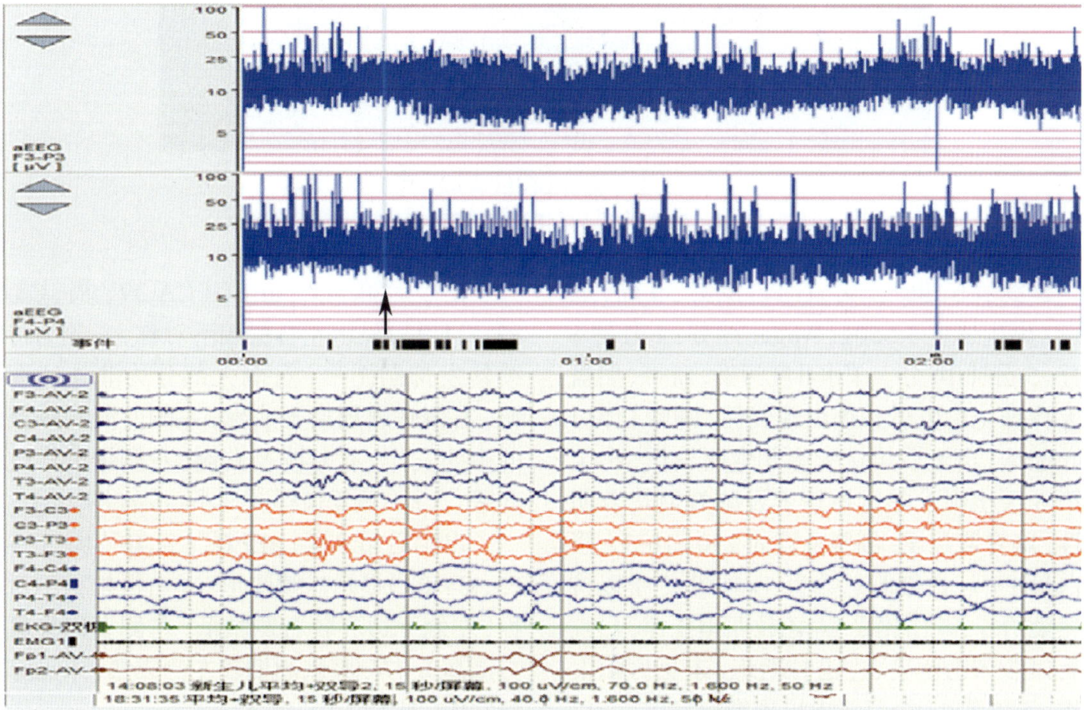

图 2-61 出生后第 31 天 aEEG(CA 37^{+6} 周，F3-P3，F4-P4)

注：黑色箭头所指 aEEG 相应处为睡眠期，提示为多灶性癫痫样放电。

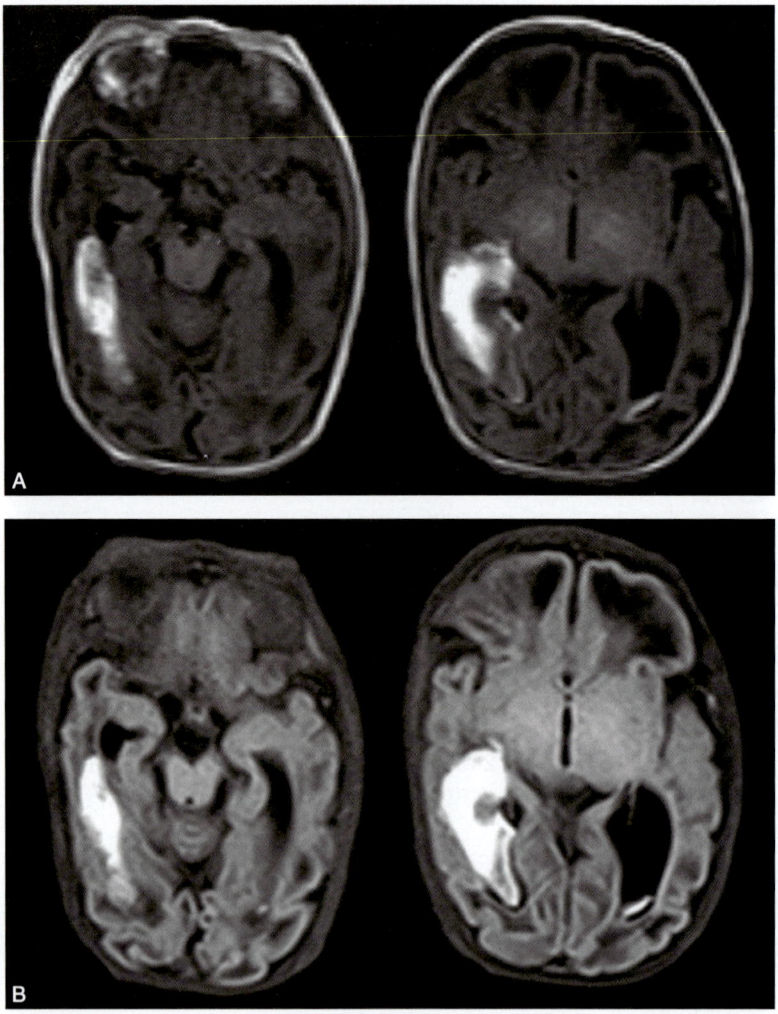

图 2-62　头颅 MRI（CA 42^{+3} 周）

注：A 为 T_1WI；B 为 T_2 FLAIR。

案例 5：患儿，男，G_2P_1，胎龄 39 周，顺产，出生体重 3 550g，Apgar 评分：1 分钟 8 分、5 分钟 10 分。羊水Ⅱ度污染，脐带、胎盘无特殊。出生后不久出现气促、呻吟，伴口吐泡沫，出生后第 2 天患儿癫痫发作，出生第 5 天出现发热。血培养及脑脊液培养阴性，脑脊液常规：细胞总数为 250×10^9/L，蛋白量+++，白细胞总数为 5×10^6/L。予以抗感染治疗，苯巴比妥、左乙拉西坦止惊，出院后口服苯巴比妥、左乙拉西坦，未见癫痫发作，至 2 岁 11 个月再次出现癫痫发作，予以甲强龙、丙戊酸钠、左乙拉西坦、氯巴占治疗，仍有失神小发作，发育明显落后。

出生后第 5 天，aEEG（CA 39^{+5} 周，C3-P3，C4-P4）显示左右振幅不对称，左侧为持续暴发抑制图形，右侧大部分为非连续图形，右侧睡眠周期不成熟，左侧监测到频繁的癫痫发作，有时波及右侧（左侧锯齿样改变深、大；右侧锯齿样改变小、浅）（图 2-63）。

出生后第 8 天，aEEG（CA 40^{+1} 周，C3-P3，C4-P4）提示连续图形：左右振幅稍不对称（左侧下边界较右侧稍低，左侧上边界较右侧高）；右侧睡眠周期较左侧成熟；未见癫痫发作（图 2-64）。

头颅 MRI 提示双侧脑室扩大，左侧显著；双侧丘脑内有异常信号（图 2-65）。

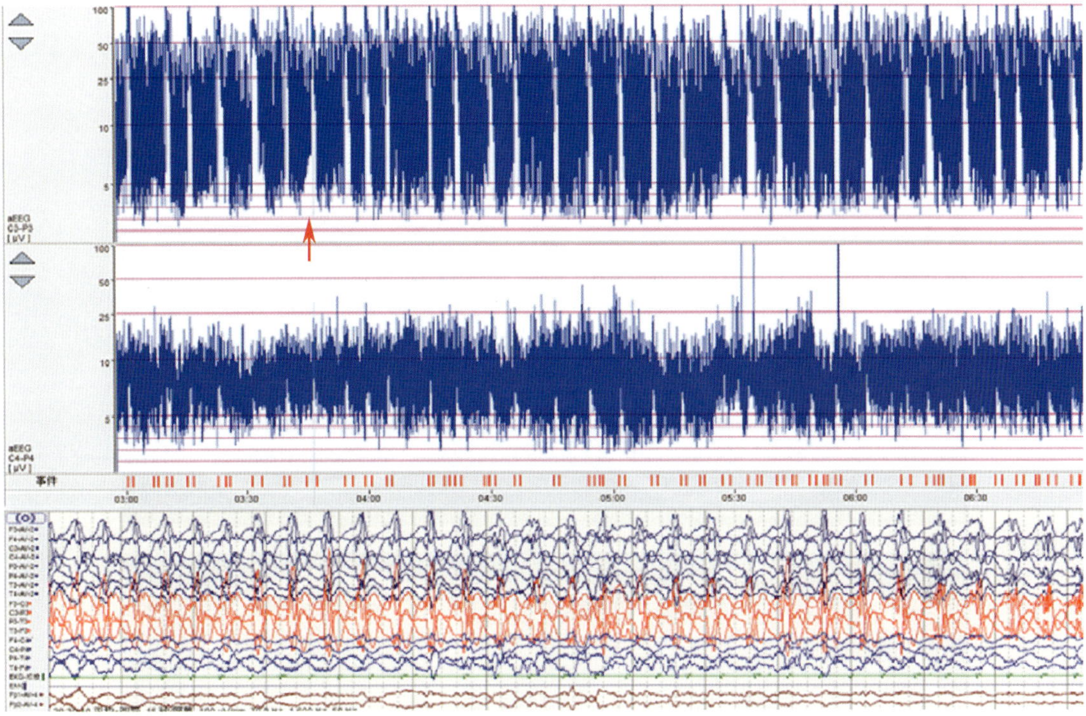

图 2-63　出生后第 5 天 aEEG(CA 39^{+5} 周，C3-P3，C4-P4)

注：红色箭头所指 aEEG 相应处为 1 次癫痫发作，左侧尖慢波和棘慢波节律性发放。

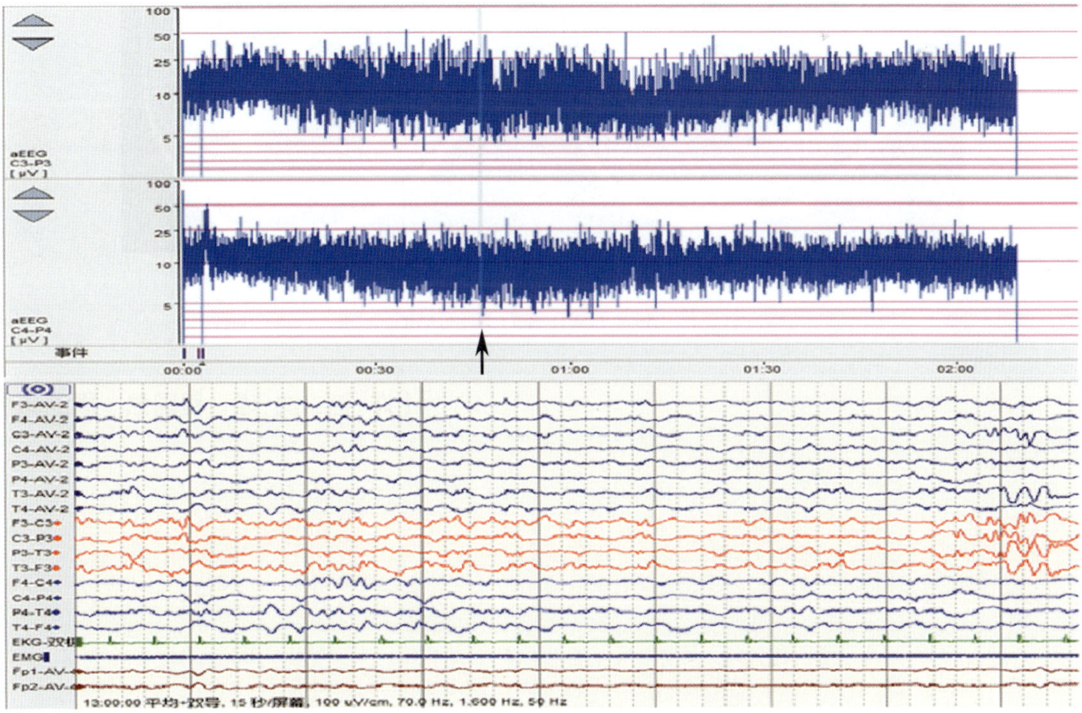

图 2-64　出生后第 8 天 aEEG(CA 40^{+1} 周，C3-P3，C4-P4)

注：黑色箭头所指 aEEG 相应处为睡眠期，提示为多灶性癫痫样放电，左侧显著。

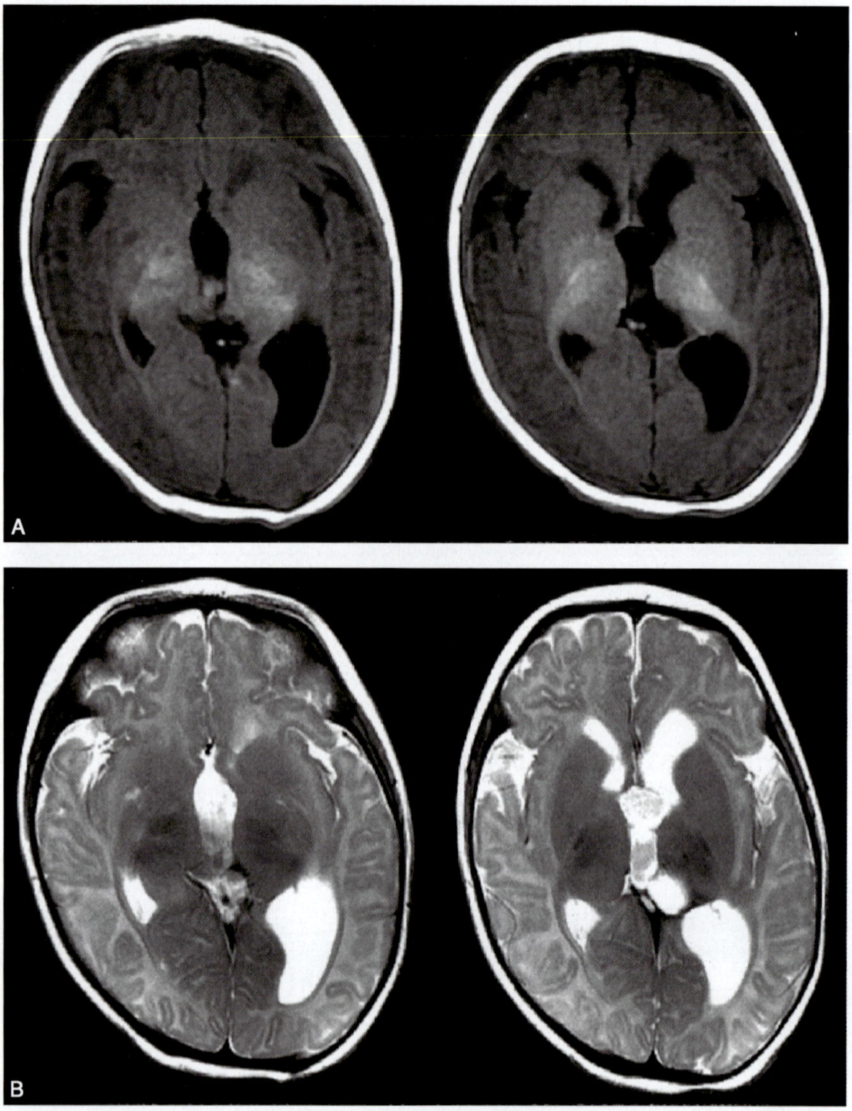

图 2-65 头颅 MRI(CA 39^{+6} 周)

注: A 为 T_1WI; B 为 T_2 FLAIR。

(许 艳 沈 瑾 程国强 周渊峰)

第三章

中枢神经系统感染

新生儿中枢神经系统感染是指病原体侵犯新生儿的脑和脊髓等中枢神经系统所引发的一类感染性疾病。常见病原体包含细菌（如大肠埃希菌、B 族链球菌等）、病毒（如巨细胞病毒等）以及真菌（如白色念珠菌等）。临床上，新生儿常表现出精神萎靡、嗜睡、反应差、体温异常（发热或低体温）、急性癫痫发作以及颅内压增高的症状（如前囟饱满或呕吐等）。预后与病原体类型、病情严重程度和治疗是否及时相关，不少可遗留如智力障碍、癫痫和运动功能障碍等神经系统后遗症。

第一节　化脓性脑膜炎

新生儿化脓性脑膜炎是细菌引起的脑膜炎症。致病菌以无乳链球菌和大肠埃希菌最为常见。临床表现缺乏特异性，多不典型。一般表现为反应低下、哭声微弱、面色差、吃奶减少，多数患儿有体温异常和呼吸窘迫。特殊表现如下：①神志异常：嗜睡、烦躁、易激惹、睡眠惊跳等；②眼部异常：两眼无神、眼球上翻或呈落日状，对光反应迟钝等；③颅内压增高表现；④癫痫发作；⑤黄疸、肝大、瘀点、腹胀、休克等败血症特殊表现。可有脑室管膜炎、脑脓肿、脑积水、脑梗死、硬脑膜下积液/积脓等并发症。

病变累及皮质时，临床可出现癫痫发作，EEG 可见阵发性癫痫样放电，少数患者临床表现和 EEG 表现为癫痫持续状态，重症时临床下脑电发作比较多见。

案例 1：患儿，女，G_3P_1，胎龄 33^{+3} 周，母亲胎膜早破 15 天，顺产，出生体重 2 210g，Apgar 评分：1 分钟、5 分钟、10 分钟均为 10 分。羊水、脐带、胎盘无特殊。出生后第 2 天患儿出现抽搐，表现为动作停止、眼睛紧闭和上肢抖动，伴有心率及血氧饱和度下降，予以苯巴比妥治疗，癫痫发作不久后出现发热，入院后不久出现昏迷，病情加重。血培养及脑脊液培养：显示大肠埃希菌；脑脊液宏基因：显示大肠埃希菌。根据药敏试验予以相应抗生素治疗，患儿病情无好转，于出生后 14 天签字自动出院，出生后 18 天死亡。

出生后第 2 天，aEEG（CA 33^{+5} 周，C3-P3，C4-P4）提示左右振幅基本对称，睡眠周期不成熟，结合原始 EEG 有 2 次癫痫发作（图 3-1）。

出生后第 4 天，aEEG（CA 34 周，C3-P3，C4-P4）提示暴发抑制图形和低电压，有频繁癫痫发作（图 3-2）。

出生后第 7 天，aEEG（CA 34^{+3} 周，C3-P3，C4-P4）提示双侧振幅不对称（右侧可见暴发抑制图形，左侧可见低电压）；5 次左侧癫痫发作，有时波及右侧（图 3-3）。发作间期 EEG 见图 3-4。

出生后第 14 天，aEEG（CA 35^{+3} 周，C3-P3，C4-P4）提示双侧振幅不对称（双侧均为暴发抑制图形，左侧为 BS–，右侧 BS+）；结合原始 EEG，可见频繁左侧或右侧独立的癫痫发作（图 3-5）。

头颅 MRI 提示脑内多发异常信号（图 3-6）。

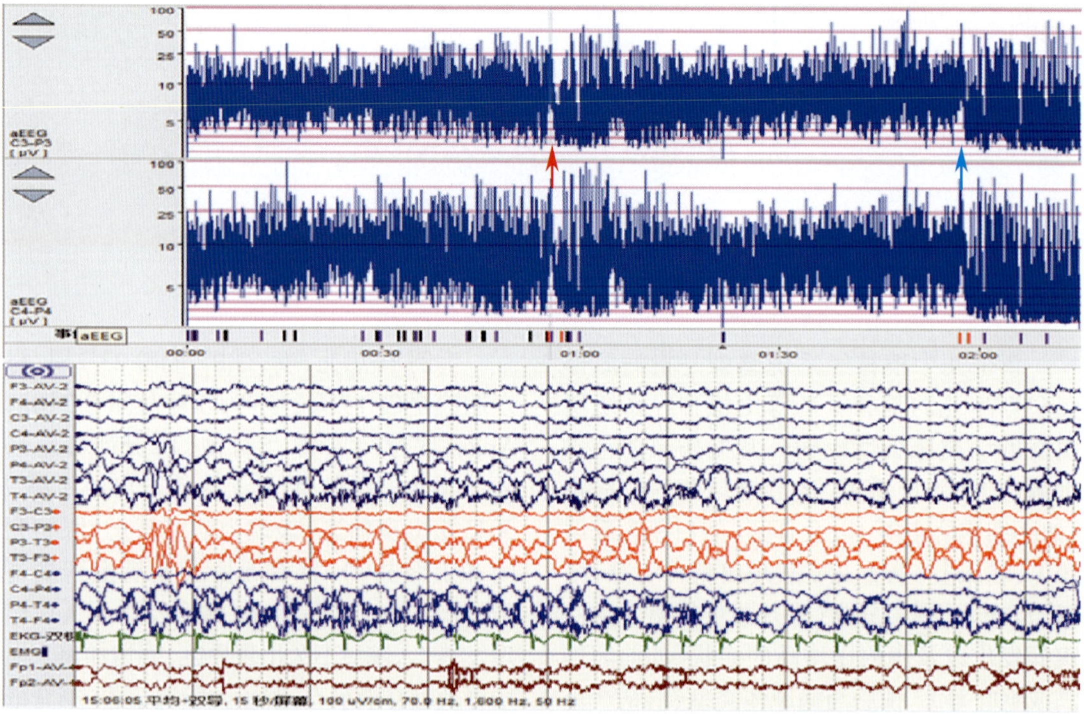

图 3-1　出生后第 2 天 aEEG（CA 33^{+5} 周，C3-P3，C4-P4）

注：红色箭头所指 aEEG 相应处为 1 次癫痫发作：左侧中颞区尖波节律性发放和 θ 节律，右侧中颞区为肌电伪差；蓝色箭头为另 1 次癫痫发作。

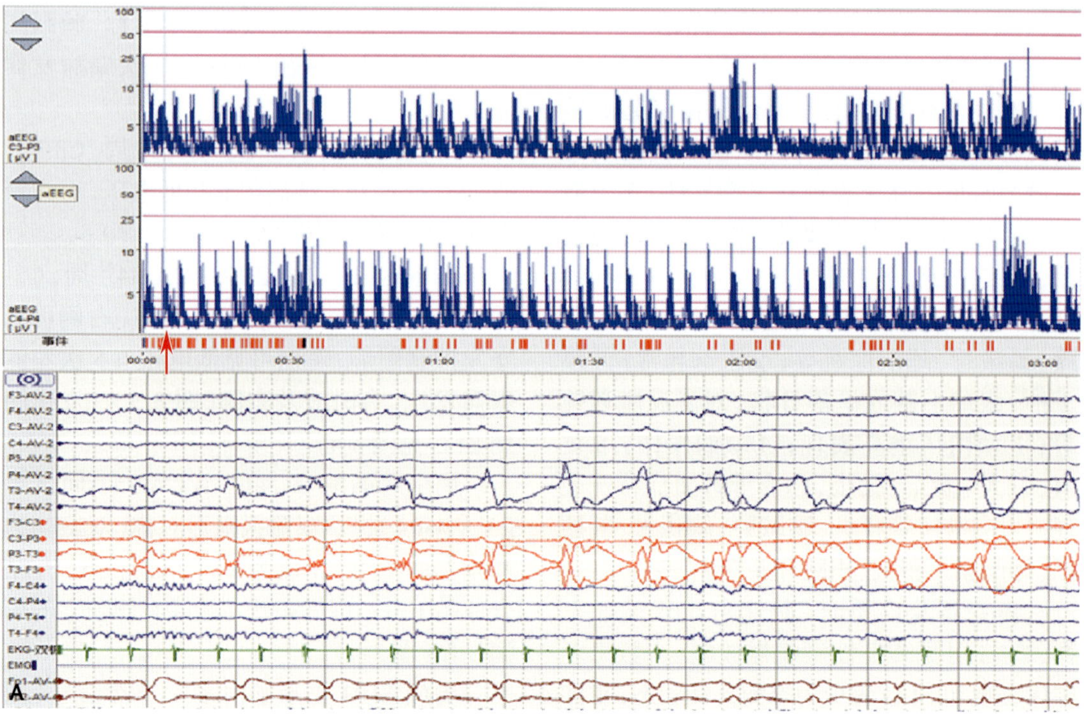

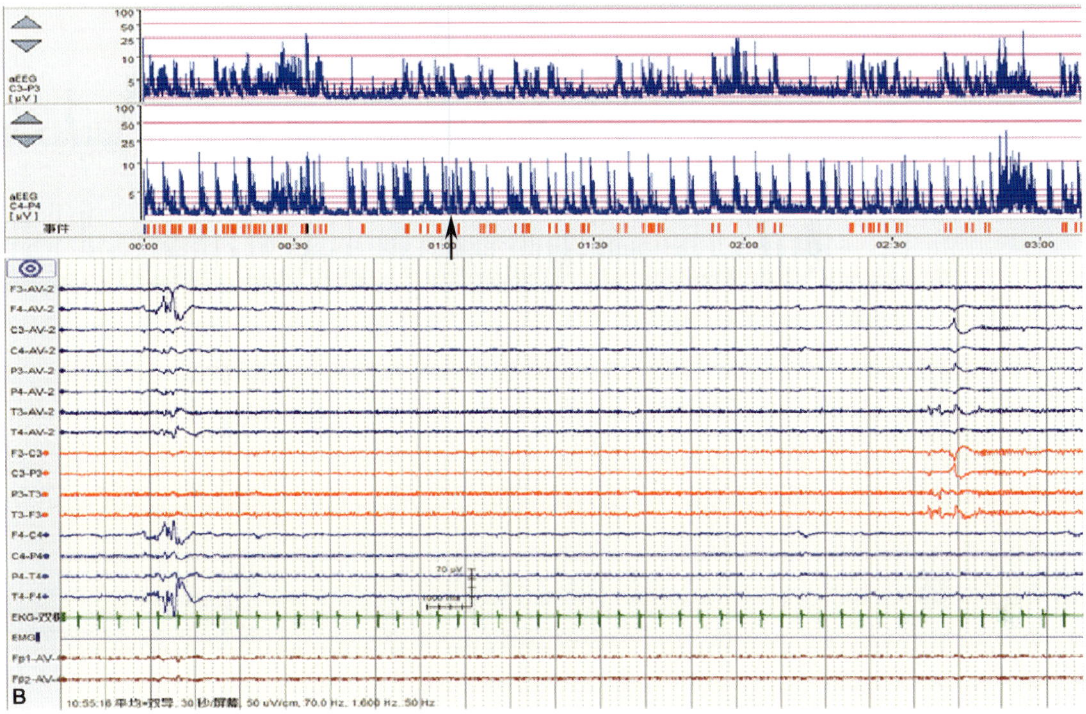

图 3-2　出生后第 4 天 aEEG（CA 34 周，C3-P3，C4-P4）

注：A. 红色箭头所指 aEEG 相应处为 1 次癫痫发作，左侧中颞区可见尖形 δ 节律；B. 黑色箭头所指发作间期 aEEG 相应处提示暴发抑制图形。

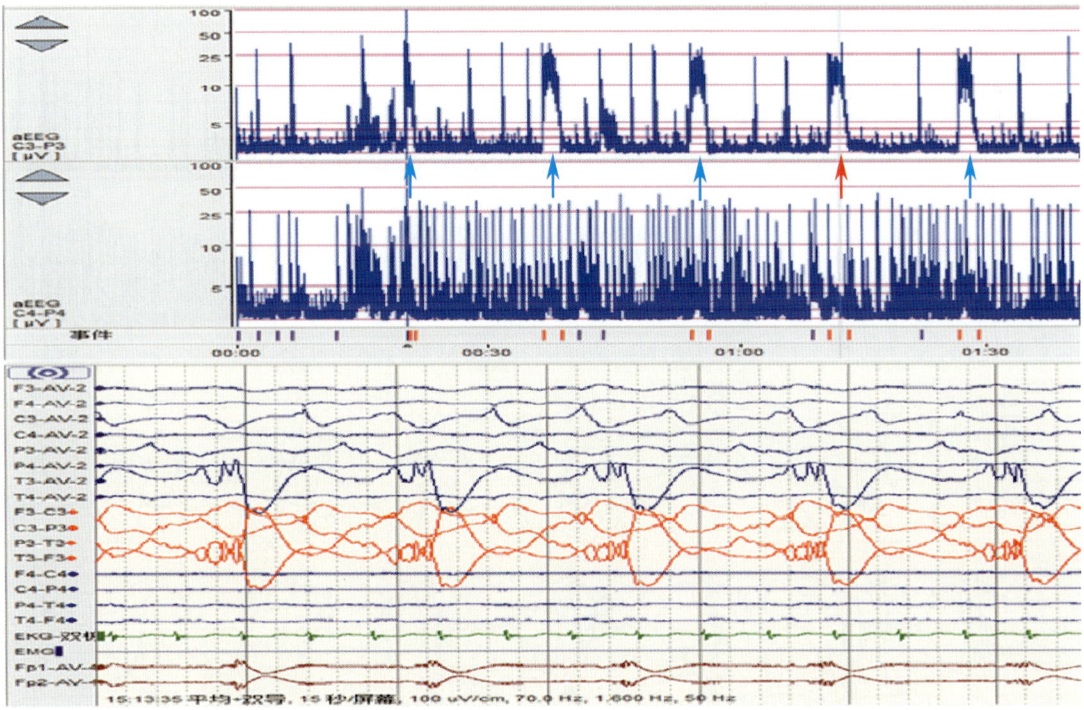

图 3-3　出生后第 7 天 aEEG（CA 34^{+3} 周，C3-P3，C4-P4）

注：红色箭头所指 aEEG 相应处为 1 次癫痫发作，可见左侧中央区尖形慢波和颞区多棘慢波节律性发放；蓝色箭头所指为另 4 次癫痫发作。

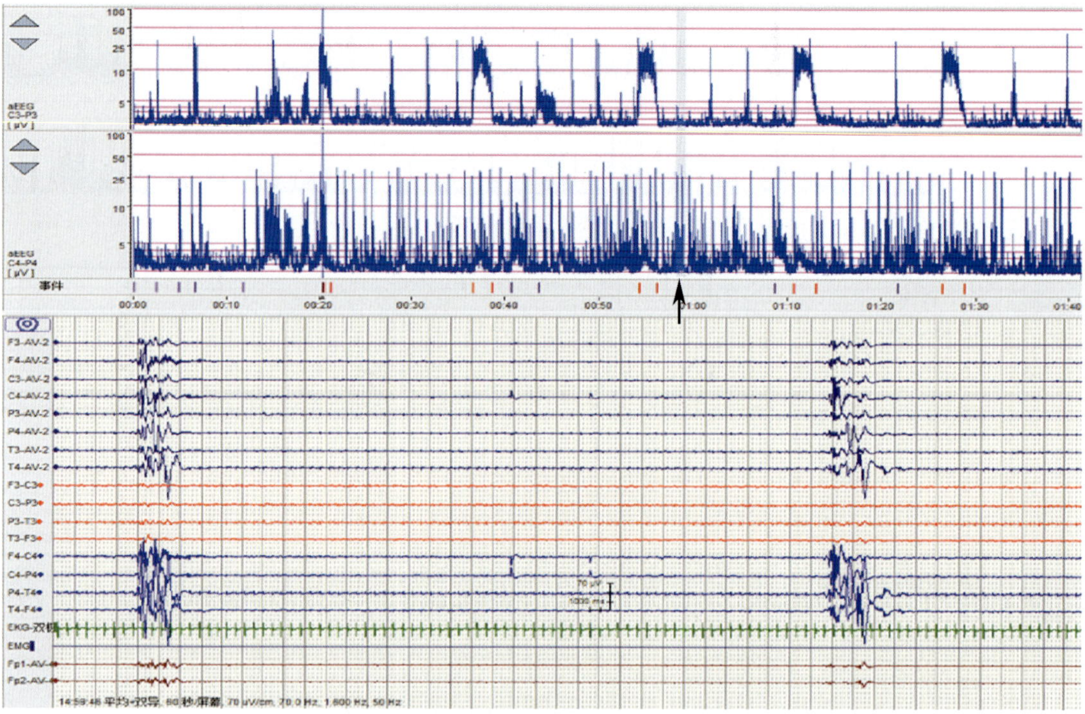

图 3-4　发作间期 EEG

注：黑色箭头所指 aEEG 相应处提示左侧可见低电压，右侧可见暴发抑制图形。

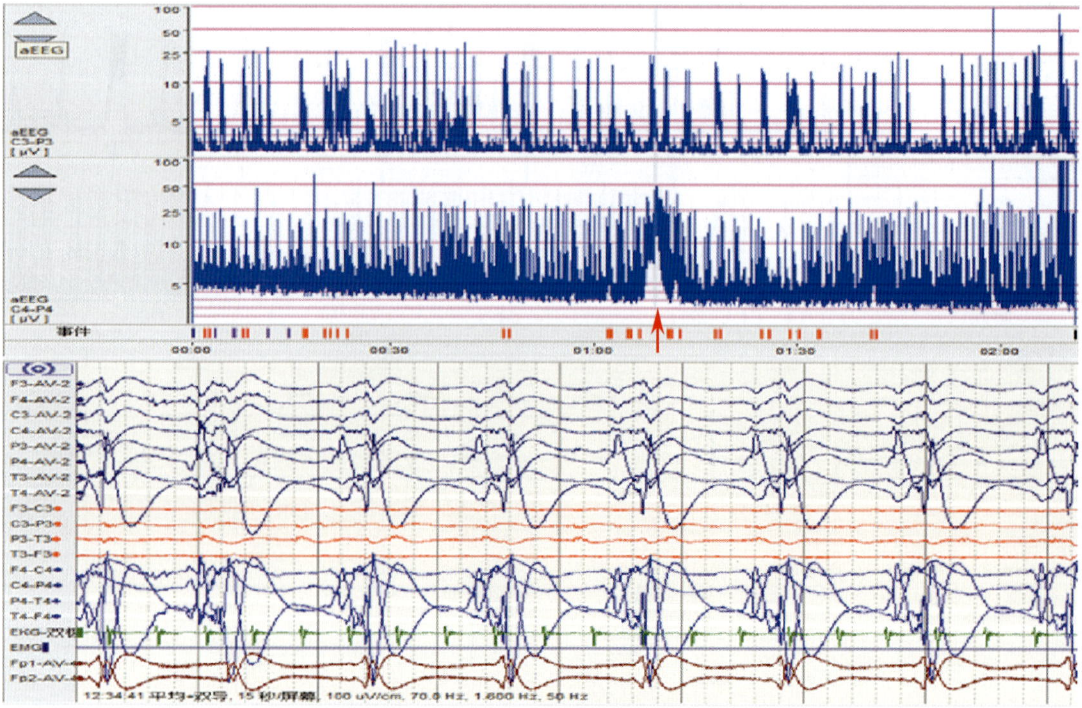

图 3-5　出生后第 14 天 aEEG（CA 35^{+3} 周，C3-P3，C4-P4）

注：红色箭头所指 aEEG 相应处为 1 次癫痫发作，可见右侧尖波和尖慢波节律性发放。

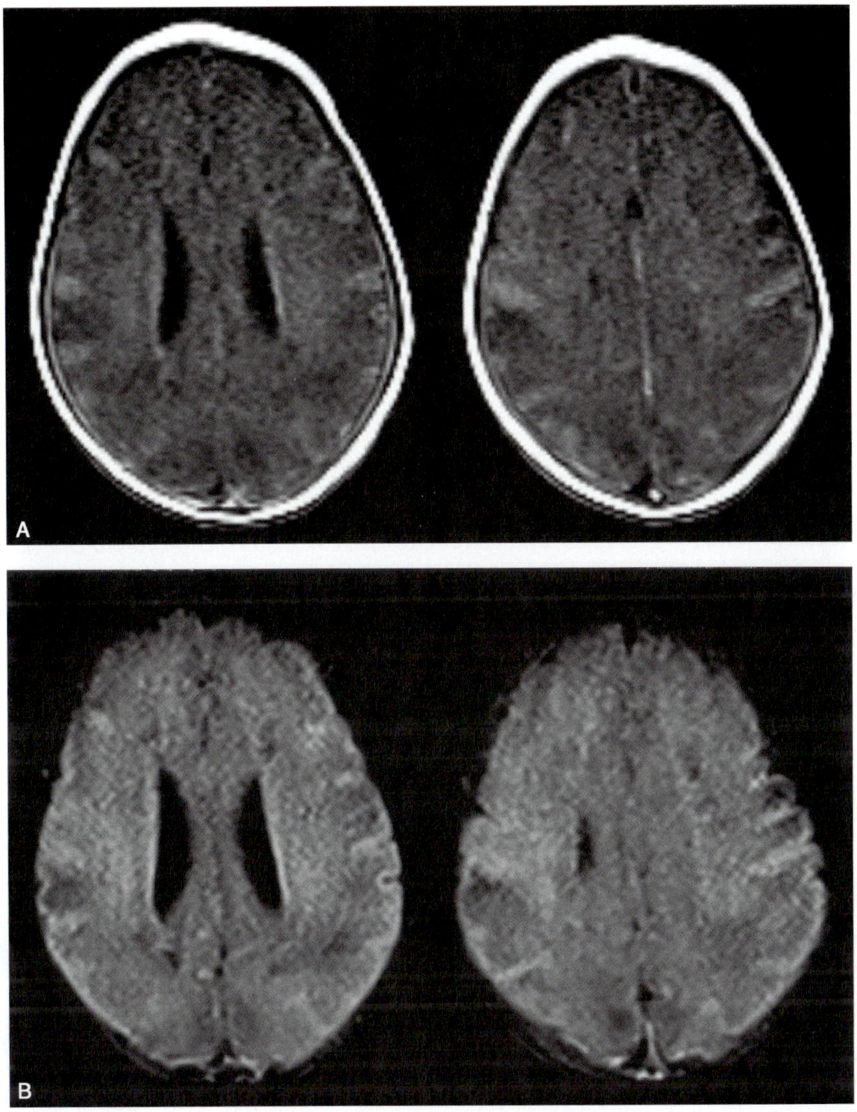

图 3-6　头颅 MRI（CA 35^{+1} 周）

注：A 为 T_1WI；B 为 T_2 FLAIR。

案例 2： 患儿，女，G_3P_2，胎龄 39 周，顺产，出生体重 2 650g，Apgar 评分不详，否认窒息抢救史，羊水、脐带、胎盘无特殊。母亲孕 33 周阴道分泌物培养 GBS 阳性。患儿出生后第 17 天出现发热，随后出现拒奶、呻吟、易惊，出生后第 19 天出现频繁癫痫发作。脑脊液常规：有核细胞 55.36×10^9/L，红细胞 1.76×10^9/L。予以抗感染治疗，苯巴比妥、左乙拉西坦止惊，出院后口服苯巴比妥、左乙拉西坦，未见明显癫痫发作，1 岁时回访：四肢肌张力高、精神运动发育迟缓。

出生后第 18 天，aEEG（CA 41^{+4} 周，F3-C3，F4-C4）提示暴发抑制图形，可见右侧振幅上下边界持续抬高，提示癫痫持续状态，左侧 1 次癫痫发作（图 3-7）。发作间期 EEG 见图 3-8。

出生后第 35 天，aEEG（CA 44 周，F3-C3，F4-C4）提示双侧振幅基本对称，睡眠周期不成熟，未见癫痫发作（图 3-9）。

头颅 MRI 提示脑内广泛性异常信号（图 3-10）。

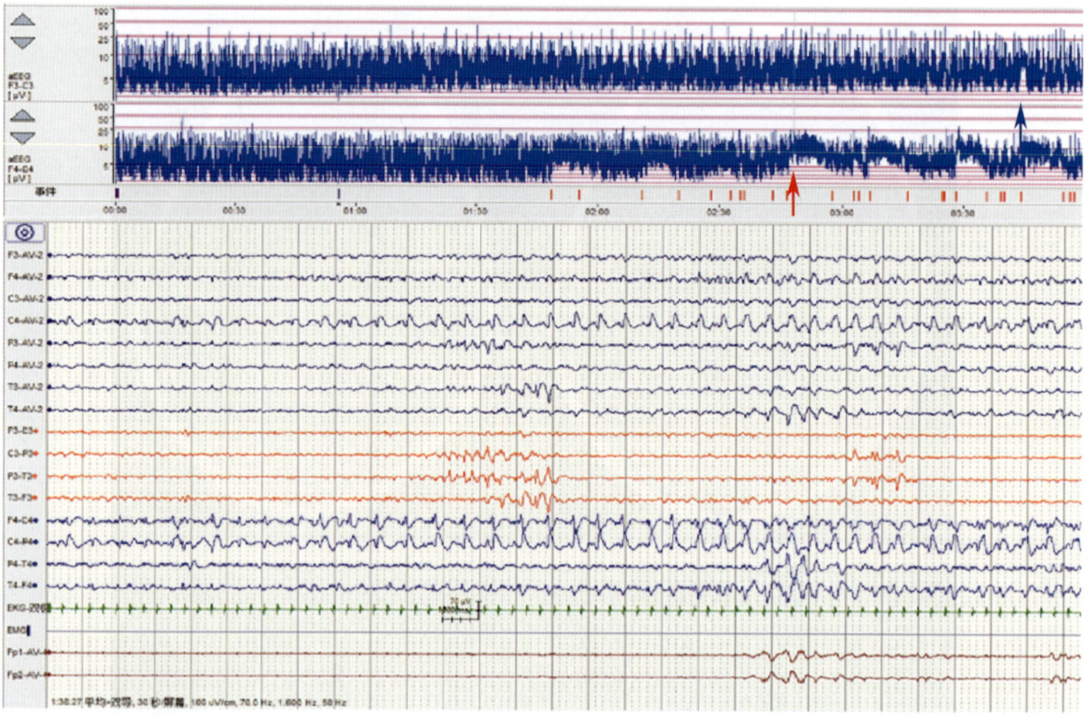

图 3-7　出生后第 18 天 aEEG(CA 41^{+4} 周，F3-C3，F4-C4)

注：红色箭头所指 aEEG 相应处为癫痫发作，可见右侧中央区起始的尖波、尖慢波、棘慢波节律性发放；蓝色箭头为左侧起始的 1 次癫痫发作。

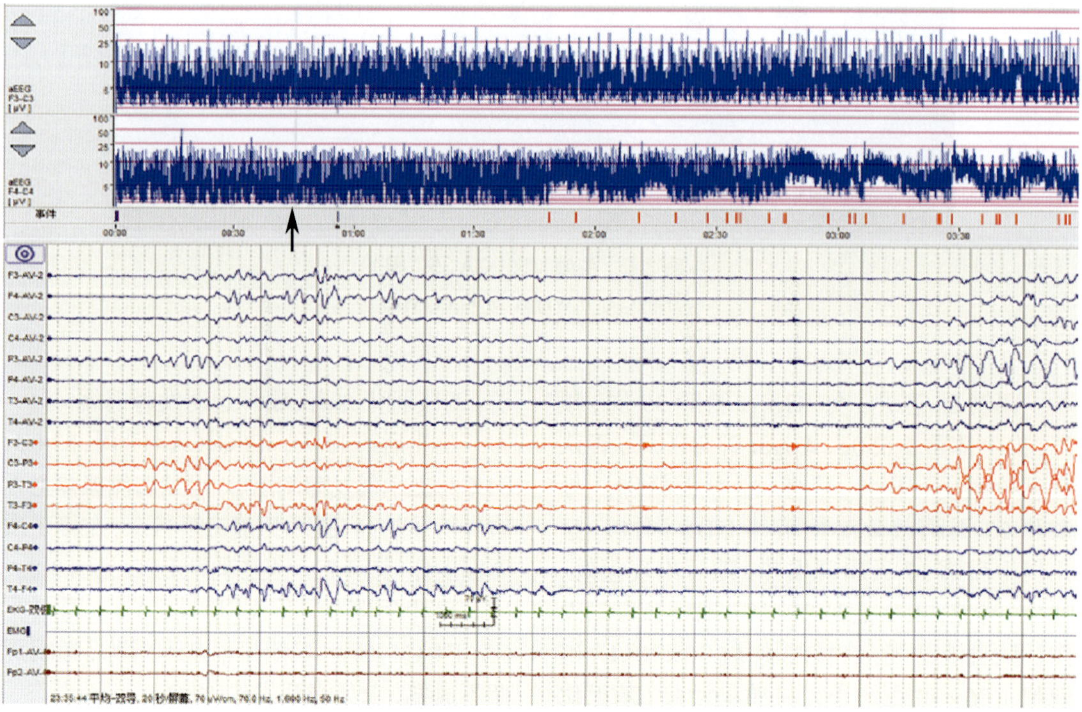

图 3-8　发作间期 EEG

注：黑色箭头所指 aEEG 相应处提示暴发抑制图形，左右半球间有时不同步。

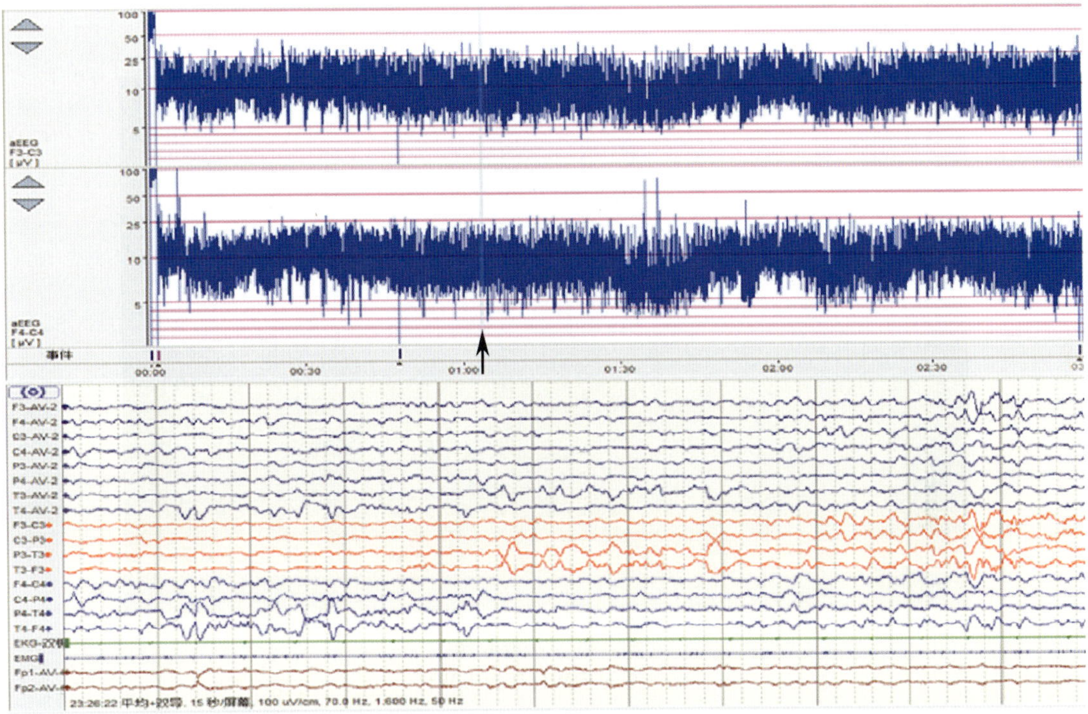

图 3-9　出生后第 35 天 aEEG（CA 44 周，F3-C3，F4-C4）
注：黑色箭头所指 aEEG 相应处为睡眠期，可见多灶性癫痫样放电。

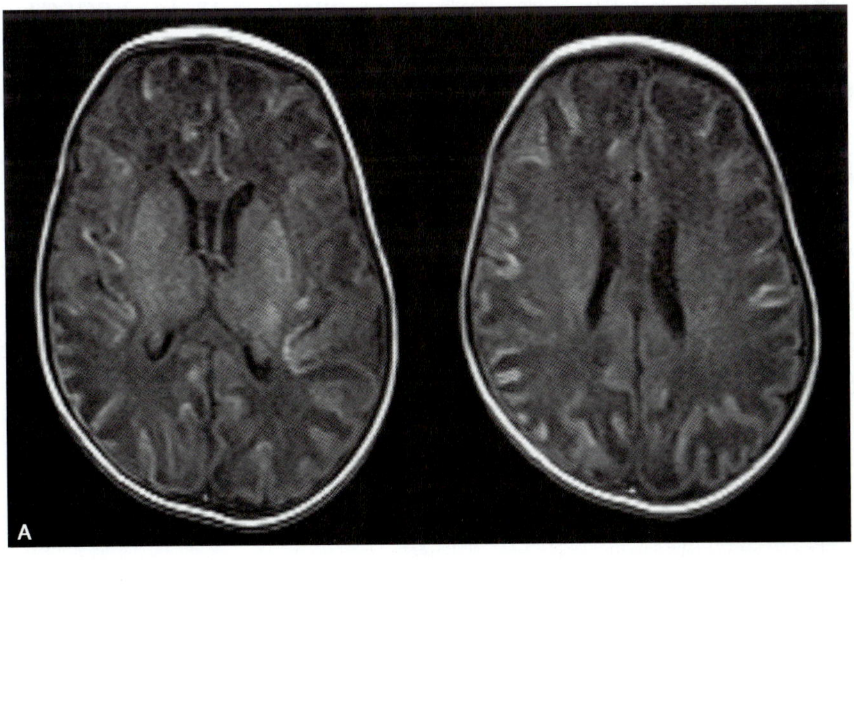

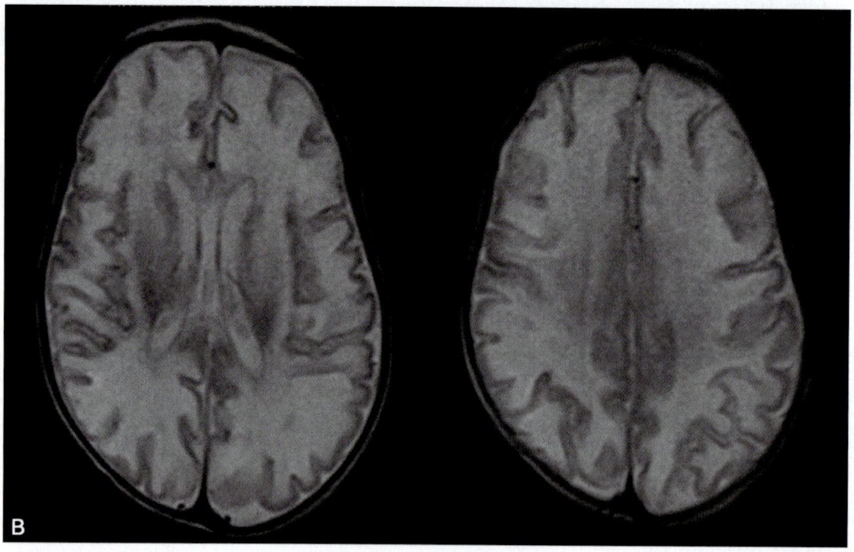

图 3-10　头颅 MRI

注：A 为 T_1WI；B 为 T_2WI。

案例 3：患儿，男，G_6P_3，胎龄 39^{+1} 周，顺产，出生体重 3 400g，Apgar 评分不详，否认窒息抢救史，脐带绕颈 1 周，羊水、胎盘无特殊。患儿出生后第 2 天出现发热，家属一直未予以重视，出生后第 11 天出现呼吸困难、拒奶、精神萎靡、呻吟、吐沫、癫痫发作和肤色发灰。入院后，予以呼吸机辅助通气、抗感染、止惊等治疗。脑脊液常规：细胞总数 2.8×10^9/L，蛋白量＋＋＋，单核细胞百分比为 15/100，多核细胞百分比为 85/100，白细胞总数 115.01×10^9/L。治疗第 5 天（出生后 15 天），患儿病情有所好转，家属坚持放弃治疗，签字出院。出院当日死亡。

出生后第 12 天，aEEG（CA 40^{+6} 周，T3-P3，T4-P4）上下边界反复抬高呈锯齿样改变，提示癫痫持续状态，无法判断背景活动（图 3-11）。

出生后第 15 天，aEEG（CA 41^{+2} 周，T3-P3，T4-P4）提示为连续图形，双侧振幅基本对称，睡眠周期成熟，未见癫痫发作（图 3-12）。

头颅 MRI 提示双侧脑室扩张伴白质内异常信号（图 3-13）。

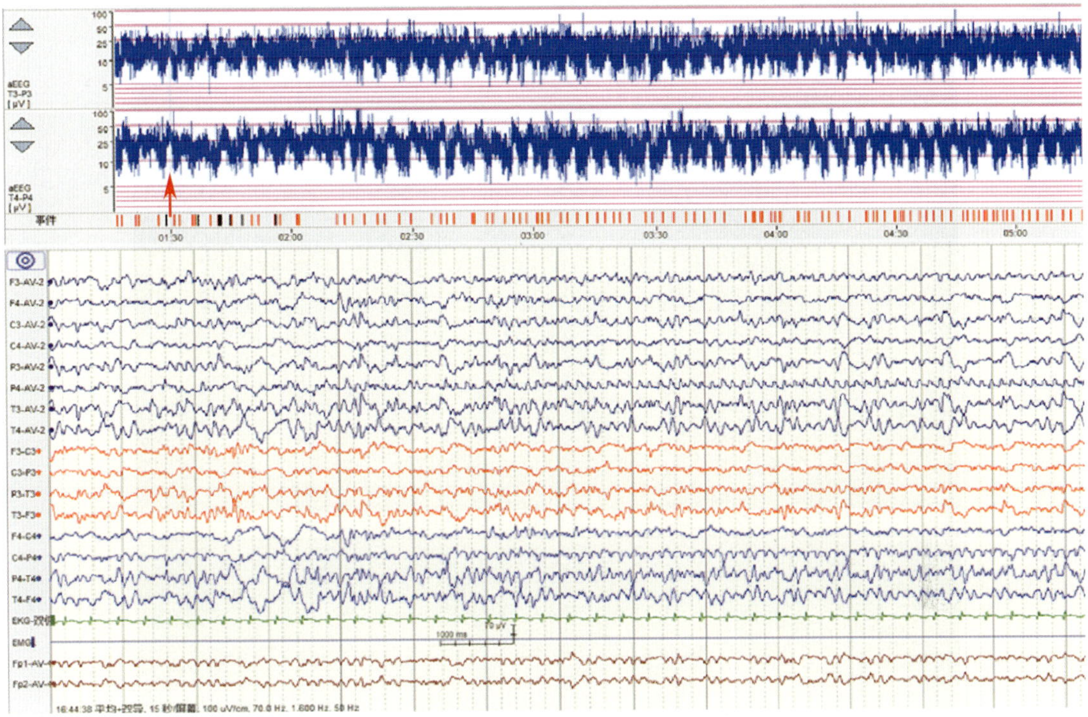

图 3-11　出生后第 12 天 aEEG（CA 40^{+6} 周，T3-P3，T4-P4）

注：红色箭头所指 aEEG 相应处为癫痫发作，可见左右两侧不同频率尖波、棘波或棘慢波节律性发放。

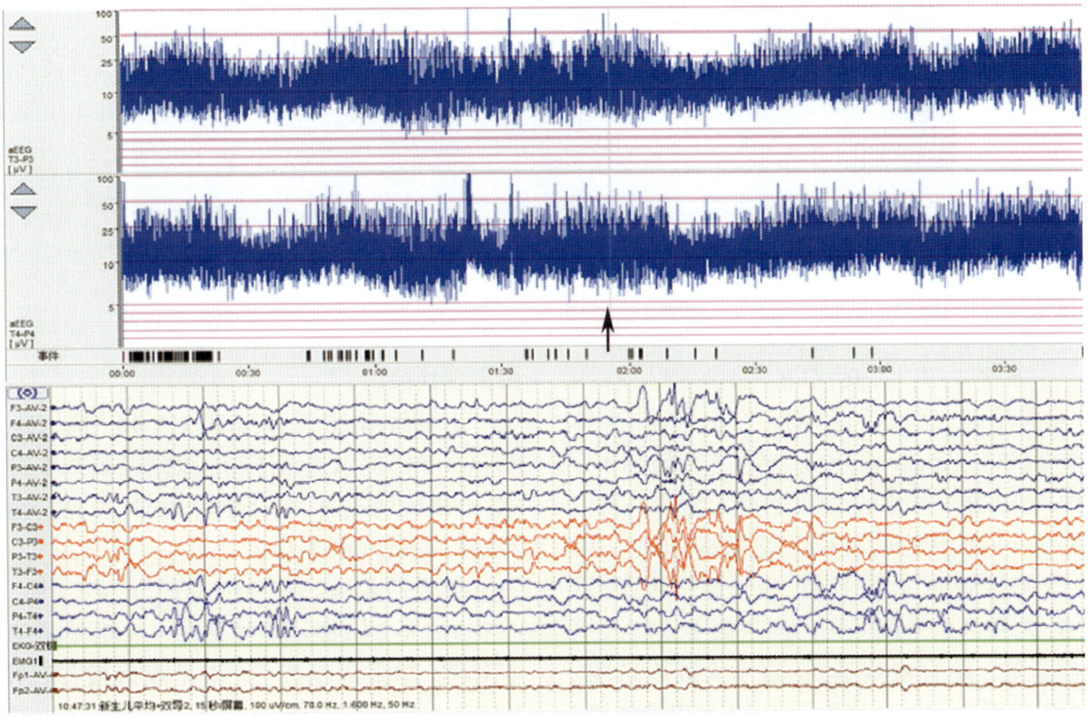

图 3-12　出生后第 15 天 aEEG（CA 41^{+2} 周，T3-P3，T4-P4）

注：黑色箭头所指 aEEG 相应处为睡眠期，提示多灶癫痫样放电。

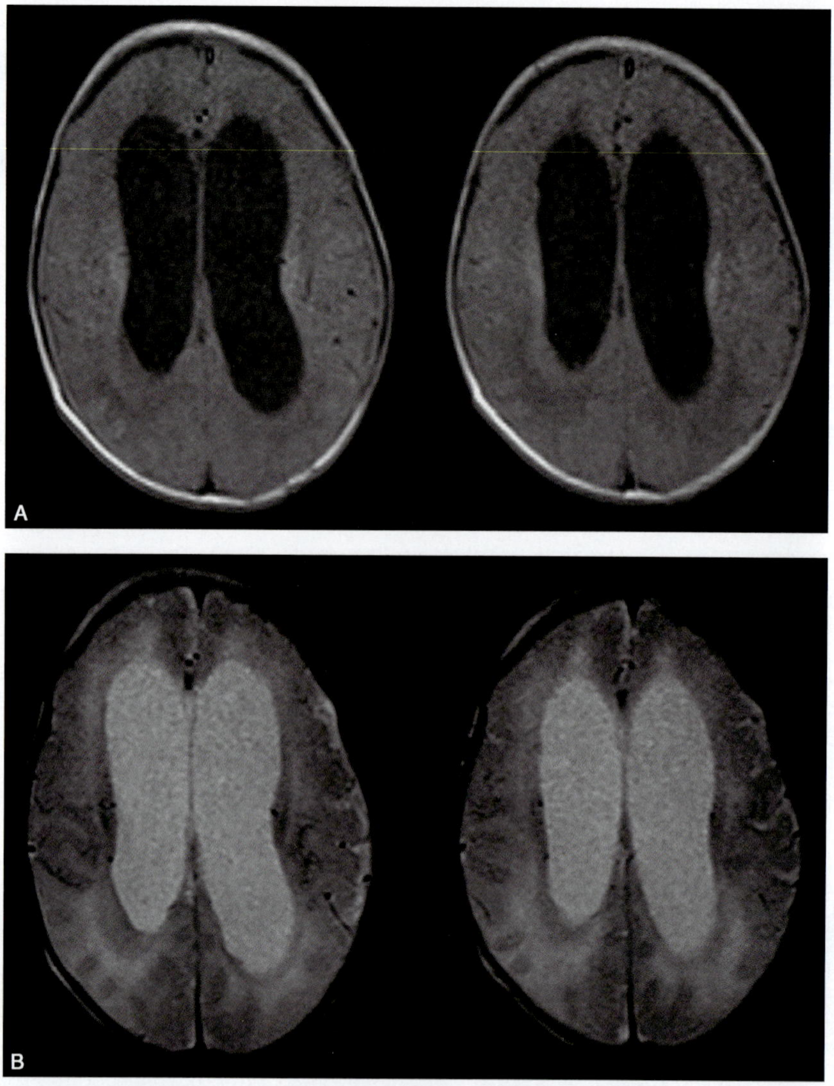

图 3-13　头颅 MRI（CA 41^{+1} 周）

注：A 为 T_1WI；B 为 T_2WI。

案例 4：患儿，女，G_3P_2，胎龄 37^{+1} 周，因“胎膜早破、瘢痕子宫”剖宫产出生，出生体重 3 000g，Apgar 评分：1 分钟、5 分钟、10 分钟均 10 分。羊水、脐带、胎盘无特殊。出生后 2 小时出现呻吟、吐沫、吃奶差，出生后第 2 天呻吟加重，出现气促、吸气性三凹征、发热，入住当地医院儿科。出生第 3 天转入笔者医院。脑脊液宏基因：显示大肠埃希菌。予以抗感染治疗。出生后第 50 天出现抽搐，予以苯巴比妥止惊，治疗 1 个月余，因未出现癫痫发作，减停抗癫痫药，随访至 2 岁，未再出现抽搐。

出生后第 26 天，aEEG（CA 40^{+6} 周，C3-P3，C4-P4）提示连续图形：双侧振幅基本对称，睡眠周期成熟，结合原始 EEG，可见左侧 2 次癫痫发作（图 3-14）。

出生后第 42 天，aEEG（CA 43^{+1} 周，F3-P3，F4-P4）提示连续图形：双侧振幅基本对称，睡眠周期成熟，未见癫痫发作（图 3-15）。

头颅 MRI 提示双侧脑室室管膜信号偏高（图 3-16）。

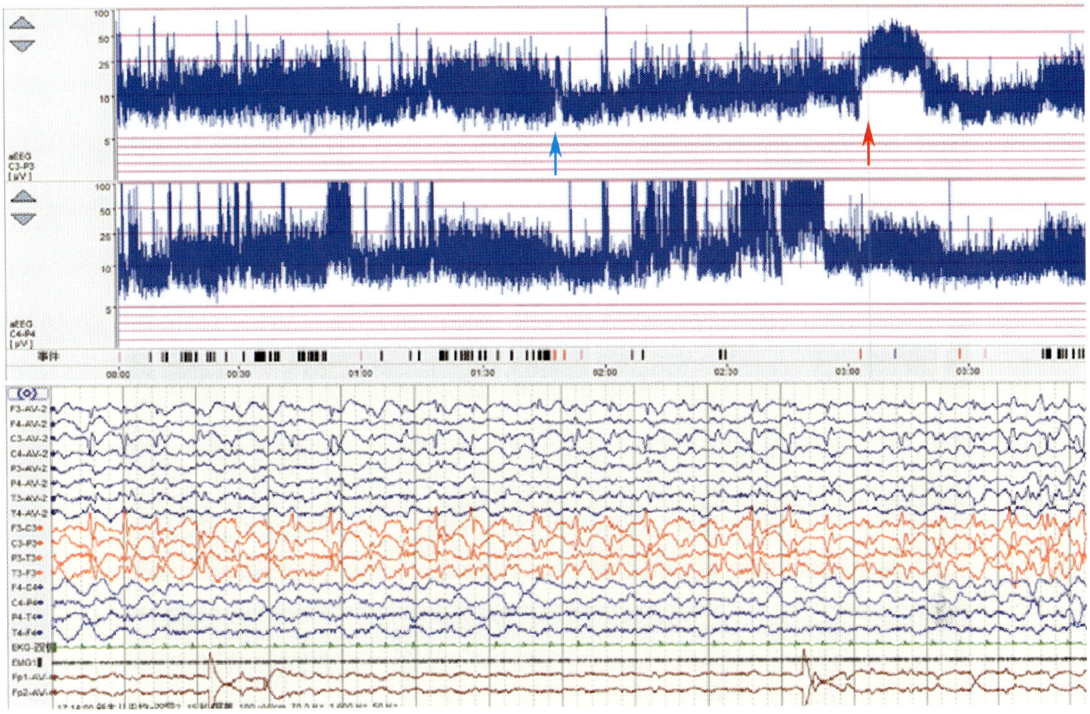

图 3-14　出生后第 26 天 aEEG（CA 40^{+6} 周，C3-P3，C4-P4）

注：红色箭头所指 aEEG 相应处为一次癫痫发作，可见左侧额 - 中央区尖波、尖慢波节律性发放；蓝色箭头为左侧起始的另一次癫痫发作。

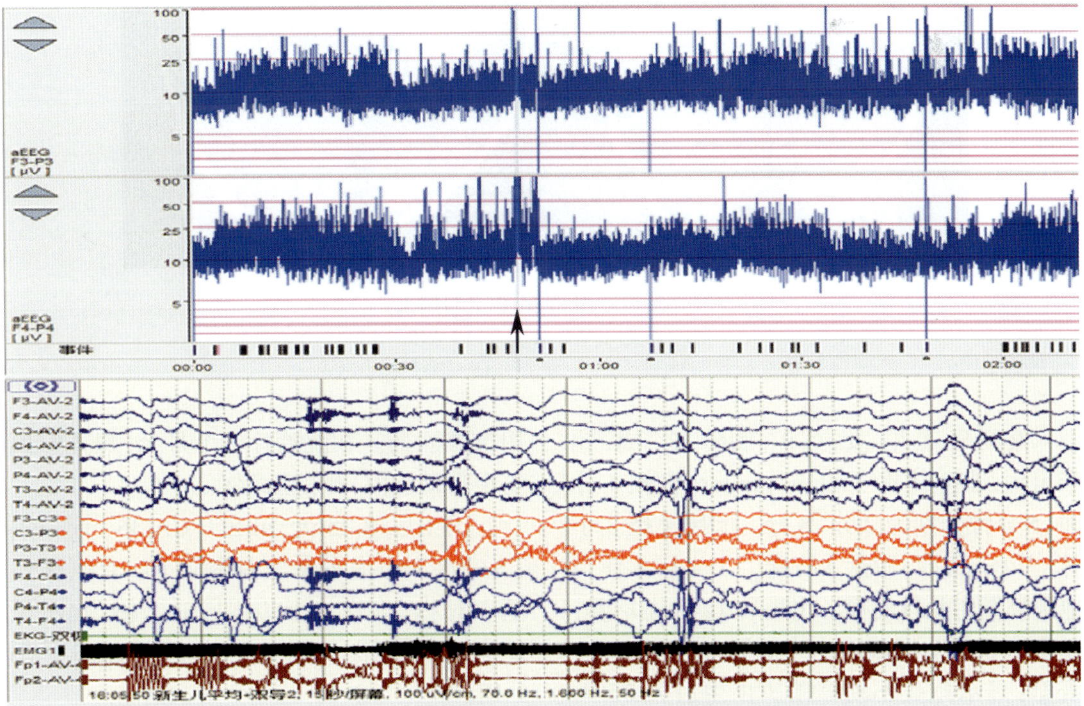

图 3-15　出生后第 42 天 aEEG（CA 43^{+1} 周，F3-P3，F4-P4）

注：黑色箭头所指锯齿样改变 aEEG 相应处为伪差。

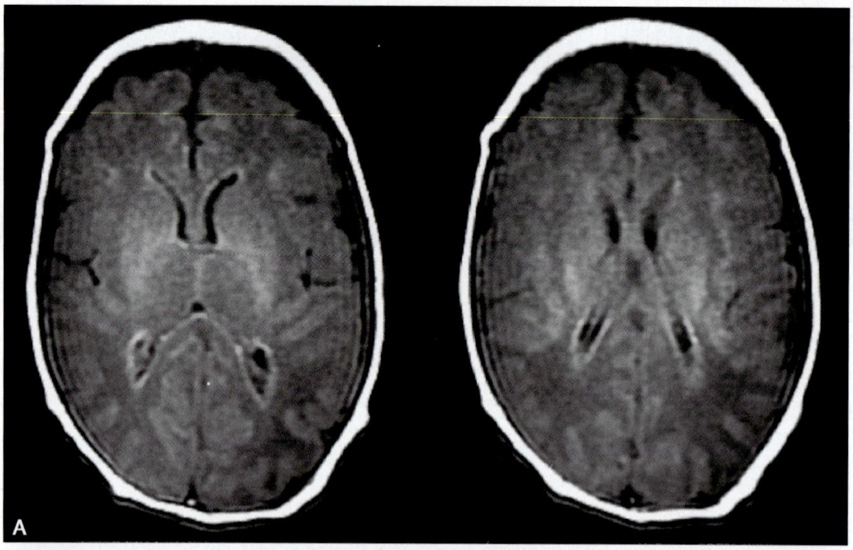

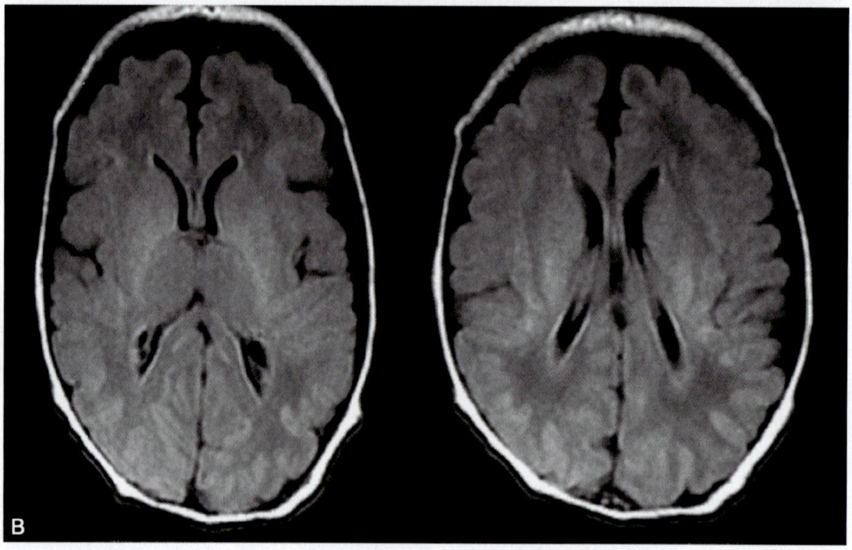

图 3-16　头颅 MRI（2 月龄）

注：A 为 T_1WI；B 为 T_2 FLAIR。

案例 5：患儿，女，G_2P_2，胎龄 32^{+4} 周，顺产出生，出生体重 1 825g，Apgar 评分：1 分钟、5 分钟分别为 7 分、8 分。胎膜早破 3 小时，羊水、脐带、胎盘无特殊。出生后入住当地医院新生儿科治疗。出生后 12 天血培养：显示鲍曼不动杆菌。出生后第 24 天脑脊液培养：显示鲍曼不动杆菌。出生后第 25 天第 1 次查 VEEG 发现临床下脑电发作，未使用抗癫痫药。在院治疗 2 个月余，患儿家属签字自动出院，出院后死亡。

出生后第 25 天，aEEG（CA 36^{+1} 周，F3-T3，F4-T4）提示暴发抑制图形，双侧振幅基本对称，多次上下边界同时上抬，提示反复癫痫发作（图 3-17）。发作间期 EEG 见图 3-18。

头颅 MRI 提示双侧脑室扩张（图 3-19）。

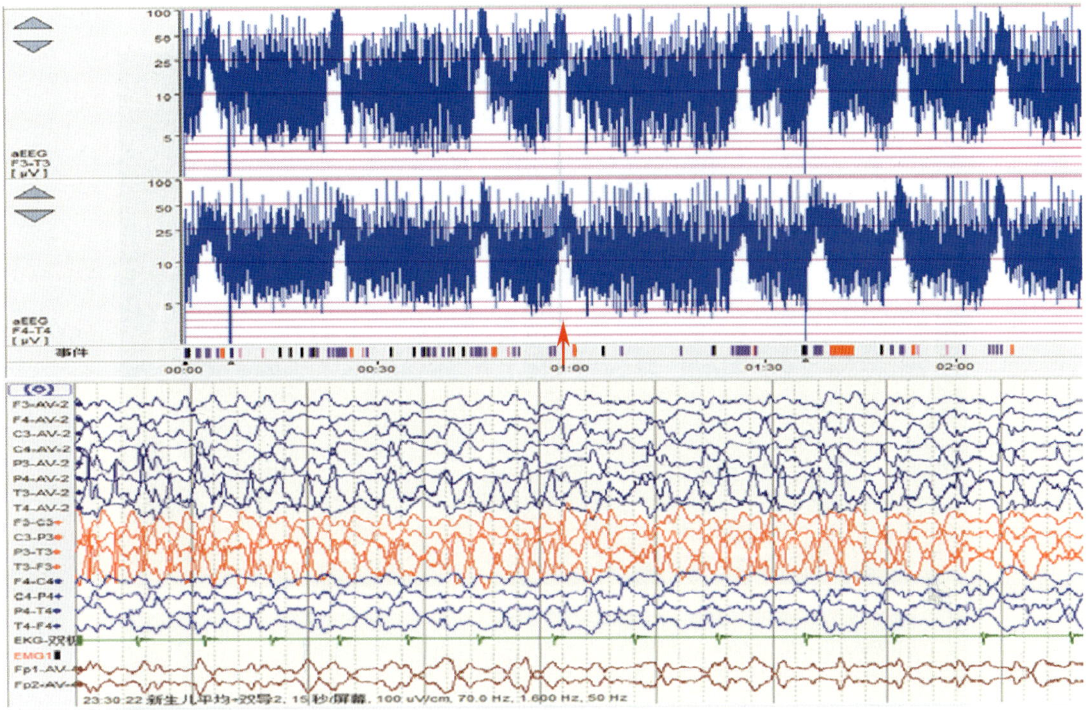

图 3-17　出生后第 25 天 aEEG（CA 36^{+1} 周，F3-T3，F4-T4）

注：红色箭头所指 aEEG 相应处为 1 次癫痫发作，可见左侧顶颞区棘波和尖波节律性发放。

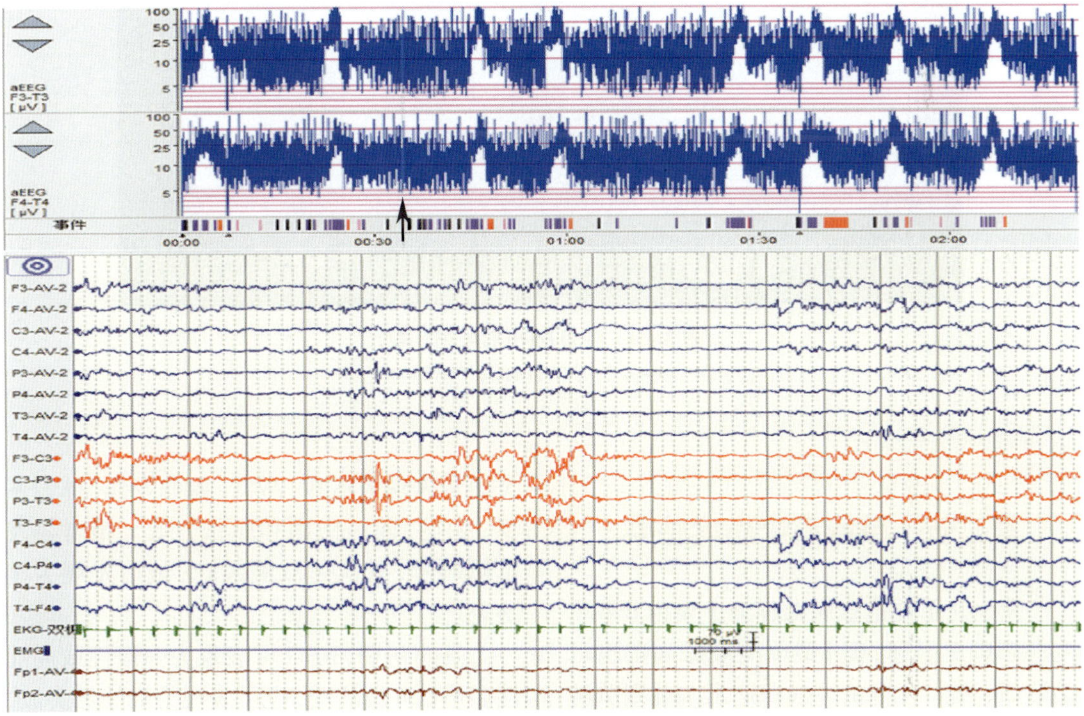

图 3-18　发作间期 EEG

注：黑色箭头所指 aEEG 相应处提示暴发抑制图形。

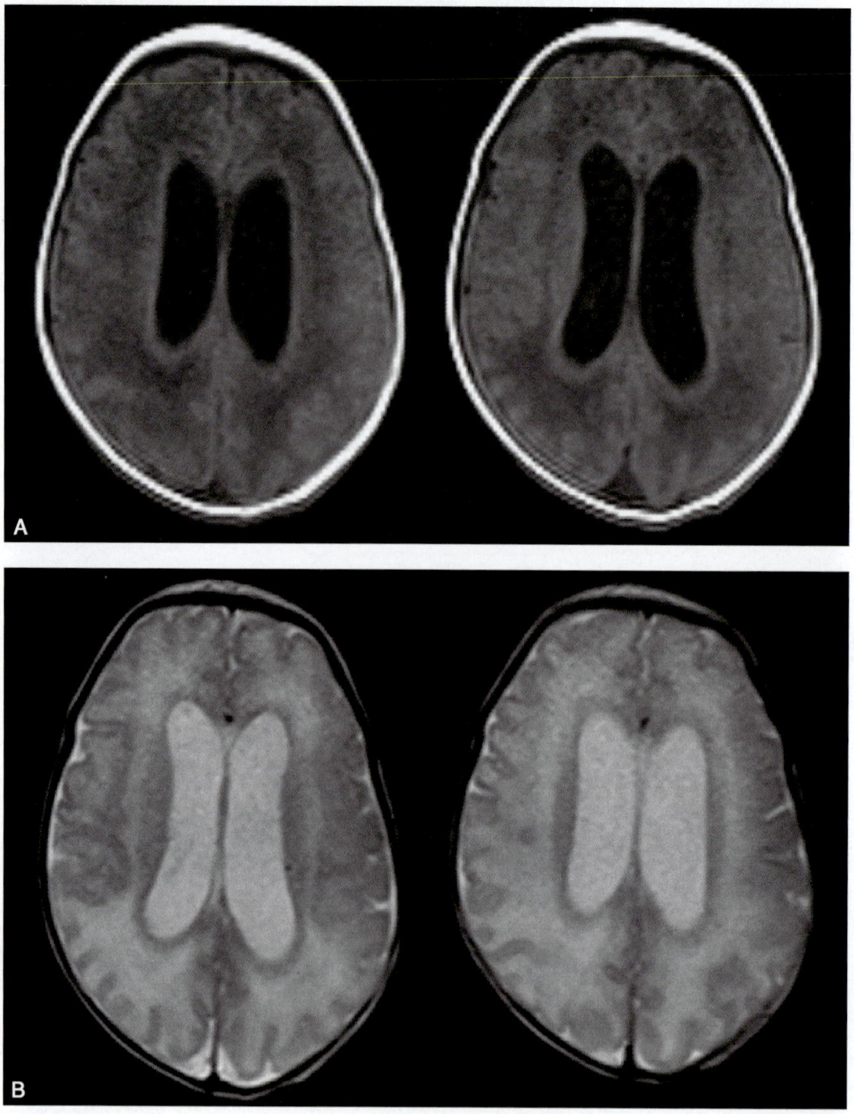

图 3-19 头颅 MRI(CA 36^{+3} 周)
注：A 为 T_1WI；B 为 T_2WI。

第二节 单纯疱疹病毒感染

新生儿单纯疱疹病毒感染主要由Ⅱ型单纯疱疹病毒引起，但Ⅰ型单纯疱疹病毒也可感染新生儿。Ⅰ型单纯疱疹病毒与Ⅱ型单纯疱疹病毒临床表现相似。单纯疱疹病毒性脑炎通常表现为嗜睡、激惹、癫痫发作、体温不稳、少吃、前囟饱满和肌张力低。最常累及单侧颞叶，其次是双侧颞叶，最后发展为全脑炎。

发病初期，EEG 可表现为弥漫性或局灶性多形性 δ 波活动，也可表现为局灶性尖波，很快演变为周期性或类周期性一侧性癫痫样放电，当累及双侧半球时，可表现为双侧独立的周期性癫痫样放电，甚至广泛性周期性癫痫样放电。aEEG主要表现为双侧或一侧异常背景、睡眠周期消失和癫痫发作。

案例：患儿，女，G_1P_1，胎龄41^{+1}周，顺产，出生体重3 580g，Apgar评分不详，否认窒息抢救史，羊水、脐带、胎盘无特殊。患儿出生后11天出现癫痫发作，表现为肢体抖动，持续约5分钟缓解，在当地医院住院，予以苯巴比妥治疗，仍有癫痫发作。出生13天转入笔者医院。血和脑脊液宏基因均提示人类疱疹病毒I型，予以阿昔洛韦抗病毒治疗，苯巴比妥、咪达唑仑、左乙拉西坦止惊，出院后口服苯巴比妥、左乙拉西坦，未见明显癫痫发作，3月龄时回访：视反应慢，听反应弱，四肢肌张力增高，抬头弱。

出生后第13天，aEEG（CA 43周，F3-C3，F4-C4）提示暴发抑制图形，双侧振幅基本对称，睡眠周期消失，可见左侧反复及右侧数次锯齿样波（图3-20）。发作间期EEG见图3-21。

出生后第16天，aEEG（CA 43^{+3}周，F3-C3，F4-C4）提示暴发抑制图形，双侧振幅基本对称，睡眠周期消失，可见1次锯齿样波，右侧更深更大，时间更早，提示右侧起始可能（图3-22）。发作间期EEG见图3-23。

出生后第27天，aEEG（CA 45周，F3-C3，F4-C4）提示连续图形，双侧振幅基本对称，睡眠周期不成熟，未见癫痫发作（图3-24）。

头颅MRI提示双侧大脑半球多发异常信号（图3-25）。

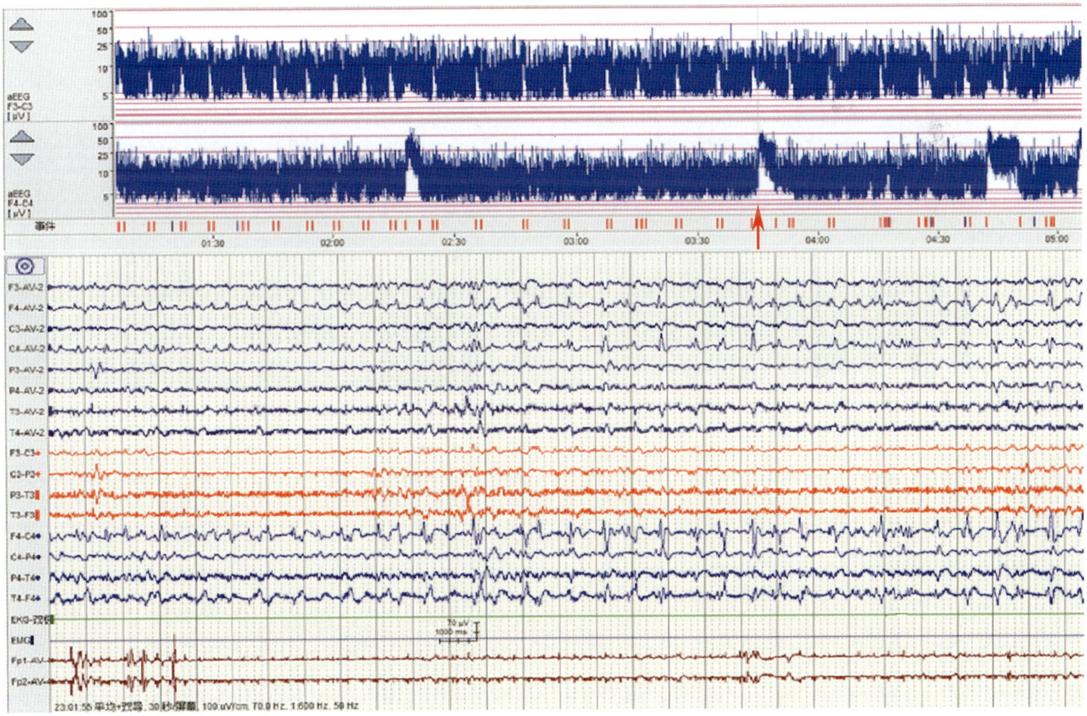

图3-20 出生后第13天aEEG（CA 43周，F3-C3，F4-C4）

注：红色箭头所指aEEG相应处为1次癫痫发作，提示右侧额-中央区为主的棘波、尖波、棘慢波和多棘慢波节律性发放。

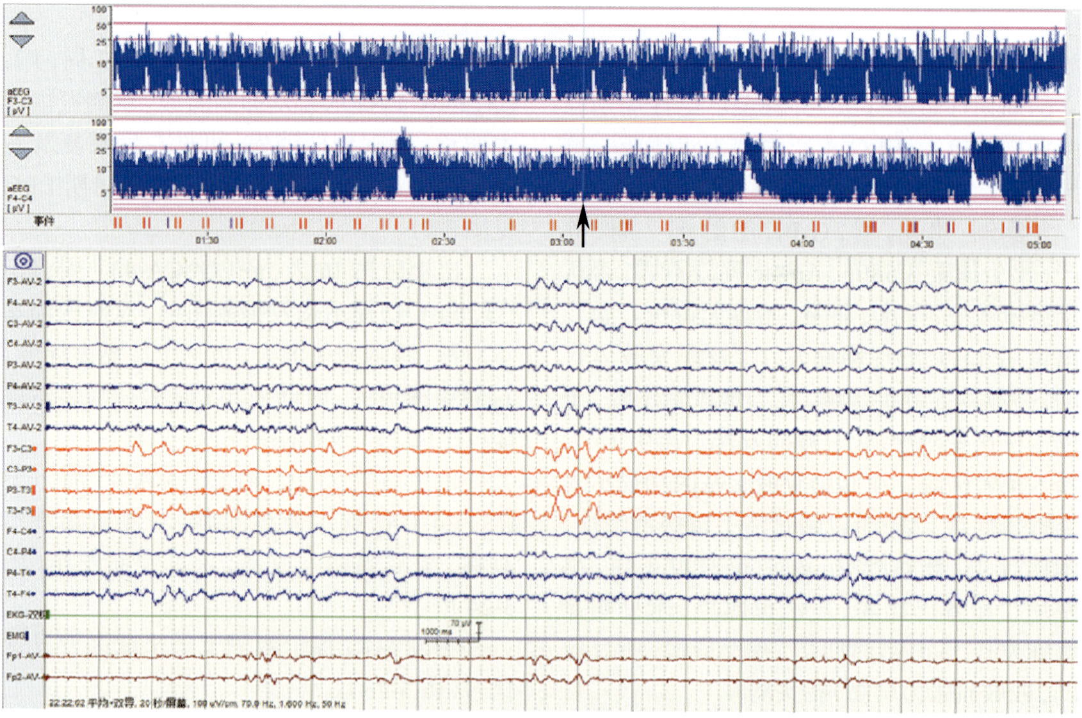

图 3-21　发作间期 EEG

注：黑色箭头所指 aEEG 相应处提示暴发抑制图形。

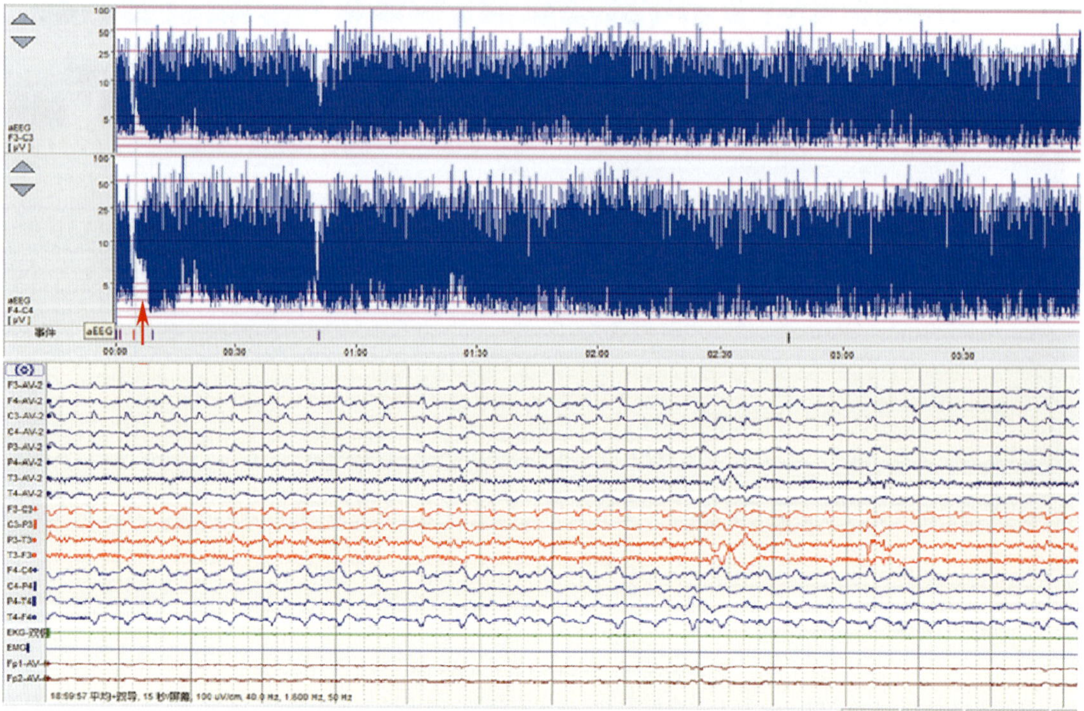

图 3-22　出生后第 16 天 aEEG（CA 43^{+3} 周，F3-C3，F4-C4）

注：红色箭头所指 aEEG 相应处提示双侧额-中央区为主的尖波和尖慢波节律性发放。

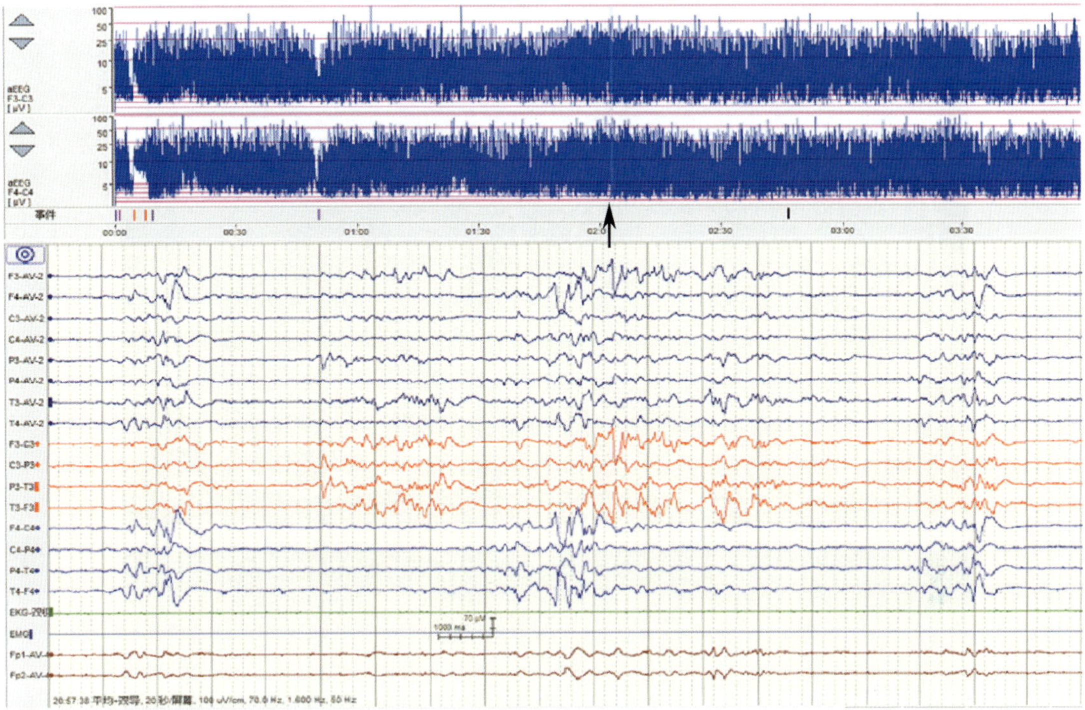

图 3-23　发作间期 EEG
注：黑色箭头所指 aEEG 相应处提示暴发抑制图形。

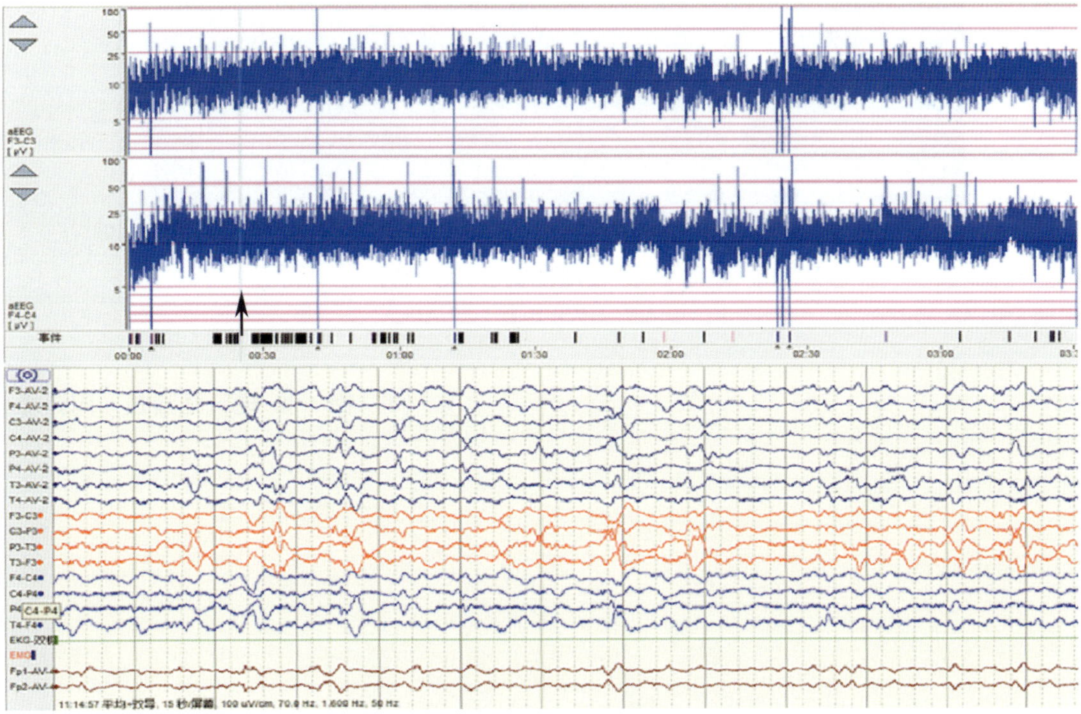

图 3-24　出生后第 27 天 aEEG（CA 45 周，F3-C3，F4-C4）
注：黑色箭头所指 aEEG 相应处为睡眠期多灶性癫痫样放电。

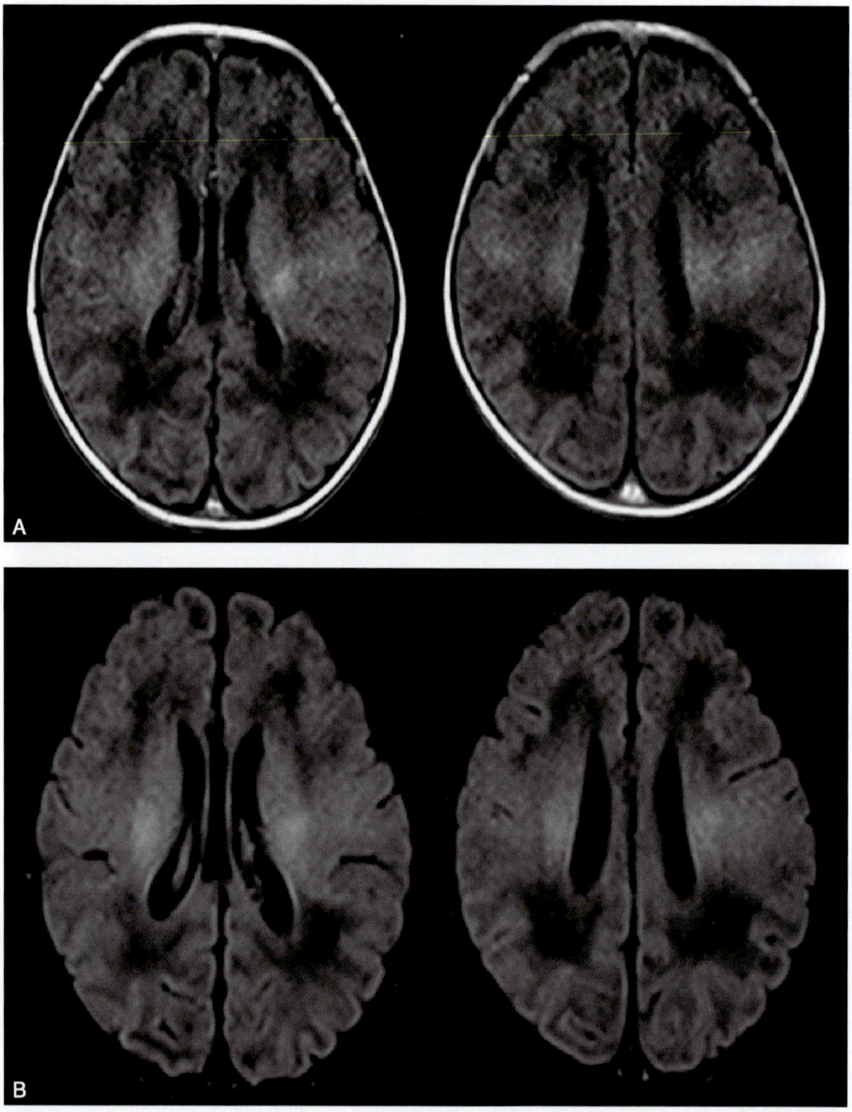

图 3-25　头颅 MRI（CA 43^{+3} 周）

注：A 为 T_1WI；B 为 T_2 FLAIR。

（许 艳　沈 瑾　程国强　周渊峰）

第四章

新生儿癫痫

新生儿癫痫指的是在出生后 28 天内的出现的癫痫发作和/或癫痫综合征，病因较为复杂，脑结构性异常（如皮层发育不良、结节性硬化等）、遗传性（如 *KCNQ2*、*SCN2A* 基因变异等）和代谢性（如丙酸血症、甲基丙二酸血症、吡哆醇依赖性癫痫等）是最常见的病因，新生儿癫痫的癫痫发作形式多样，与大龄儿童明显不同，部分发作症状较为隐匿，如眼球偏斜、眼睑颤动、吸吮动作、呼吸暂停等，容易被忽视，EEG 在新生儿癫痫发作监测以及对新生儿起病的癫痫和癫痫综合征的诊断、病因以及预后判断上有重要的作用。

第一节　局灶性皮层发育不良

新生儿局灶性皮层发育不良可位于脑皮层的任何部位，可仅累及一个脑回或脑沟底部，也可影响多个脑叶。通常引起频繁的癫痫发作，症状刻板且恒定，多为药物难治性癫痫。

EEG 通常为局部节律性癫痫样放电。但对于早期起病的患者，也可表现为多灶性及广泛性棘慢复合波或棘波节律暴发，甚至高度失律或暴发抑制图形，局限性或一侧持续性或周期性放电、暴发抑制或高度失律对皮层发育不良定侧定位以及早期诊断有提示意义。

案例 1：患儿，男，G_2P_1，胎龄 36^{+5} 周，顺产，出生体重 3 030g，Apgar 评分：1 分钟 10 分，5 分钟 10 分。羊水清，脐带绕颈 1 周，胎盘无异常。出生后第 12 天（CA 38^{+3} 周）出现癫痫发作，表现为双下肢抖动，双眼凝视。头颅 MRI 提示右侧额顶叶皮层发育畸形（图 4-1）。予以苯巴比妥和左乙拉西坦治疗。

出生后第 23 天，aEEG（CA 40 周，F3-C3，F4-C4）提示双侧振幅不对称：左侧下边界在 5～10μV 之间，右侧下边界部分在 5～10μV 之间，部分在 5μV 以下；左侧上边界部分在 10～25μV 之间，部分在 25～50μV 之间，右侧上边界大多在 100μV 左右。左侧有成熟的睡眠周期，右侧为不成熟睡眠周期（图 4-2、图 4-3）。

癫痫发作控制后，aEEG（CA 40^{+5} 周，F3-C3，F4-C4）仍提示双侧振幅不对称：左侧下边界在 5～10μV 之间，右侧下边界在 5～10μV 之间，接近 5μV；左侧上边界部分在 10～25μV 之间，部分在 25～50μV 之间，右侧上边界大多在 100μV 左右。左侧有成熟的睡眠周期，右侧未见明显睡眠周期（图 4-4）。

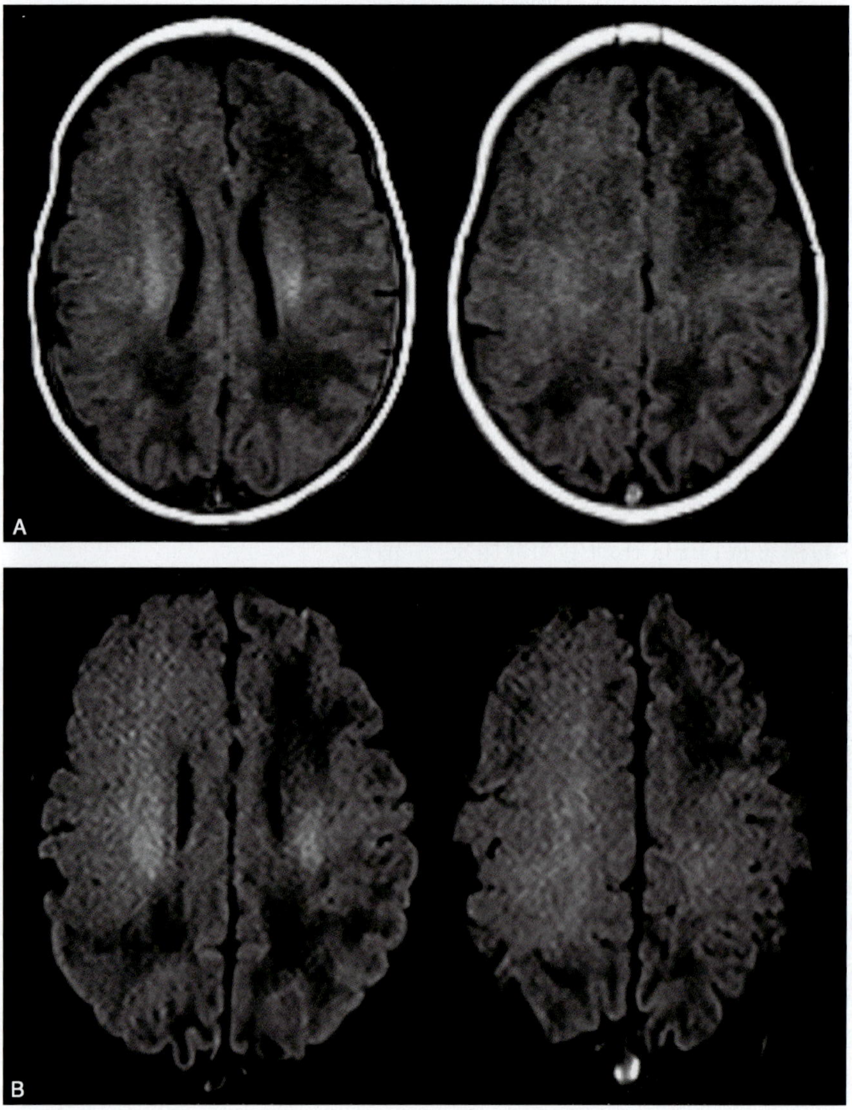

图 4-1　头颅 MRI（CA 38^{+3} 周）
注：A 为 T_1WI；B 为 T_2 FLAIR。

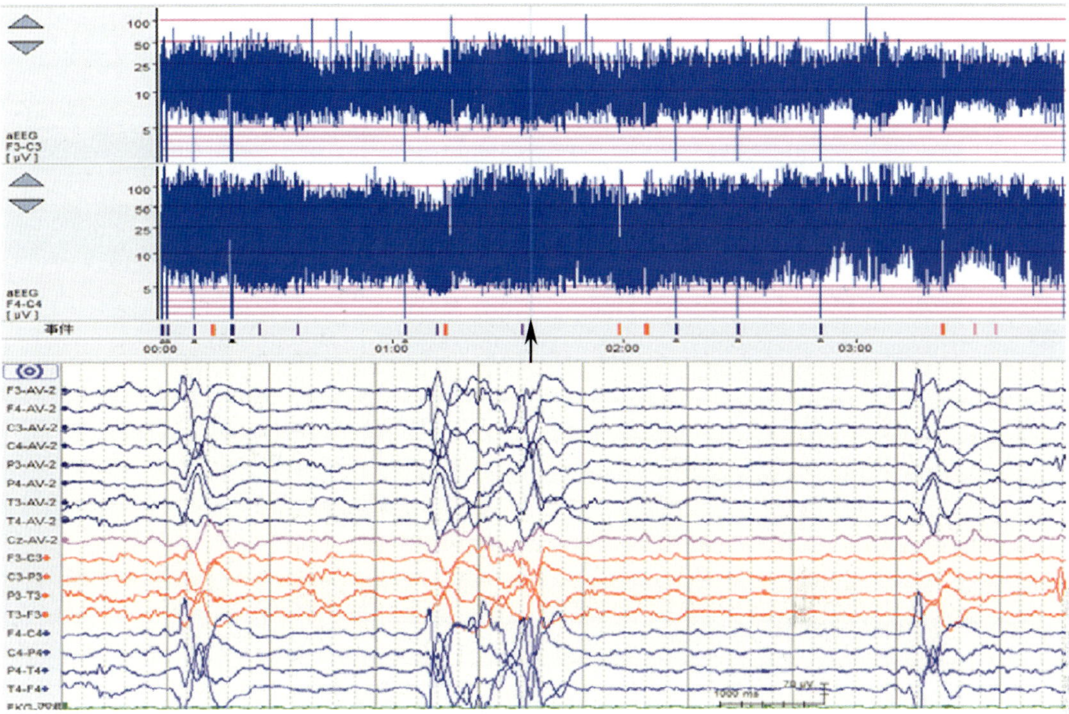

图 4-2　出生后第 23 天 aEEG（CA 40 周，F3-C3，F4-C4）1

注：黑色箭头所指 aEEG 相应处显示右侧大量癫痫样放电。

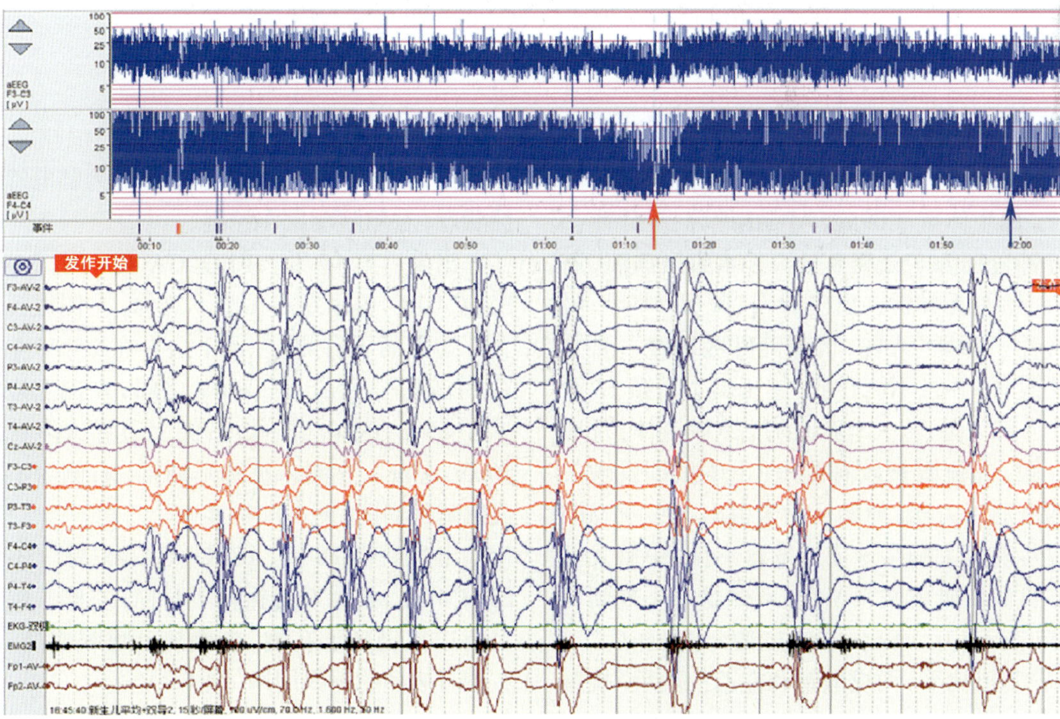

图 4-3　出生后第 23 天 aEEG（CA 40 周，F3-C3，F4-C4）2

注：红色箭头所指为一次癫痫发作时的 EEG，为广泛性棘慢波和多棘慢波阵发，右侧显著，持续仅 10 余秒，同期可见与棘波呈锁时关系的肌电暴发；蓝色箭头所指处为另一侧癫痫发作锯齿样改变。

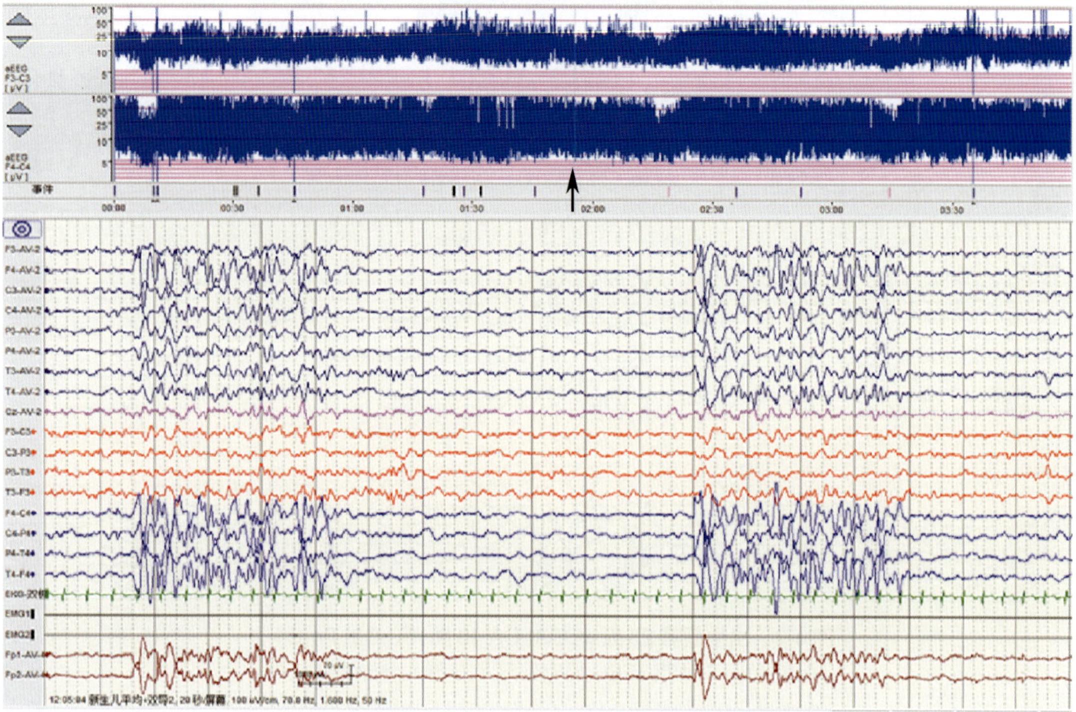

图 4-4　出生后第 28 天 aEEG（CA 40^{+5} 周，F3-C3，F4-C4）

注：黑色箭头所指 aEEG 相应处显示右侧大量癫痫样放电。

案例 2： 患儿，男，G_2P_2，胎龄 40^{+1} 周，顺产，出生体重 3 095g，Apgar 评分：1 分钟、5 分钟分别为 7 分和 8 分。羊水Ⅲ度浑浊，脐带、胎盘无异常。出生后因“气促、呻吟、吸气性三凹征”入院，因患儿呼吸困难一直无法改善，并且不能吞咽，遂于出生后第 16 天（CA 42^{+3} 周）转入笔者医院。入院查体：反应一般，左侧眼裂较右侧短（出生后即发现），四肢肌张力弱，原始反射未引出。头颅 MRI 提示左侧大脑半球皮层发育不良，中脑发育不良和胼胝体发育不良，双侧脑室不规则扩张（图 4-5）。VEEG 监测发现脑电发作后，予以“苯巴比妥、丙戊酸钠和左乙拉西坦”抗癫痫治疗，但多次 EEG 复查显示左侧为脑电持续状态，右侧脑电发作控制。

出生后第 19 天，aEEG（CA 42^{+6} 周，C3-P3，C4-P4）提示左右振幅不对称，左侧振幅上下边界高于右侧，左侧下边界在 25μV 左右，右侧下边界在 5～10μV 之间；左侧上边界在 50～100μV 之间，右侧上边界大多在 50μV 左右。左侧未见睡眠周期，右侧为不成熟睡眠周期（图 4-6、图 4-7）。

出生后第 20 天，aEEG（CA 43 周，C3-P3，C4-P4）提示双侧振幅不对称，左侧振幅上下边界仍高于右侧，左侧缺乏睡眠周期，右侧有成熟的睡眠周期（图 4-8）。

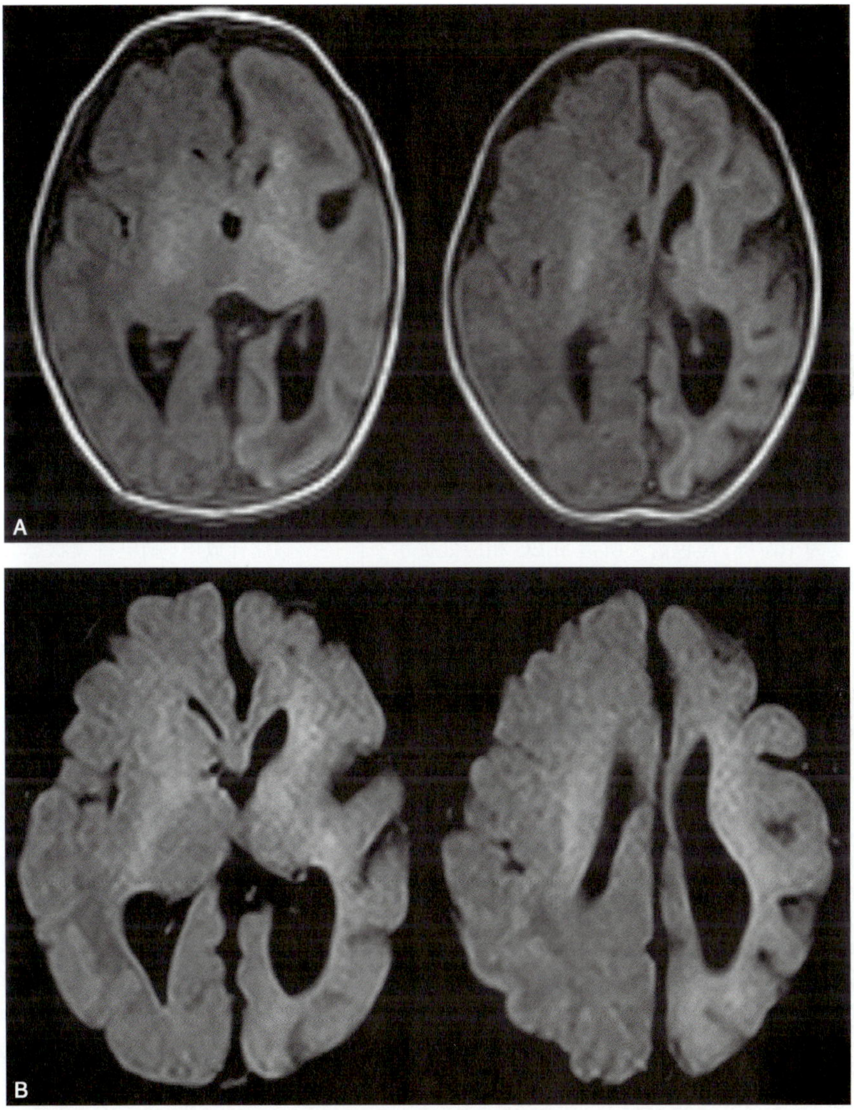

图 4-5　头颅 MRI
注：A 为 T_1WI；B 为 T_2 FLAIR。

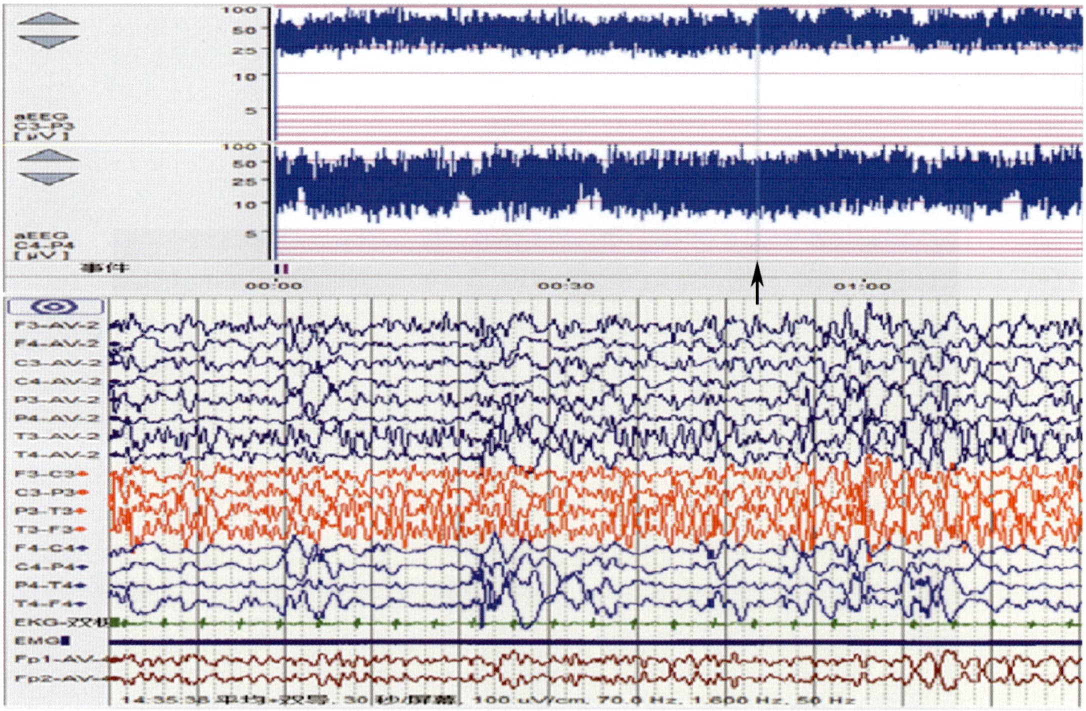

图 4-6 出生后第 19 天 aEEG（CA 42^{+6} 周，C3-P3，C4-P4）

注：走纸速度为 10s/屏；黑色箭头所指 aEEG 相应处提示左侧持续癫痫样放电（脑电持续状态）；右侧为交替图形痕迹及多灶性癫痫样放电。

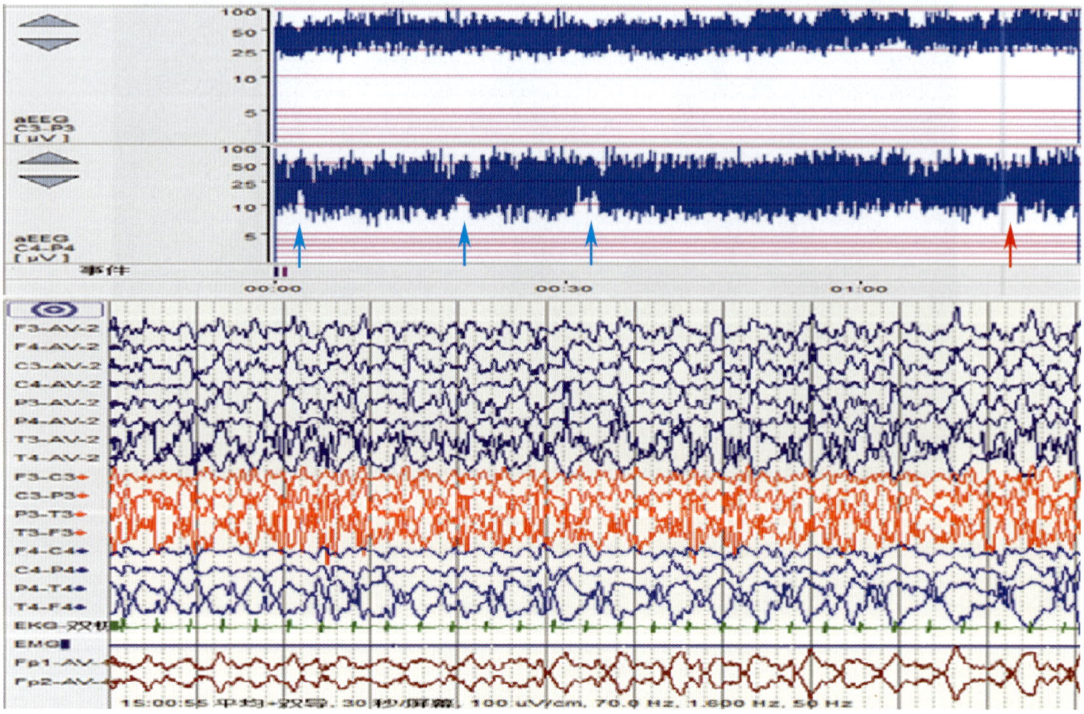

图 4-7 同一次不同时间点 aEEG（C3-P3，C4-P4）

注：走纸速度为 10s/屏；红色箭头所指 aEEG 相应处提示左侧持续放电（脑电持续状态），1 次癫痫发作为右侧棘慢波和尖慢波节律性发放，aEEG 为右侧下边界抬高；蓝色箭头所指 aEEG 相应处为右侧数次癫痫发作。

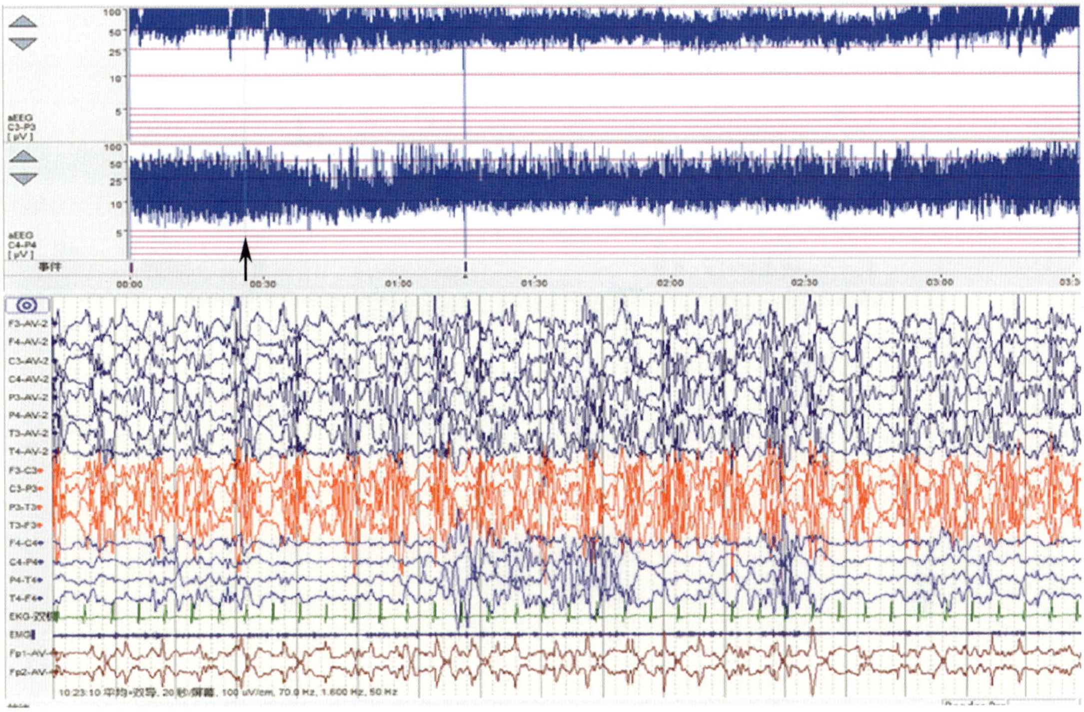

图 4-8　出生后第 20 天 aEEG（CA 43 周，C3-P3，C4-P4）

注：走纸速度为 20s/屏；黑色箭头所指 aEEG 相应处提示左侧持续癫痫样放电（脑电持续状态）；右侧存在交替图形痕迹及多灶性癫痫样放电。

第二节　结节性硬化症

结节性硬化症（tuberous sclerosis，TSC）是一种常染色体显性遗传疾病，是 *TSC1*/*TSC2* 基因突变导致 mTOR 蛋白的过度激活，从而使异常细胞生长增殖、蛋白合成和血管新生，在全身多器官发病的遗传疾病。TSC 临床表现多种多样，常侵犯多个脏器及组织。癫痫发作、面部皮脂腺瘤和智力障碍为其三联症，部分患者有典型症状，有的患者可完全无临床表现。新生儿期的临床表现可为癫痫发作、色素脱失斑和心脏横纹肌瘤。新生儿期出现的癫痫发作与皮质结节有关。

发作间期 EEG 通常显示局灶性或多灶性异常放电，发作类型多为局灶性发作，aEEG 主要表现为一侧性背景异常、睡眠周期不成熟和癫痫发作。

案例 1：患儿，男，G_2P_2，胎龄 35^{+6} 周，顺产，出生体重 2 525g，Apgar 评分：1 分钟、5 分钟均为 10 分。羊水清，胎膜早破 7 天，脐带污绿，有出血，胎盘无异常。出生后发现心脏有杂音，心脏彩超提示心脏多发占位，横纹肌瘤可能。出生后未观察到临床癫痫发作，VEEG 监测提示临床下脑电发作，于出生 1 个月余出现强直发作。基因检测结果：*TSC2*：NM_000548：exon27：c.3099C>A（p.Y1033X），De novo。予以雷帕霉素、氨己烯酸治疗 2 个月左右未观察到明显发作。随访期间 3 个月会抬头，4 个月会翻身，7～8 个月会独坐，13 个月可扶走。

出生后第 15 天，aEEG（CA 38 周，C3-P3，C4-P4）提示双侧振幅基本对称，存在成熟的睡眠周期，右侧监测到多次癫痫发作（图 4-9）。

头颅 MRI 提示双侧室管膜下和皮层有多发异常信号（图 4-10）。

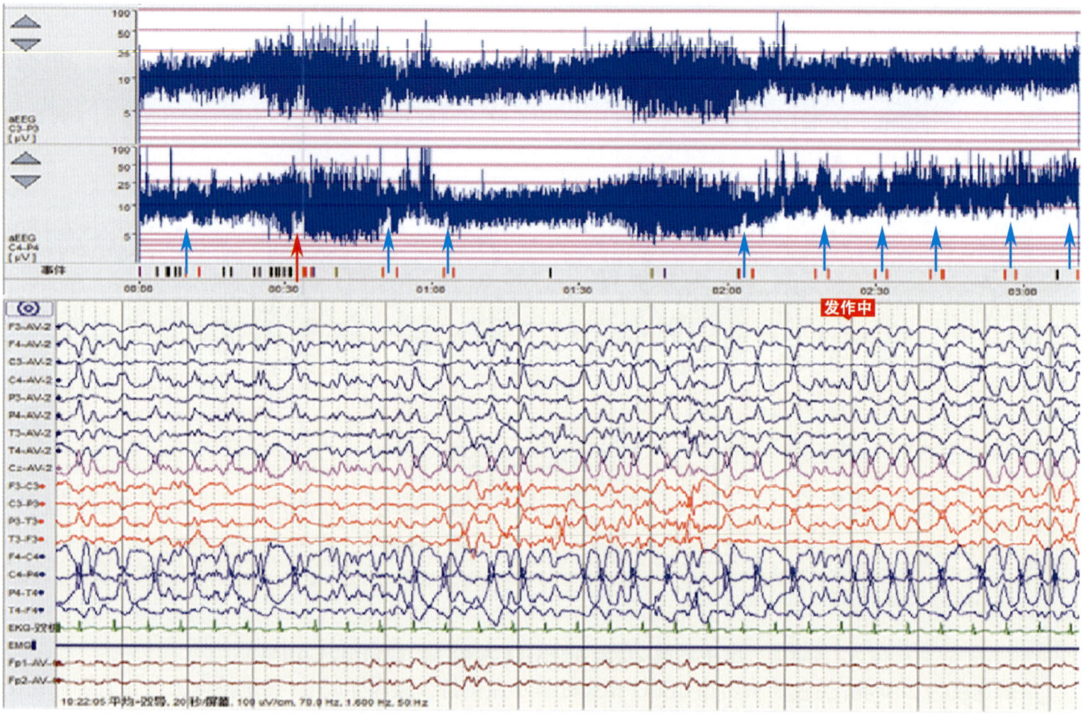

图 4-9 出生后第 15 天 aEEG（CA 38 周，C3-P3，C4-P4）

注：走纸速度为 15s/屏；红色箭头所指 aEEG 相应处为 1 次癫痫发作，提示右侧尖波和棘波节律性发放，中央-顶区显著；蓝色箭头所指 aEEG 相应处为另外多次癫痫发作。

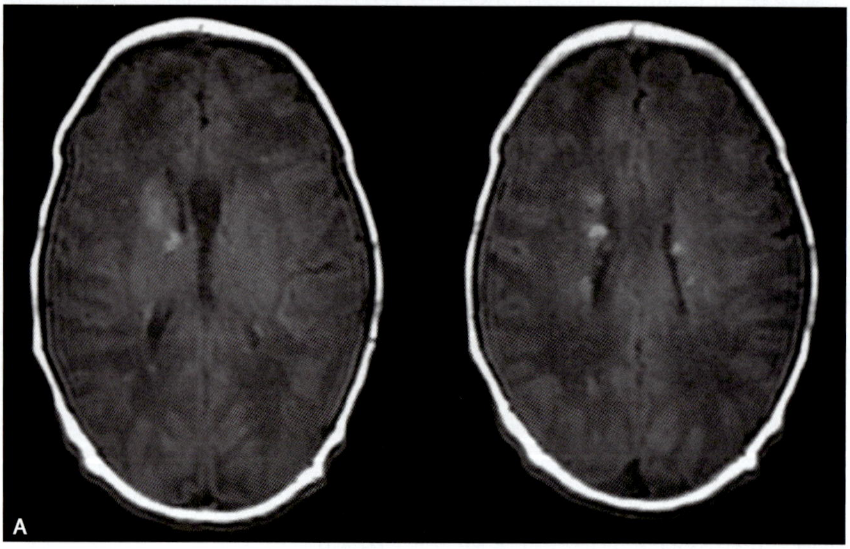

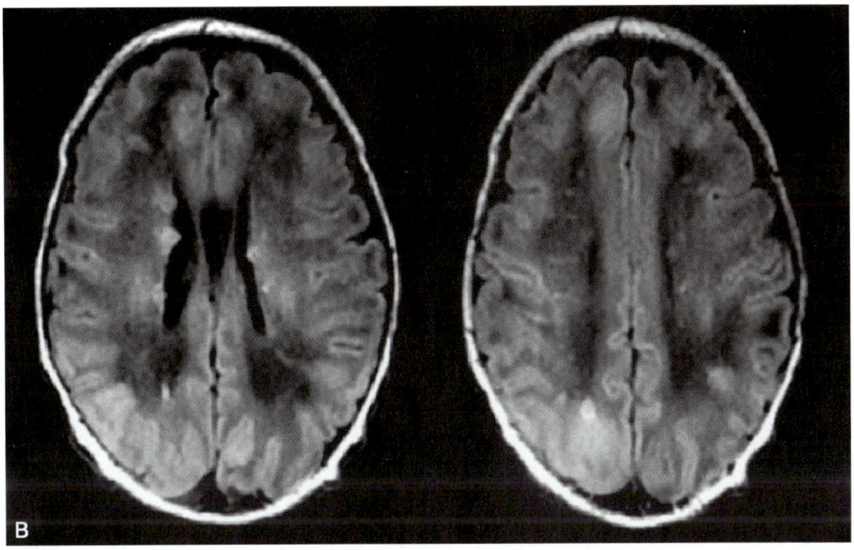

图 4-10　头颅 MRI

注：A 为 T_1WI；B 为 T_2WI。

案例 2：患者，女，G_3P_2，胎龄 39^{+5} 周，顺产，出生体重 3 700g，Apgar 评分：1 分钟、5 分钟分别为 9 分、10 分。羊水清，脐带绕颈 1 周，胎盘无异常。患儿在宫内 29 周时查胎儿心脏彩超提示右心房占位、心律不齐、心包积液。出生后即发现双肘伸直受限，右侧明显，右手掌较对侧小，握持不灵活，因心律不齐入院。出生后第 12 天（CA 41^{+3} 周）出现癫痫发作，表现为四肢抖动和眨眼，予以左乙拉西坦、雷帕霉素、氨己烯酸、丙戊酸钠和西罗莫司治疗 3 年余，发作基本控制。头颅 MRI 提示脑内多发异常信号（图 4-11）。基因结果：*TSC2*：NM_000548：c.3761del（p.S1254Wfs*71）。随访至 1 岁余才会逗笑和追物，1 岁 8 个月时会独走、跑，会说叠词，可表达自己的意愿。2 岁 3 个月时跑步稳，会说 2～3 个词。4 岁时跑步稳，会流利表达需求。

出生后第 26 天，aEEG（CA 43^{+3} 周，C3-P3，C4-P4）提示左右振幅不对称，左侧振幅上边界高于右侧，双侧振幅下边界在 5～10μV 之间；左侧上边界部分在 50μV 左右，右侧上边界大多在 25μV 左右；双侧睡眠周期均不成熟；双侧均未见明显癫痫发作（图 4-12）。

出生后第 35 天，aEEG（CA 44^{+5} 周，C3-P3，C4-P4）提示双侧振幅仍不对称，睡眠周期均不成熟；左侧监测到癫痫发作（下边界抬高），有时波及右侧（图 4-13）。

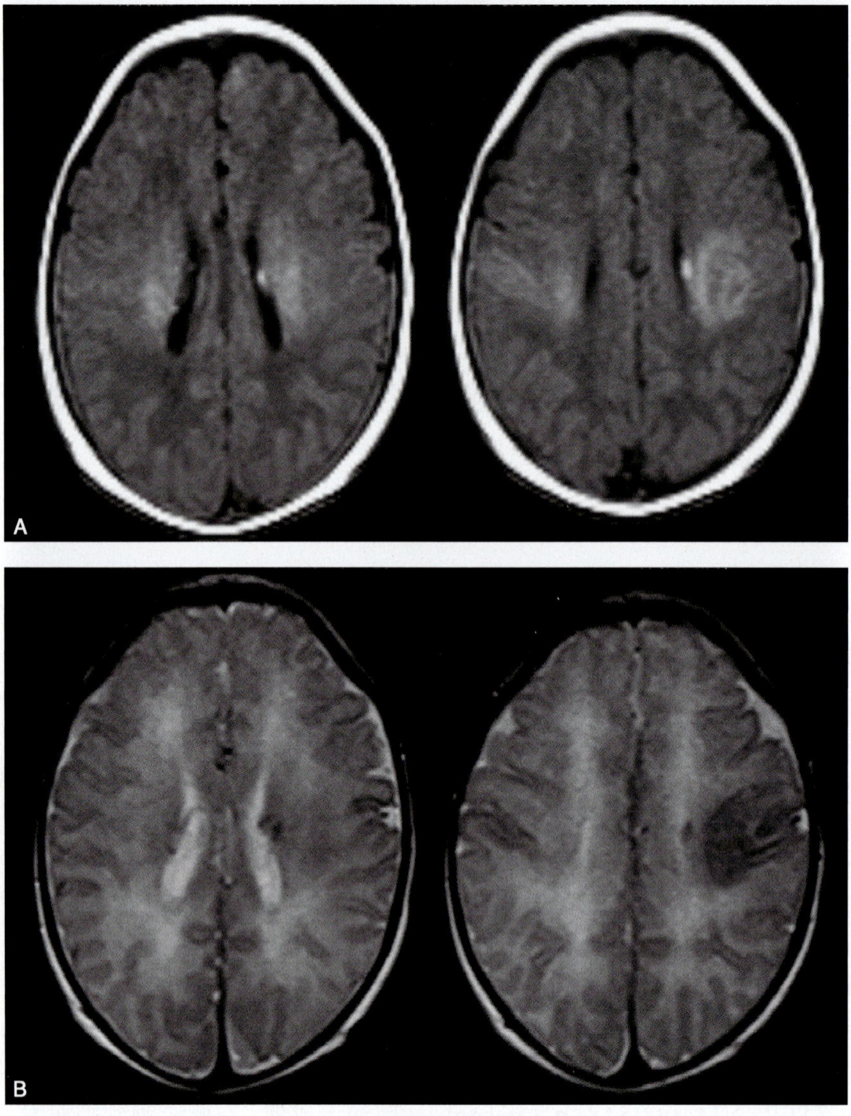

图 4-11　头颅 MRI（CA 42^{+3} 周）

注：A 为 T_1WI；B 为 T_2WI。

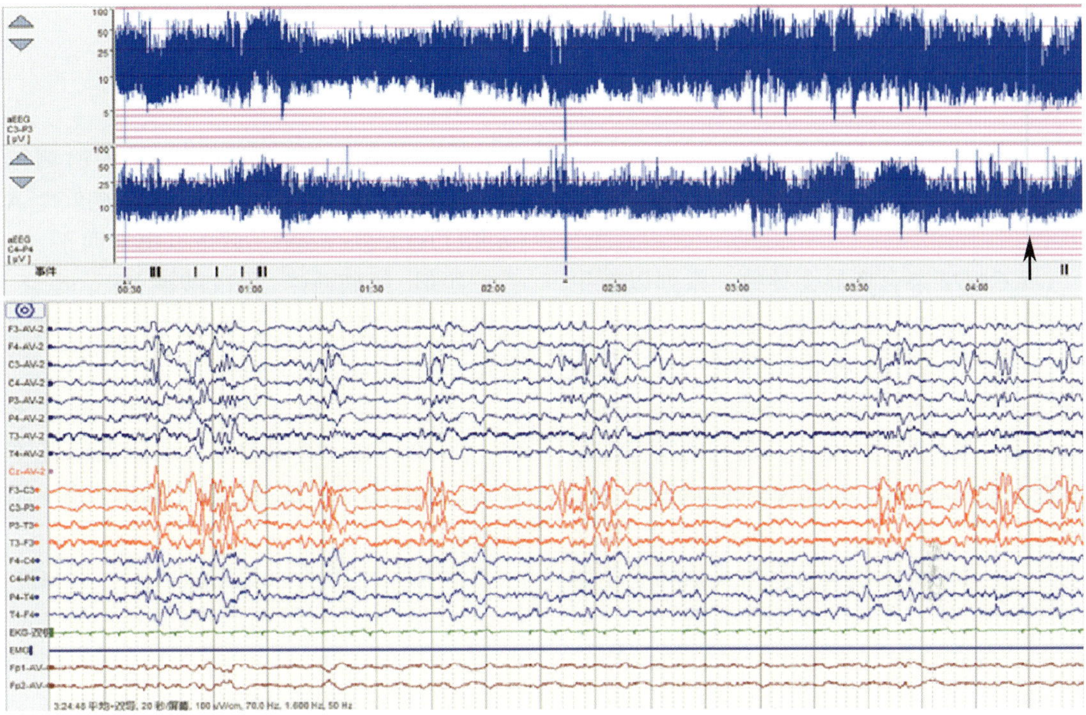

图 4-12　出生后第 26 天 aEEG（CA 43^{+3} 周，C3-P3，C4-P4）

注：走纸速度为 20s/屏；黑色箭头所指 aEEG 相应处为左侧癫痫样放电，中央区显著。

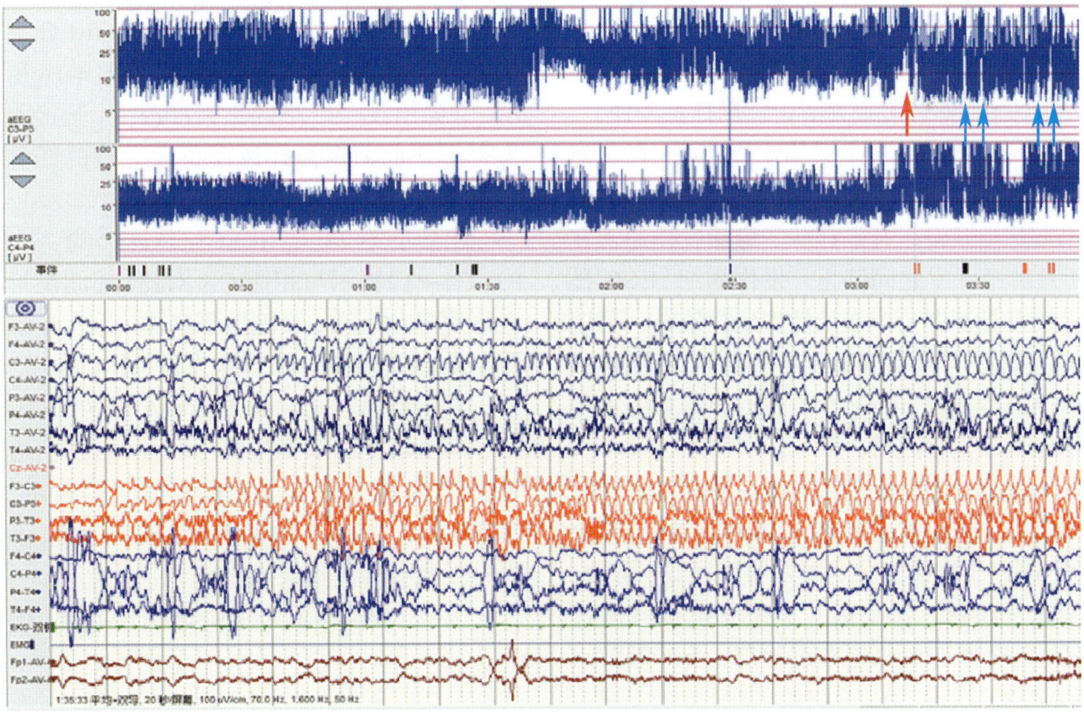

图 4-13　出生后第 35 天 aEEG（CA 44^{+5} 周，C3-P3，C4-P4）

注：走纸速度为 20s/屏；红色箭头所指 aEEG 相应处为 1 次癫痫发作，可见左侧尖波和棘波节律性发放，中央区显著；蓝色箭头所指 aEEG 相应处为其他多次癫痫发作。

第三节　*KCNQ2* 相关性癫痫

KCNQ2 杂合变异会导致一系列以新生儿癫痫发作为表型的疾病，临床程度轻重不一，症状最轻的是自限性（家族性）新生儿癫痫[self-limited (familial) neonatal epilepsy，SeLNE]，最严重的是新生儿起病的发育性癫痫性脑病（neonatal onset developmental and epileptic encephalopathy，NeO-DEE）。除此之外，少见的临床表型有新生儿脑病伴非痫性肌阵挛、婴儿期或儿童期起病的发育性癫痫性脑病和仅表现为全面发育迟缓或智力低下。

SeLNE：出生后 2～8 天首次出现癫痫发作；癫痫发作自发消失于第 1 个月或 6～12 个月之间。癫痫发作的临床表现以运动症状为主，表现为肢体强直发作，经常伴有呼吸暂停或发绀，VEEG 监测显示发作类型为局灶性发作，部分表现为游走性局灶性发作。

NeO-DEE：出生后第 1 周起病，每日多次或频繁发作，大多表现为强直发作，伴随局部运动及自主神经症状。癫痫发作通常在 9 月龄至 4 岁之间停止。发作初期，EEG 显示暴发抑制图形或多灶性癫痫样放电。早期头颅 MRI 可显示基底节高密度影，后期显示白质减少或脑容量减少。预后通常为中重度精神运动发育迟滞。

案例 1：患儿，女，G_1P_1，胎龄 39^{+6} 周，剖宫产，出生体重 3 400g，Apgar 评分：1 分钟 6 分、5 分钟 9 分。羊水Ⅲ度污染，脐带、胎盘无特殊。出生后 2 天患儿出现肢体抖动，有时伴有血氧饱和度下降，予以苯巴比妥治疗，仍有反复癫痫发作。基因检测结果：*KCNQ2*：NM_172107：exon4：c.638G＞A（p.R213Q），De novo。后予以奥卡西平、左乙拉西坦、氯硝西泮、丙戊酸钠、咪达唑仑、氯巴占抗癫痫治疗。2 岁 10 个月仍有癫痫发作，精神运动发育迟滞。

出生后第 7 天，aEEG（CA 40^{+6} 周，C3-P3，C4-P4）提示连续图形：双侧振幅基本对称，睡眠周期不成熟，未见癫痫发作（图 4-14）。

出生后第 10 天，aEEG（CA 41^{+2} 周，C3-P3，C4-P4）提示连续图形：双侧振幅基本对称，睡眠周期成熟，未见癫痫发作（图 4-15）。

出生后第 21 天，aEEG（CA 42^{+6} 周，C3-P3，C4-P4）提示与相应 CA 对比，连续图形上下边界均上移，双侧振幅基本对称，睡眠周期成熟，监测到 3 次癫痫发作（图 4-16）。

KCNQ2 相关性癫痫的发作在 aEEG 上部分不一定是锯齿样改变，大多如图 4-16 所示，首先出现一个小的锯齿样改变，紧接着为一个比前面锯齿样改变更大一点的凹陷（上边界下移，下边界不变或下移）。

出生后第 24 天，aEEG（CA 43^{+2} 周，C3-P3，C4-P4）提示与相应 CA 对比，连续图形上下边界均上移，双侧振幅基本对称，睡眠周期成熟，监测到 3 次癫痫发作（图 4-17）。

出生后第 43 天，aEEG（CA 46 周，C3-P3，C4-P4）提示双侧振幅不对称（右侧上边界更高，下边界更低），无睡眠周期，监测到 2 次癫痫发作（aEEG 均表现为上边界下移，下边界轻微下移）（图 4-18）。

头颅 MRI 提示未见明显结构异常（图 4-19）。

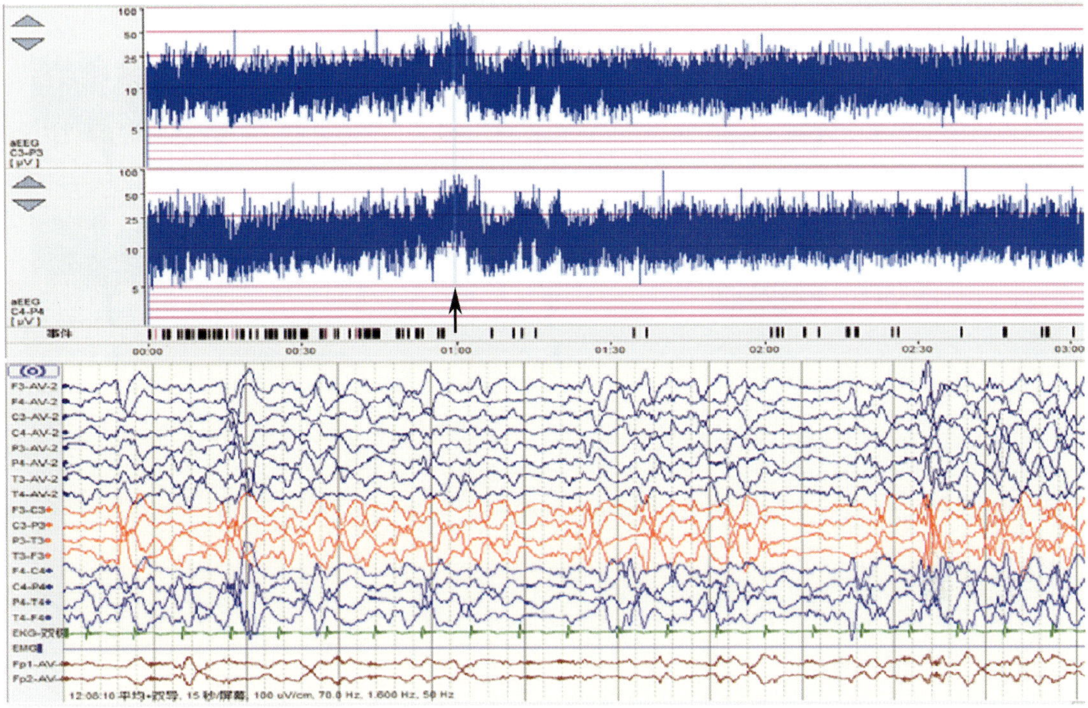

图 4-14　出生后第 7 天 aEEG(CA 40^{+6} 周，C3-P3，C4-P4)

注：黑色箭头所指 aEEG 相应处为睡眠期多灶性癫痫样放电。

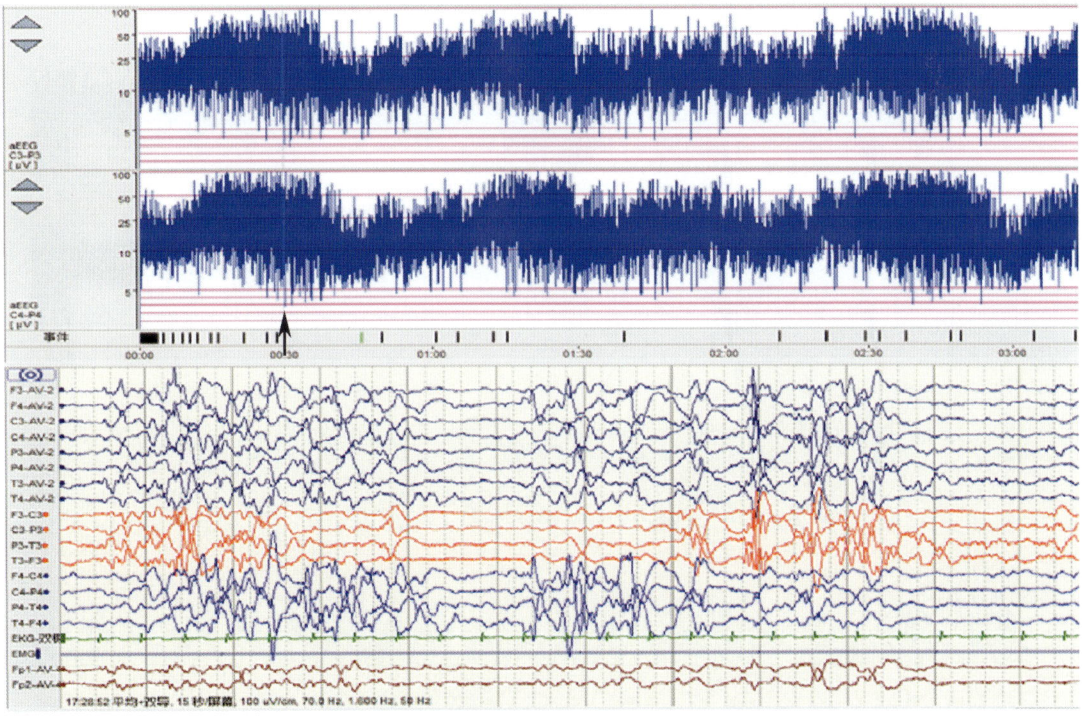

图 4-15　出生后第 10 天 aEEG(CA 41^{+2} 周，C3-P3，C4-P4)

注：黑色箭头所指 aEEG 相应处为睡眠期多灶性癫痫样放电，放电数量较上图有所增加，同时存在半球间不同步。

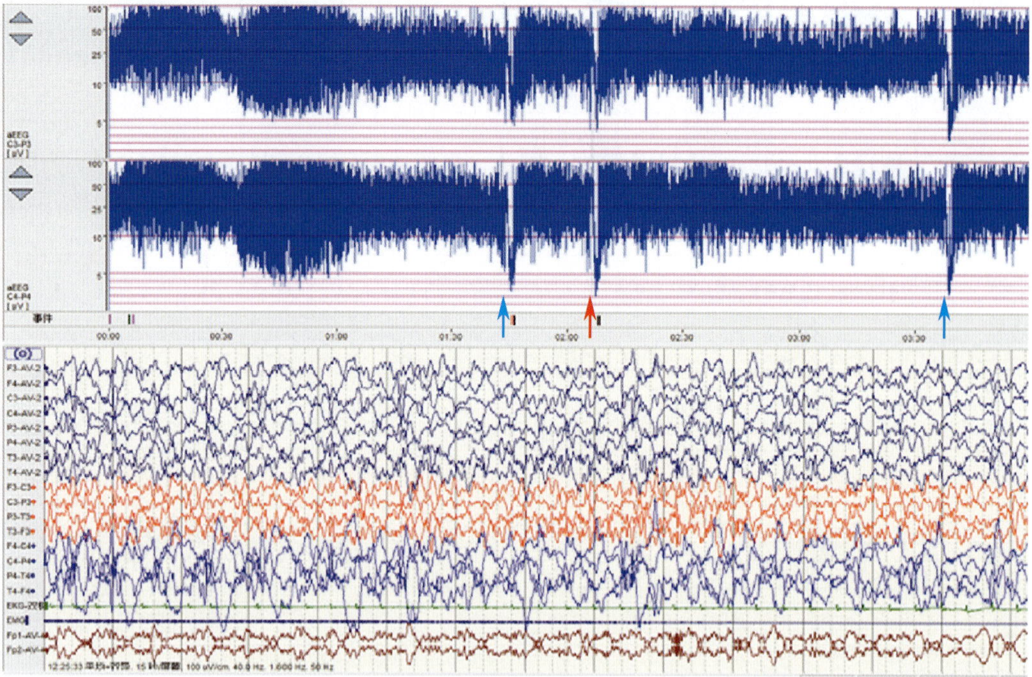

图 4-16　出生后第 21 天 aEEG（CA 42^{+6} 周，C3-P3，C4-P4）

注：红色箭头所指 aEEG 相应处为 1 次癫痫发作，可见双侧棘波、棘慢波和多棘慢波节律性发放；蓝色箭头所指处为另 2 次癫痫发作。

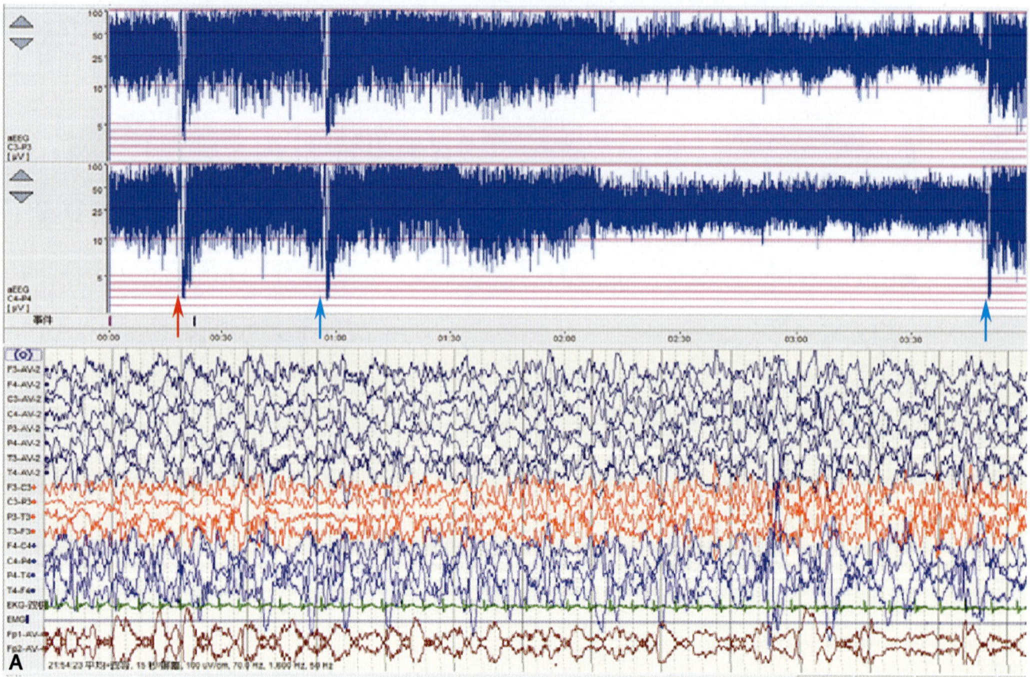

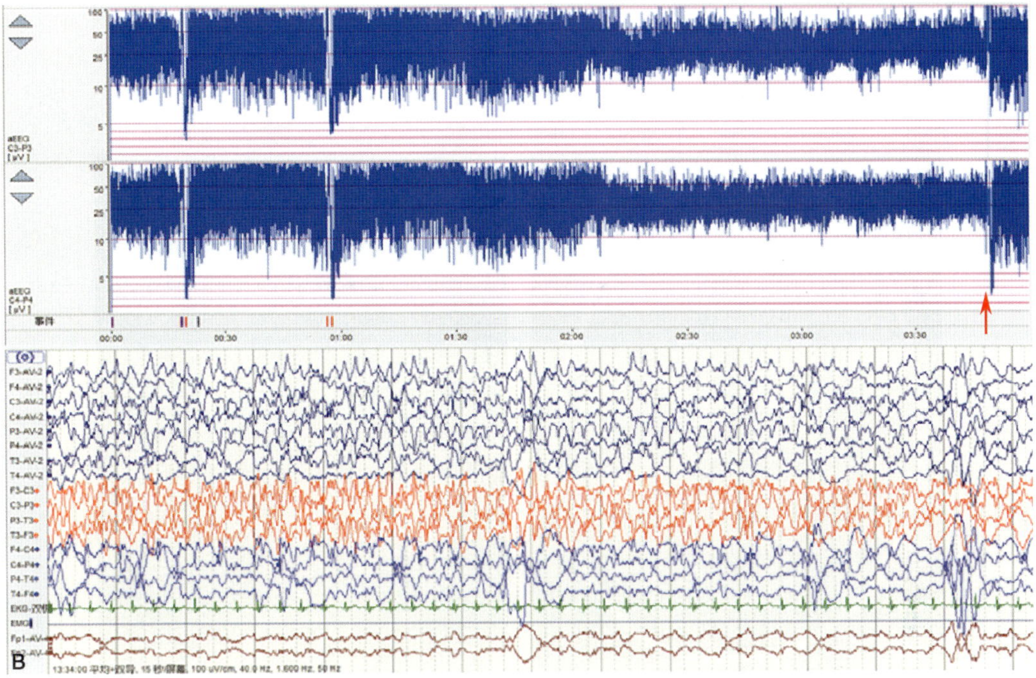

图 4-17　出生后第 24 天 aEEG（CA 43+2 周，C3-P3，C4-P4）

注：A 图红色箭头所指 aEEG 相应处为 1 次癫痫发作，可见双侧棘波、棘慢波和多棘慢波节律性发放；蓝色箭头所指处为另 2 次癫痫发作；B 图红色箭头所指 aEEG 相应处小锯齿样改变为其中 1 次癫痫发作，可见左侧尖波和慢波节律性发放。

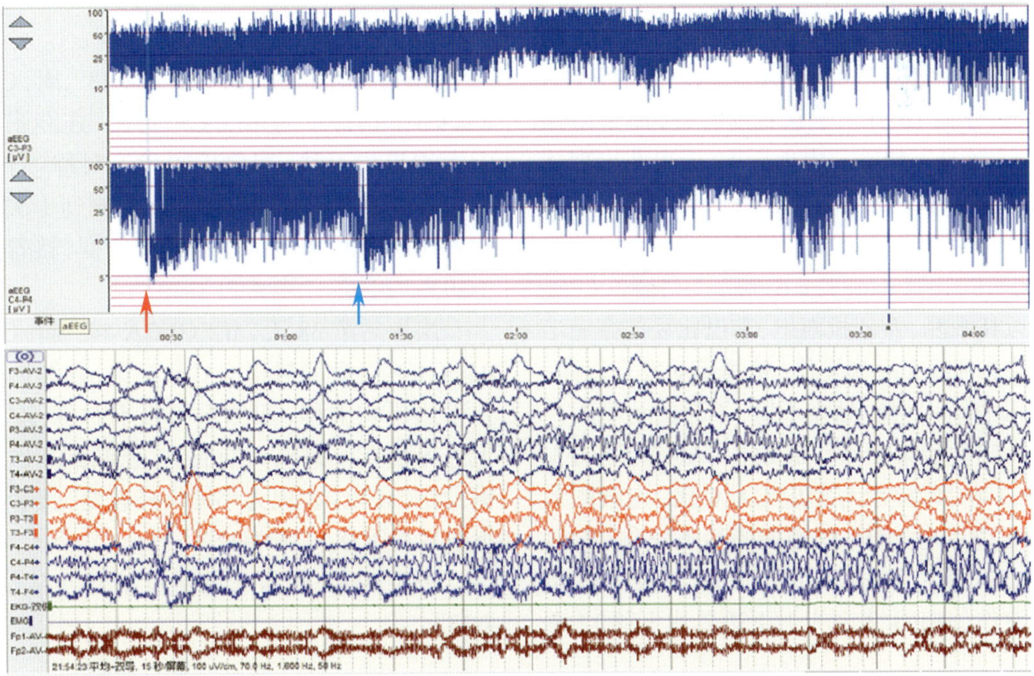

图 4-18　出生后第 43 天 aEEG（CA 46 周，C3-P3，C4-P4）

注：红色箭头所指 aEEG 相应处为 1 次癫痫发作，可见右侧棘波和尖波节律性发放；蓝色箭头所指处为另外 1 次癫痫发作。

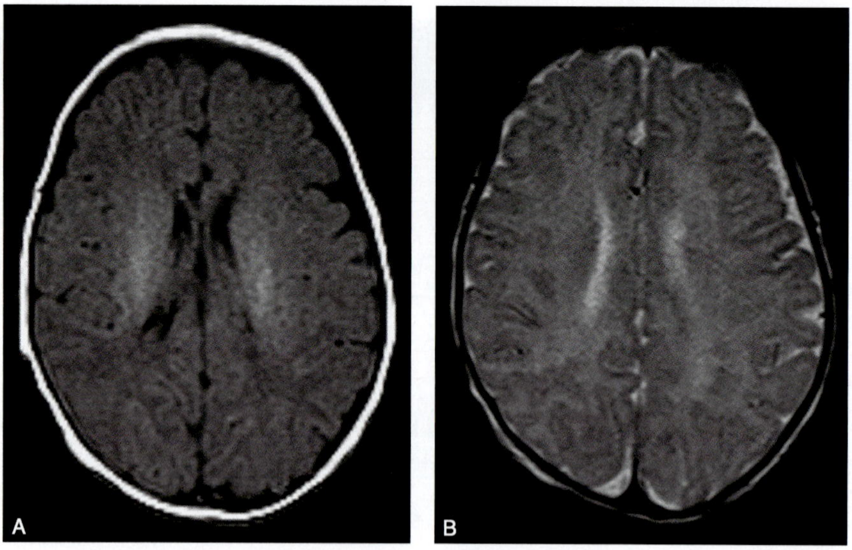

图 4-19　头颅 MRI（CA 42^{+3} 周）

注：A 为 T_1WI；B 为 T_2WI。

案例 2：患儿，男，G_1P_1，胎龄 39^{+3} 周，剖宫产，出生体重 3 000g，Apgar 评分：1 分钟 9 分、5 分钟 10 分。羊水Ⅲ度污染，脐带绕颈 1 周，胎盘无特殊。出生后 12 天患儿出现抽搐，表现为双眼斜视，头后仰，四肢僵直，有时伴血氧饱和度下降。基因结果：*KCNQ2*：NM_172107：exon4：c.617T>G（p.L206R）。予以托吡酯、左乙拉西坦、苯巴比妥抗癫痫治疗。7 月龄无癫痫发作，精神运动发育迟滞，1 岁时抬头不稳，站立不稳，不会主动叫人。

出生后第 19 天，aEEG（CA 42^{+1} 周，F3-C3，F4-C4）提示与相应 CA 对比，连续图形上下边界均上移，双侧振幅稍不对称（右侧上边界稍高），睡眠周期不成熟，右侧 1 次癫痫发作（aEEG 表现为上下边界均下移）（图 4-20）。

出生后第 28 天，aEEG（CA 43^{+3} 周，C3-P3，C4-P4）提示与相应 CA 对比，连续图形上下边界均上移，双侧振幅稍不对称（右侧上边界稍高），睡眠周期成熟，监测到 1 次癫痫发作（aEEG 表现为小锯齿样改变，接着上下边界均下移）（图 4-21）。

出生后第 38 天，aEEG（CA 44^{+6} 周，C3-P3，C4-P4）提示与相应 CA 对比，连续图形上下边界均上移，双侧振幅稍不对称（左侧上边界稍高），睡眠周期成熟，监测到 3 次癫痫发作（aEEG 表现为小锯齿样改变，接着上下边界均下移）（图 4-22）。

头颅 MRI 提示未见明显结构异常（图 4-23）。

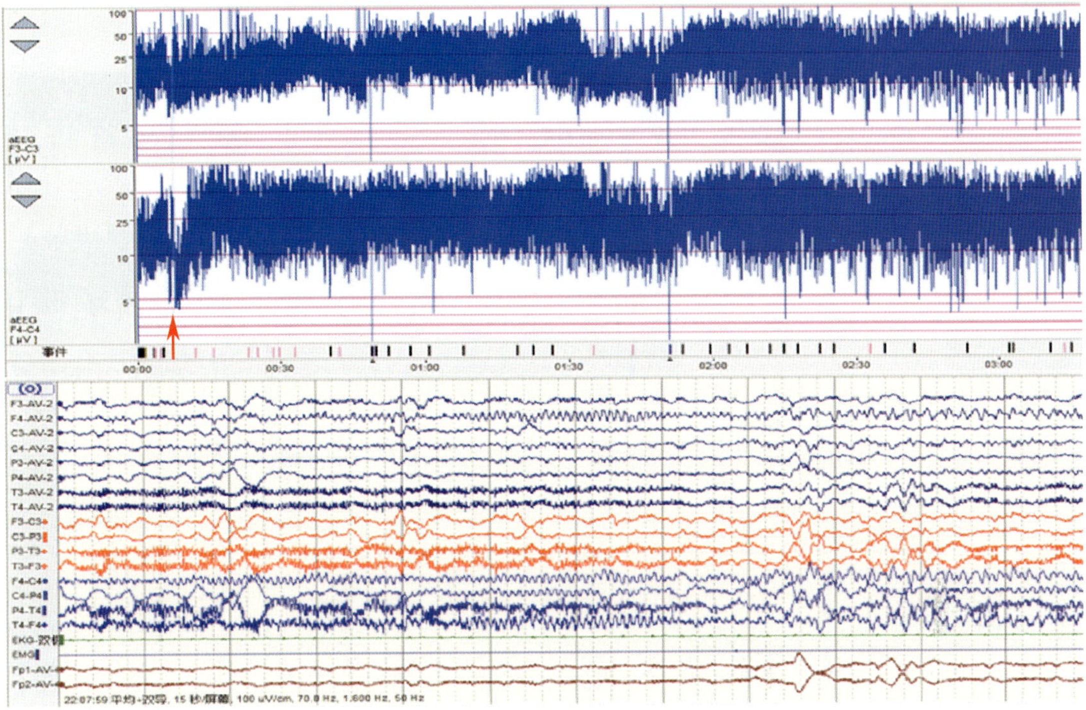

图 4-20　出生后第 19 天 aEEG(CA 42^{+1} 周，F3-C3，F4-C4)

注：红色箭头所指 aEEG 相应处为癫痫发作：起始于右侧额区的快波节律，向中央区扩散，波幅逐渐增高，频率逐渐变慢。

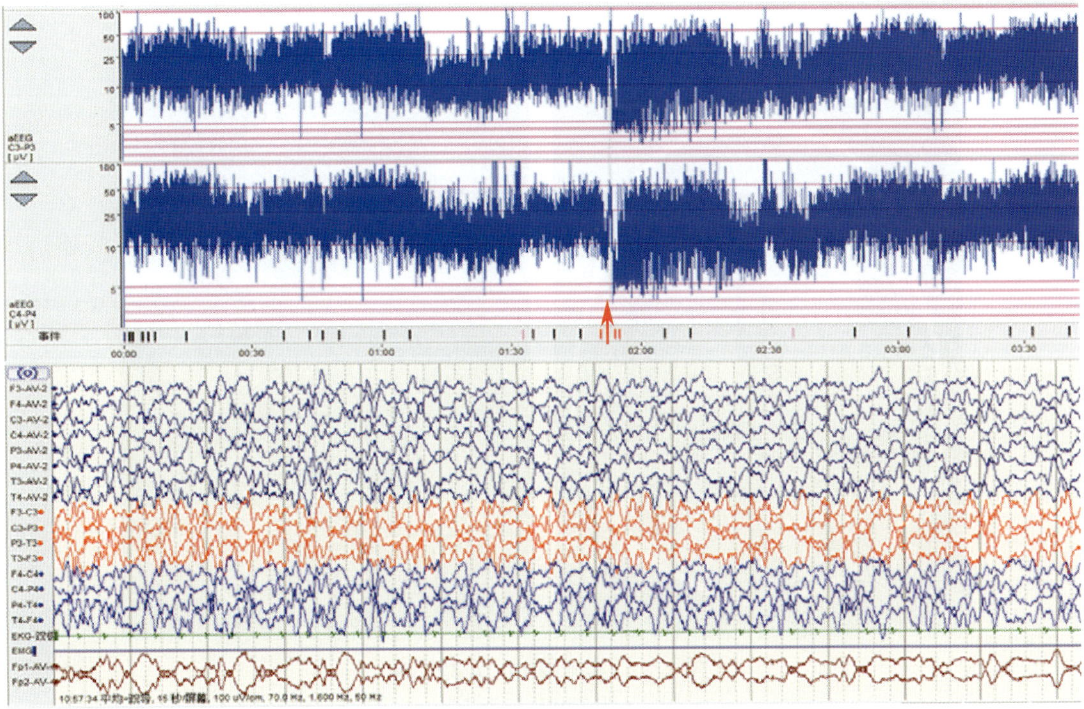

图 4-21　出生后第 28 天 aEEG(CA 43^{+3} 周，C3-P3，C4-P4)

注：红色箭头所指 aEEG 相应处为癫痫发作，可见双侧不同棘波和尖波节律性发放。

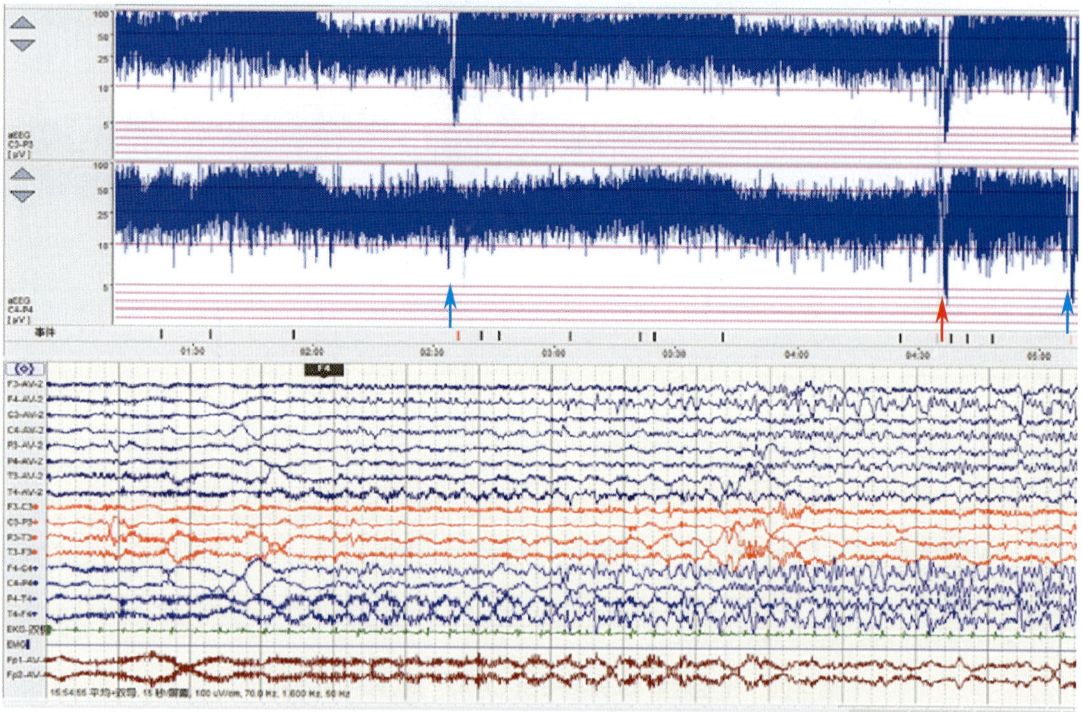

图 4-22　出生后第 38 天 aEEG（CA 44^{+6} 周，C3-P3，C4-P4）

注：红色箭头所指 aEEG 相应处为癫痫发作：起始于右侧额区的快波节律，波幅逐渐增高，频率逐渐变慢；蓝色箭头所指处为另外 2 次癫痫发作。

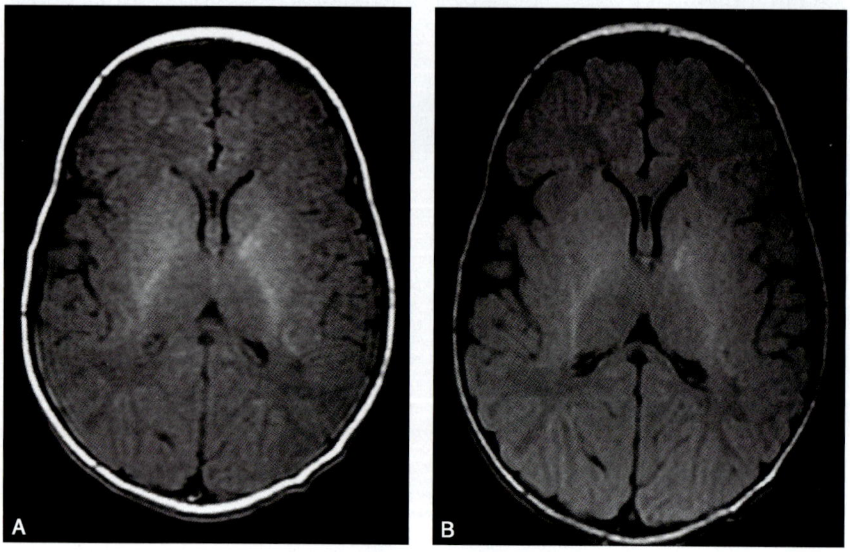

图 4-23　头颅 MRI（CA 42^{+3} 周）

注：A 为 T_1WI；B 为 T_2WI。

案例 3: 患儿，女，G_2P_1，胎龄 37^{+6} 周，剖宫产，出生体重 2 700g，Apgar 评分：1 分钟 6 分、5 分钟 8 分。羊水 I 度污染，脐带、胎盘无特殊。出生后 3 天患儿出现抽搐，表现为双眼凝视，口角咀嚼样动作，双手握拳，有时四肢强直，予以苯巴比妥抗癫痫治疗。癫痫发作未停止，继续加用丙戊酸钠、托吡酯、氯硝西泮、左乙拉西坦治疗，1 岁 10 个月时仍有发作，精神运动发育迟滞（可逗笑，可追光，对声音有反应，偶可抬头）。基因结果：*KCNQ2*：NM_172107：exon4：c.632T>G（p.M211R），De novo。

出生后第 17 天，aEEG（CA 40^{+2} 周，C3-P3，C4-P4）提示暴发抑制图形，双侧振幅基本对称，无明显睡眠周期，监测到 9 次癫痫发作（图 4-24）。

出生后第 28 天，aEEG（CA 41^{+6} 周，C3-P3，C4-P4）提示部分暴发抑制图形，双侧振幅基本对称，睡眠周期不成熟，监测到 3 次癫痫发作（图 4-25）。

出生后第 29 天，aEEG（CA 42 周，C3-P3，C4-P4）提示连续图形，双侧振幅稍不对称（左侧上下边界稍高），睡眠周期不成熟，监测到 5 次癫痫发作（图 4-26）。

出生后第 33 天，aEEG（CA 42^{+4} 周，C3-P3，C4-P4）提示与相应 CA 对比，连续图形上下边界均上移，双侧振幅基本对称，睡眠周期不成熟，监测到 1 次癫痫发作（图 4-27）。

头颅 MRI 提示未发现明显结构异常（图 4-28）。

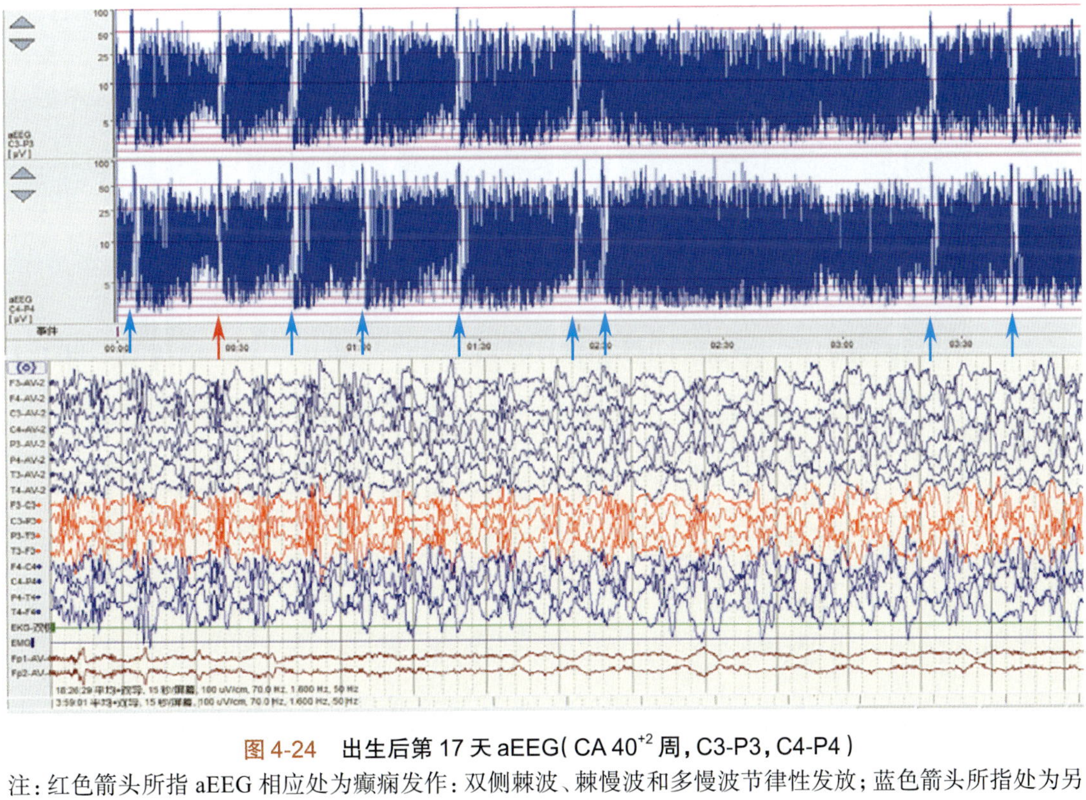

图 4-24　出生后第 17 天 aEEG（CA 40^{+2} 周，C3-P3，C4-P4）

注：红色箭头所指 aEEG 相应处为癫痫发作：双侧棘波、棘慢波和多慢波节律性发放；蓝色箭头所指处为另外 8 次癫痫发作。

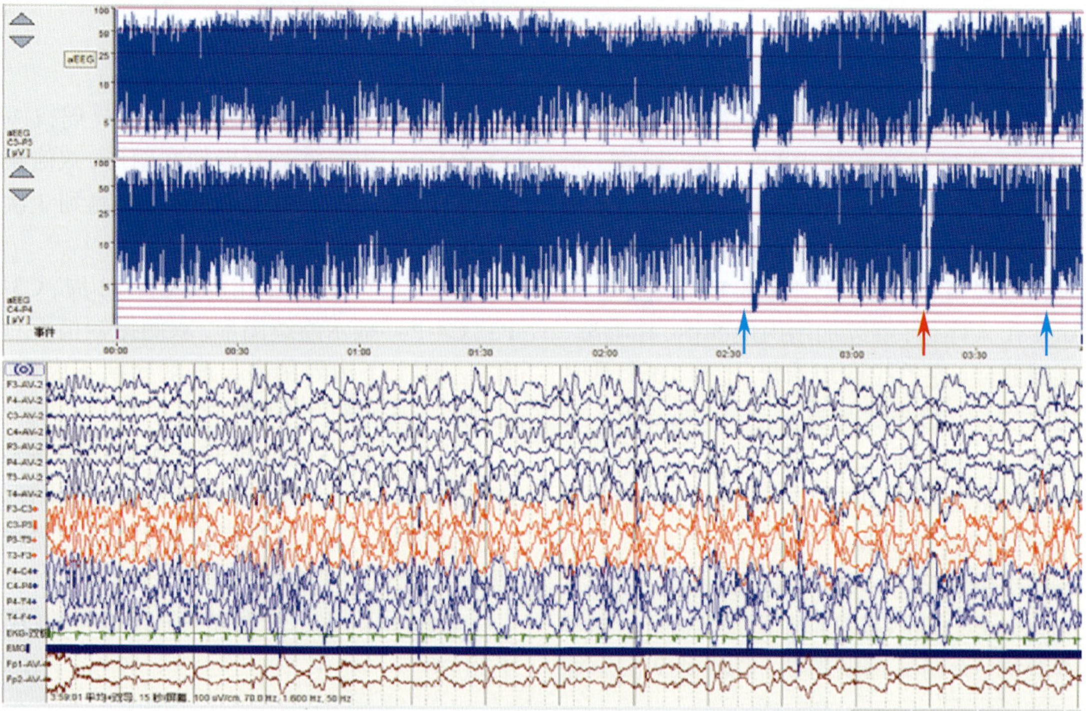

图 4-25　出生后第 28 天 aEEG（CA 41+6 周，C3-P3，C4-P4）

注：红色箭头所指 aEEG 相应处为癫痫发作：双侧棘波、棘慢波、多棘慢波节律性发放，右侧显著；蓝色箭头所指处为另外 2 次癫痫发作。

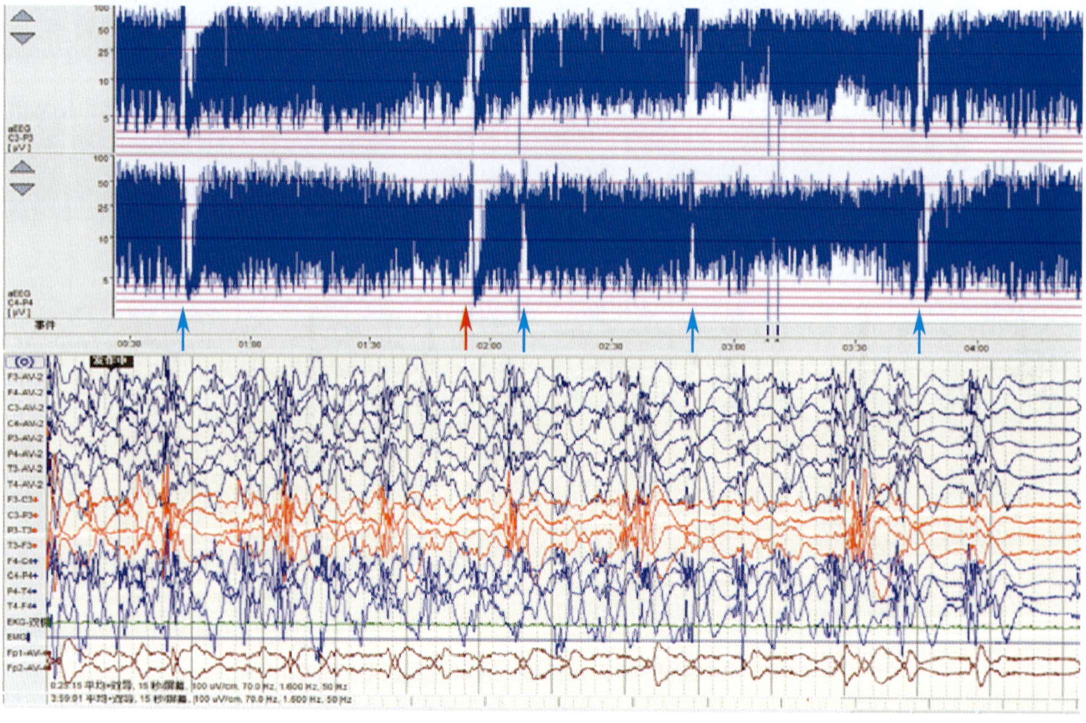

图 4-26　出生后第 29 天 aEEG（CA 42 周，C3-P3，C4-P4）

注：红色箭头所指 aEEG 相应处为癫痫发作：右侧棘波、棘慢波和多棘慢波节律性发放，左侧多棘慢波周期性发放；蓝色箭头所指处为另外 4 次癫痫发作。

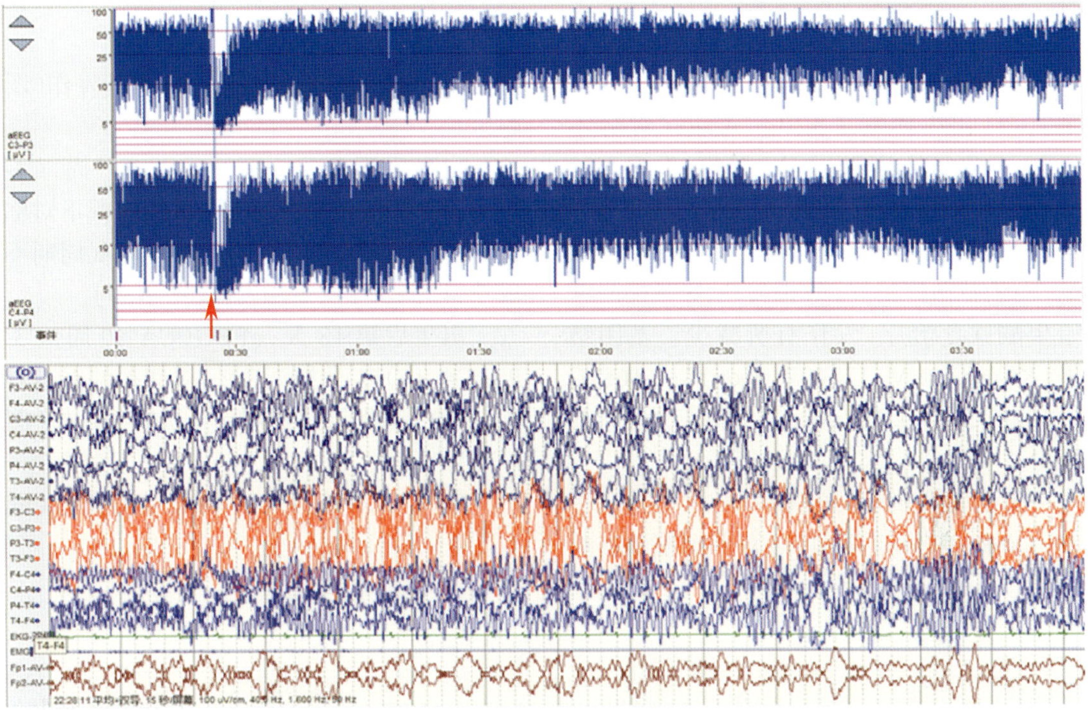

图 4-27　出生后第 33 天 aEEG(CA 42^{+4} 周，C3-P3，C4-P4)

注：红色箭头所指 aEEG 相应处为癫痫发作：双侧棘波、棘慢波和多棘慢波节律性发放。

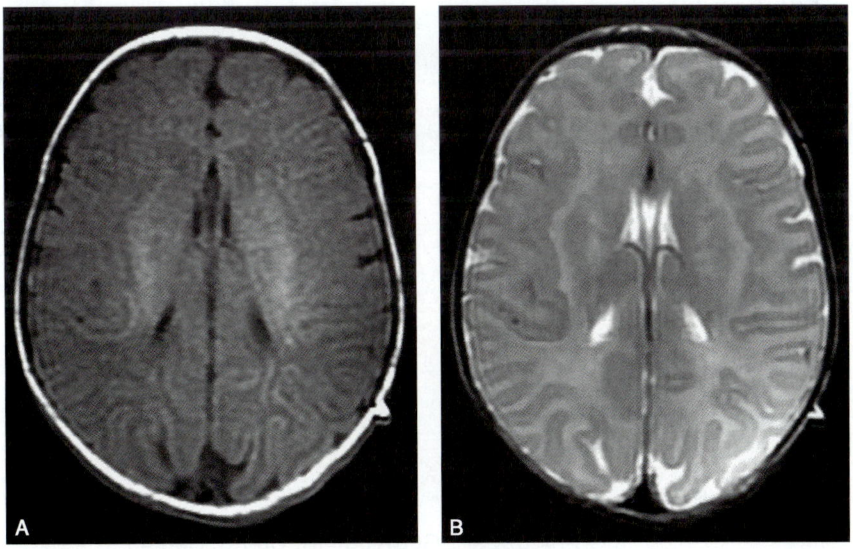

图 4-28　头颅 MRI(CA 40^{+1} 周)

注：A 为 T_1WI；B 为 T_2WI。

案例 4： 患儿，女，G_4P_2，胎龄 37^{+3} 周，剖宫产，出生体重 3 320g，Apgar 评分不详，否认窒息抢救史，羊水、脐带、胎盘无特殊。出生后 3 天患儿出现抽搐，表现为双眼斜视，四肢强直。予以苯巴比妥、丙戊酸钠、左乙拉西坦治疗，效果欠佳，6 月龄时开始生酮饮食治疗，发作有所减少。基因结果：*KCNQ2*：NM_172107：exon15：c.1687G＞A（p.D563N），De novo。1 岁 6 个月时会翻身。

出生后第 6 天，aEEG（CA 38^{+2} 周，C3-P3，C4-P4）提示连续图形：双侧振幅基本对称，睡眠周期成熟，监测到 1 次癫痫发作（图 4-29）。

出生后第 7 天，aEEG（CA 38^{+3} 周，C3-P3，C4-P4）提示连续图形：双侧振幅不对称（右侧上下边界均较左侧上移），睡眠周期不成熟，监测到 1 次癫痫发作（图 4-30）。

出生后第 18 天，aEEG（CA 40 周，C3-P3，C4-P4）提示连续图形：双侧振幅基本对称，睡眠周期成熟，监测到 1 次癫痫发作（图 4-31）。

头颅 MRI 提示未见明显结构异常（图 4-32）。

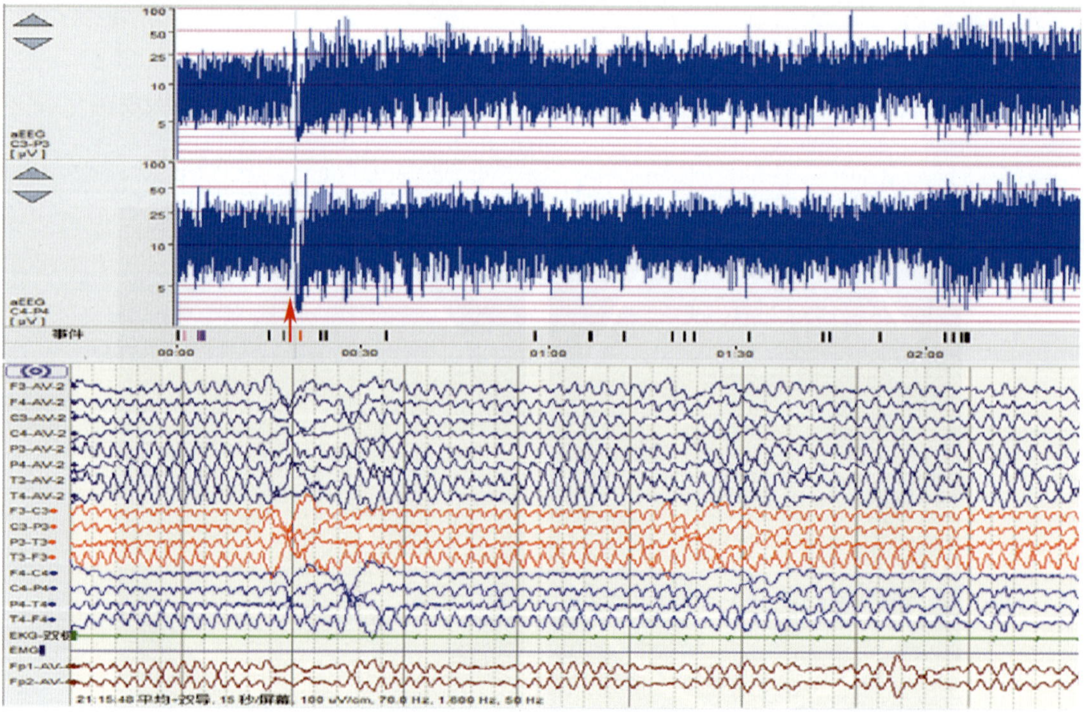

图 4-29　出生后第 6 天 aEEG（CA 38^{+2} 周，C3-P3，C4-P4）

注：红色箭头所指 aEEG 相应处为癫痫发作：双侧尖波节律性发放。

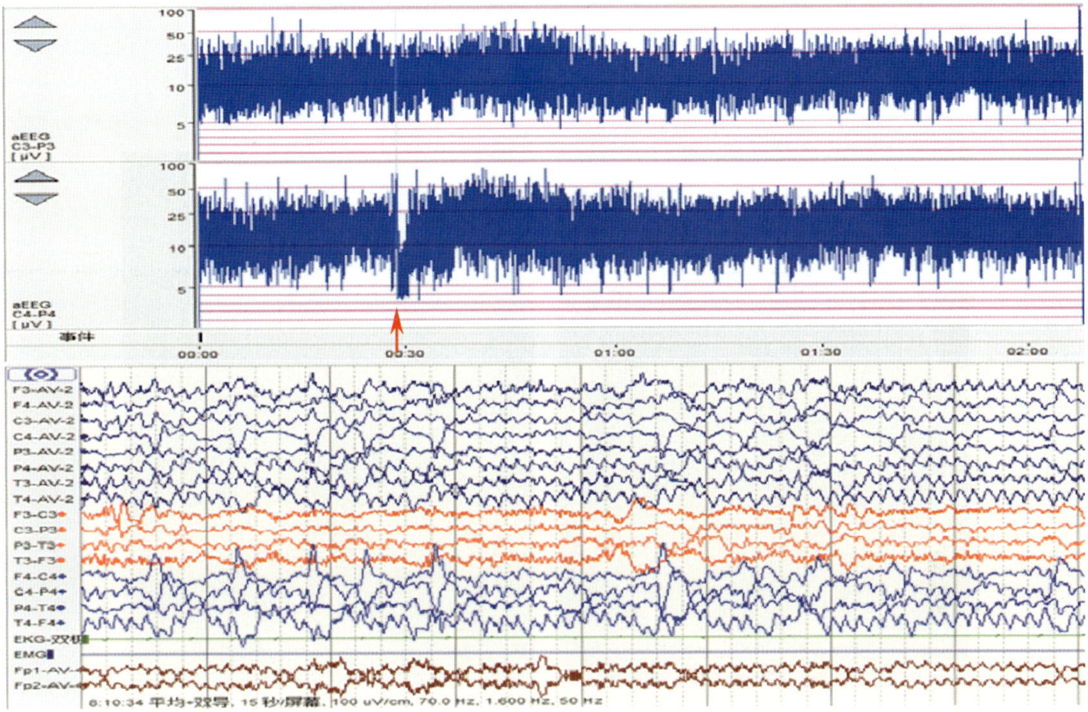

图 4-30　出生后第 7 天 aEEG(CA 38^{+3} 周, C3-P3, C4-P4)

注: 红色箭头所指 aEEG 相应处为癫痫发作: 右侧尖波节律性发放。

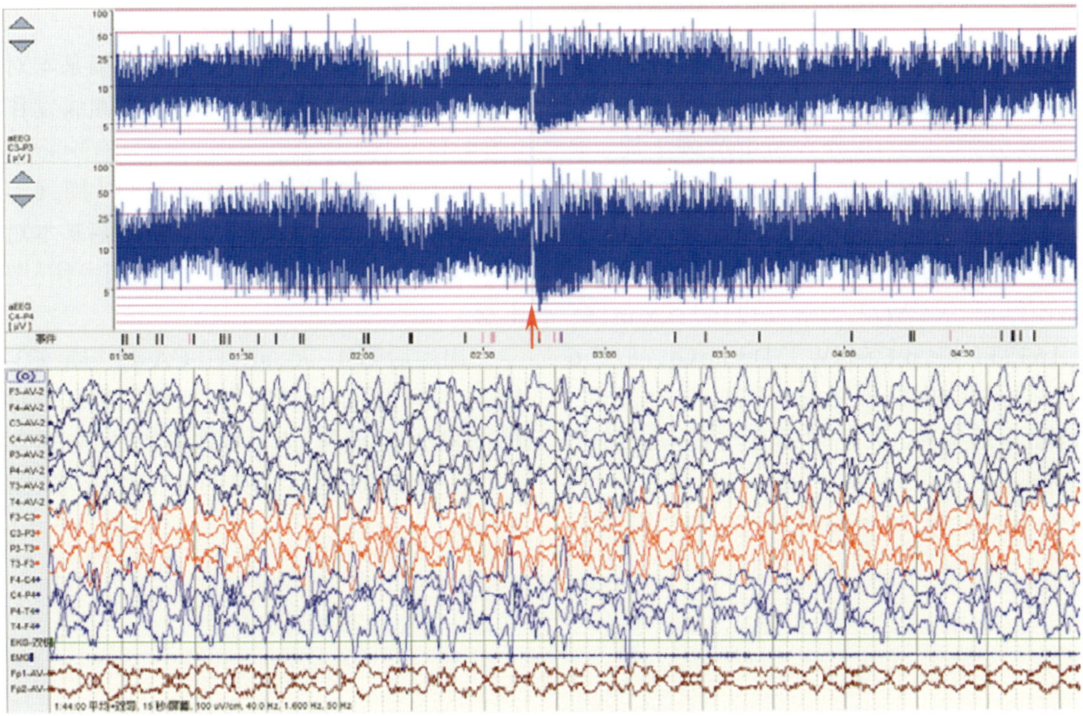

图 4-31　出生后第 18 天 aEEG(CA 40 周, C3-P3, C4-P4)

注: 红色箭头所指 aEEG 相应处为癫痫发作: 双侧棘波、棘慢波和多棘慢波节律性发放。

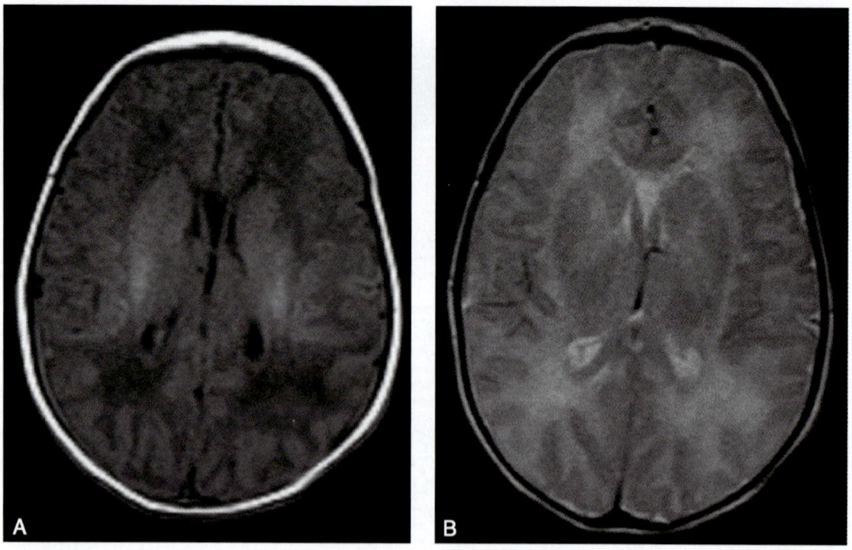

图 4-32　头颅 MRI（CA 40^{+1} 周）

注：A 为 T_1WI；B 为 T_2WI。

案例 5：患儿，男，G_2P_1，胎龄 39^{+5} 周，顺产，出生体重 3 150g，Apgar 评分：1 分钟、5 分钟均为 10 分。脐带绕颈 1 周，羊水、胎盘无特殊。出生后 2 天患儿出现抽搐，表现为四肢强直，予以苯巴比妥、左乙拉西坦治疗，约 3 月龄时癫痫发作控制，基因结果：*KCNQ2*：NM_172107：exon15：c.1632T>G（p.C544W），De novo。5 岁 6 个月时随访癫痫未复发，语言、认知落后，精细运动稍差，大运动发育与正常同龄儿相仿。

出生后第 14 天，aEEG（CA 41^{+5} 周，C3-P3，C4-P4）提示连续图形，双侧振幅基本对称，睡眠周期不成熟，监测到 1 次癫痫发作（图 4-33）。

出生后第 25 天，aEEG（CA 43^{+2} 周，C3-P3，C4-P4）提示连续图形，双侧振幅基本对称，睡眠周期成熟，监测到 2 次癫痫发作（图 4-34）。

出生后第 43 天，aEEG（CA 45^{+6} 周，C3-P3，C4-P4）提示连续图形，双侧振幅基本对称，睡眠周期成熟，未见癫痫发作（图 4-35）。

头颅 MRI 提示未见明显结构异常（图 4-36）。

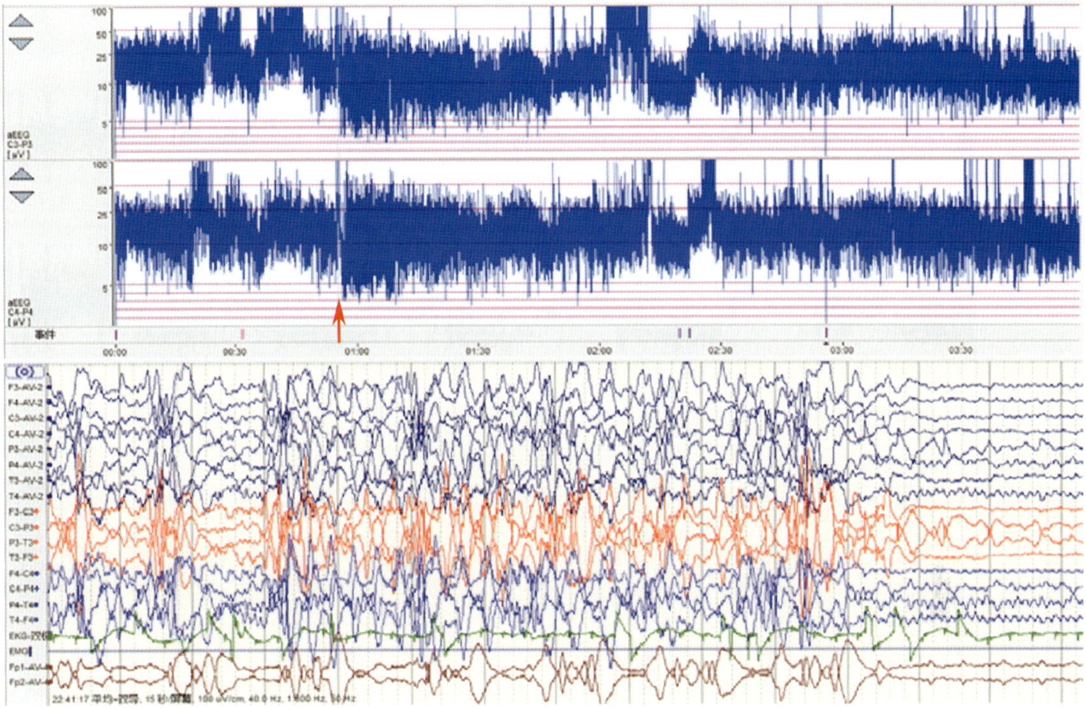

图 4-33　出生后第 14 天 aEEG（CA 41^{+5} 周，C3-P3，C4-P4）

注：红色箭头所指 aEEG 相应处为癫痫发作：双侧棘波、棘慢波和多棘慢波节律性发放。

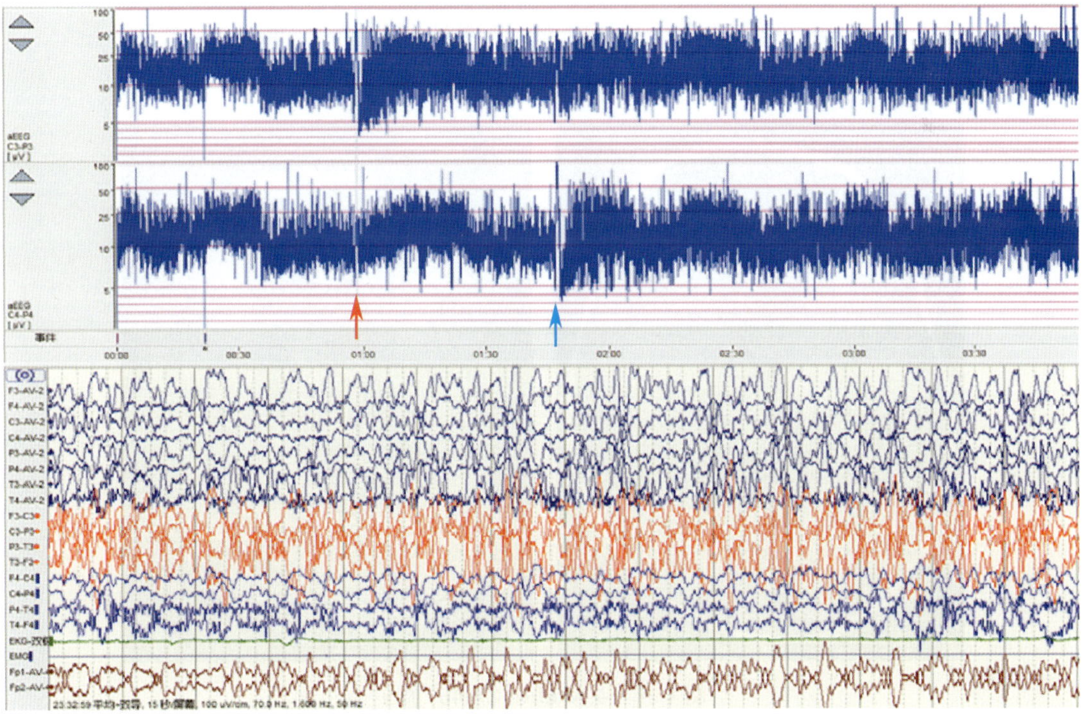

图 4-34　出生后第 25 天 aEEG（CA 43^{+2} 周，C3-P3，C4-P4）

注：红色箭头所指 aEEG 相应处为癫痫发作：左侧为主棘波、棘慢波和多棘慢波节律性发放；蓝色箭头所指处为另外 1 次癫痫发作。

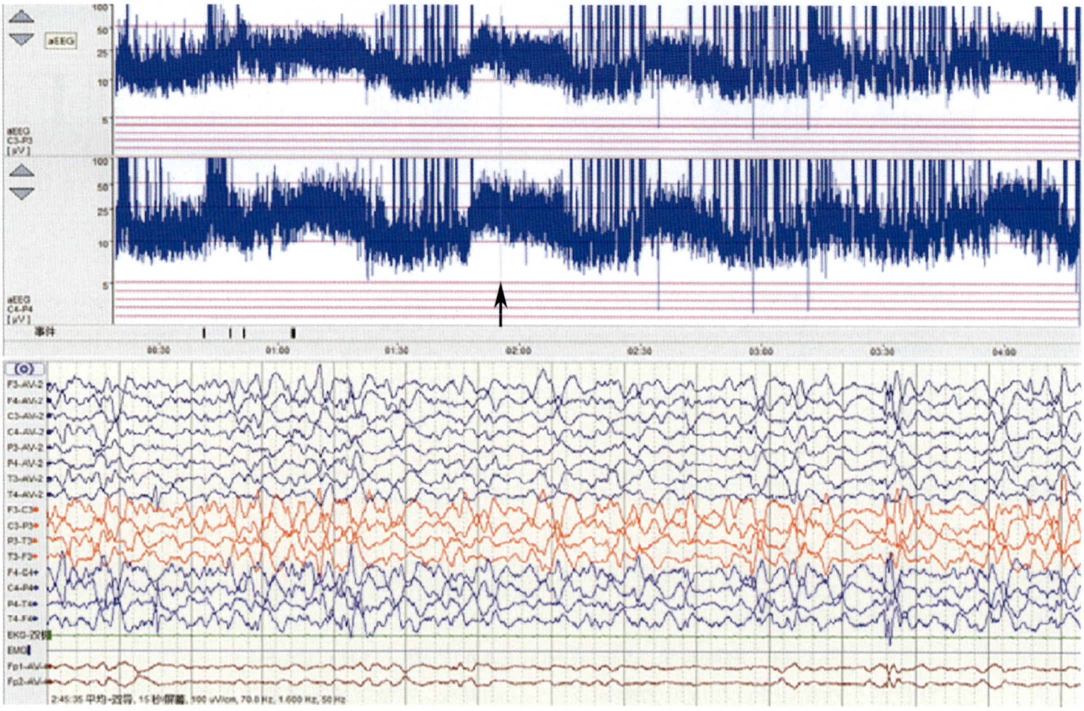

图 4-35　出生后第 43 天 aEEG(CA 45^{+6} 周，C3-P3，C4-P4)
注：黑色箭头所指 aEEG 相应处为睡眠期多灶癫痫样放电。

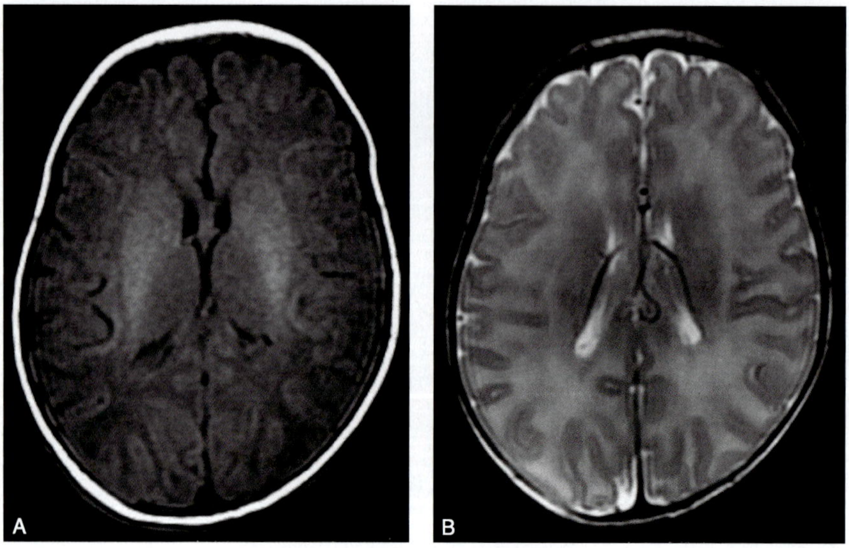

图 4-36　头颅 MRI(CA 40^{+1} 周)
注：A 为 T_1WI；B 为 T_2WI。

案例 6：患儿，女，G_2P_2，胎龄 39^{+2} 周，剖宫产，出生体重 3 350g，Apgar 评分不详，脐带绕颈 1 周，羊水、胎盘无特殊。出生后 2 天患儿出现抽搐，表现为口唇、面部发绀，伴可疑双眼上翻，予以苯巴比妥、左乙拉西坦治疗，约 6 月龄时癫痫发作控制，1 岁 6 个月时随访癫痫未复发，会独走，会主动叫“爸爸”“妈妈”。基因结果：*KCNQ2*：NM_172107：exon7：c.997C＞T（p.R333W）。

出生后第 14 天，aEEG（CA 41^{+2} 周，C3-P3，C4-P4）提示连续图形，双侧振幅基本对称，睡眠周期成熟，监测到 2 次癫痫发作（图 4-37）。

出生后第 23 天，aEEG（CA 42^{+4} 周，C3-P3，C4-P4）提示连续图形，双侧振幅基本对称，睡眠周期成熟，未见癫痫发作（图 4-38）。

头颅 MRI 提示未发现明显结构异常（图 4-39）。

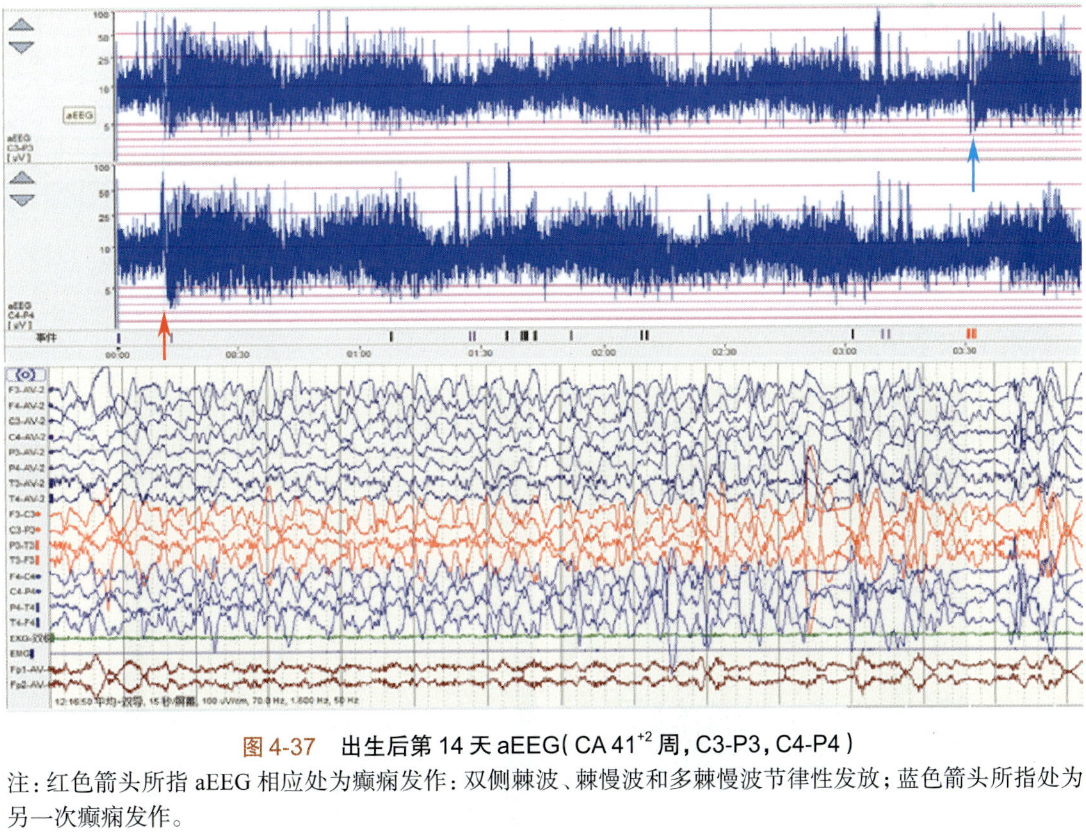

图 4-37　出生后第 14 天 aEEG（CA 41^{+2} 周，C3-P3，C4-P4）

注：红色箭头所指 aEEG 相应处为癫痫发作：双侧棘波、棘慢波和多棘慢波节律性发放；蓝色箭头所指处为另一次癫痫发作。

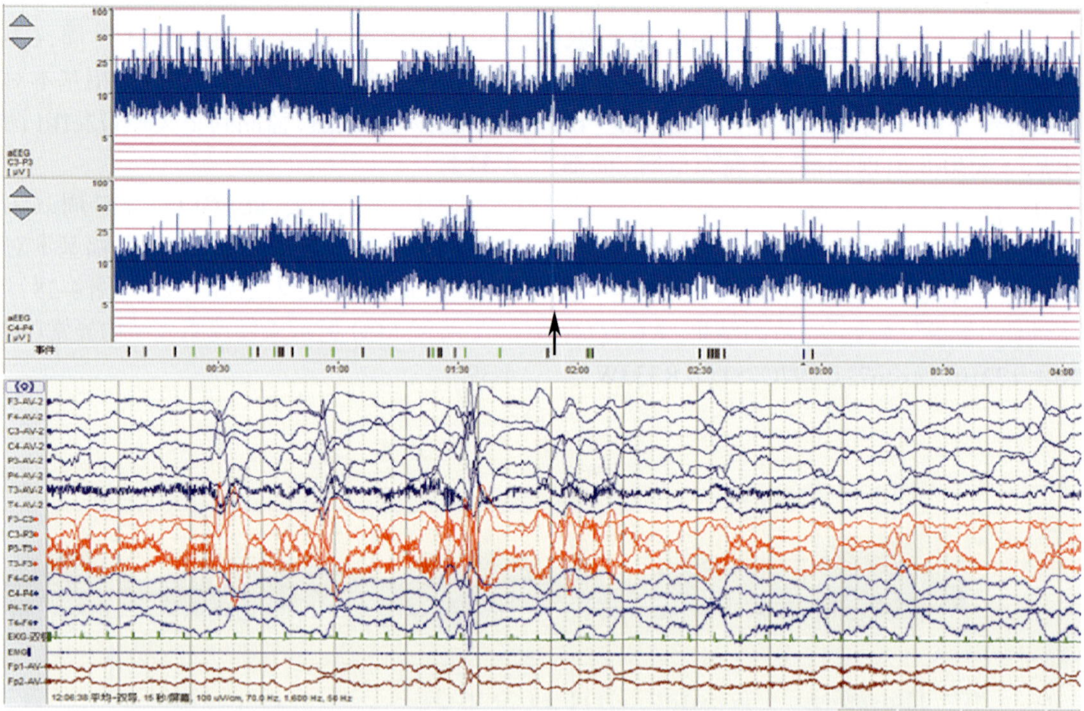

图 4-38　出生后第 23 天 aEEG(CA 42^{+4} 周，C3-P3，C4-P4)

注：黑色箭头所指 aEEG 相应处为伪差。

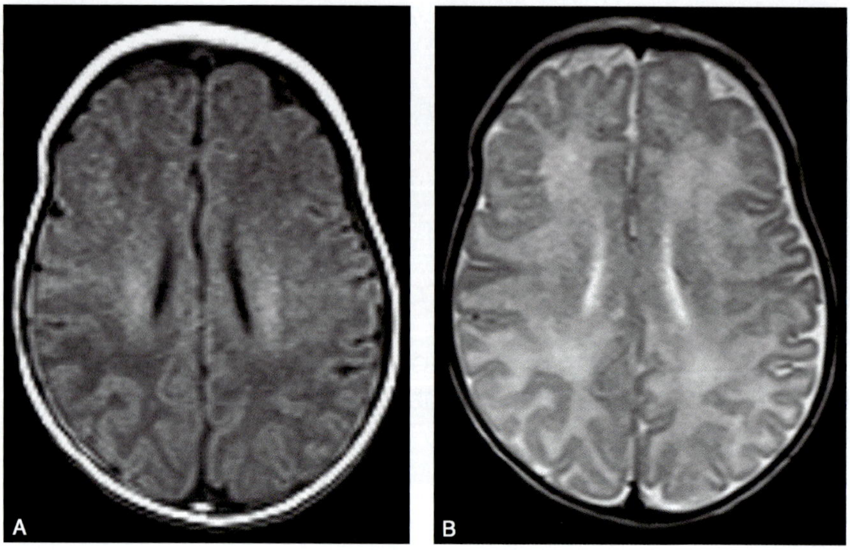

图 4-39　头颅 MRI(CA 43^{+3} 周)

注：A 为 T_1WI；B 为 T_2WI。

第四节　遗传代谢病

遗传代谢病是由遗传基因缺陷引起的生化代谢异常。病因是基因致病性变异导致酶(蛋白质)的生物合成障碍、受体缺陷、细胞膜功能异常等,使体内代谢不能正常进行。在代谢受阻的情况下,底物及其衍生物在体内蓄积,产物缺乏,引起一系列代谢紊乱的临床症状。遗传代谢病患儿出生后的前几天无症状或症状轻微。急性起病的遗传代谢病患儿主要表现为拒食、呕吐、呼吸困难、顽固性癫痫发作、昏迷等,多被误诊为其他疾病,如严重感染、心肺疾病等。本类疾病的特点是进行性加重,常导致患儿夭折或终身残疾,以智力残疾最为常见。EEG 缺乏病因特异性,可反映中枢神经系统损伤程度,常表现为肌阵挛发作。aEEG 主要表现为严重的异常背景和反复的癫痫发作。

案例 1: 患儿,女,G_1P_1,胎龄 39^{+1} 周,因"胎儿宫内窘迫、胎膜早破 23 小时"剖宫产出生,羊水混浊,胎盘、脐带无异常,出生体重 3 300g,Apgar 评分不详,否认窒息抢救史。出生不久出现呻吟,入住当地医院,发现血糖 1.2mmol/L,反复代谢性酸中毒,母乳及人工喂养后出现乳酸及血氨水平升高。血串联质谱:多种氨基酸水平增高(丙氨酸、酪氨酸、C5-OH/C3)。尿串联质谱:乳酸、2-羟基丁酸、丙酮酸、3-羟基丁酸水平增高,提示酮尿。予以"苯巴比妥、左乙拉西坦、奥卡西平"治疗,抽搐发作仍无法缓解。出生 7 月龄时随访,仍频繁抽搐发作,精神运动发育迟滞。基因检查:*RARS2* 复合杂合变异 NM_020320:exon10:c.773G>A(p.R258H)(来源于母亲);NM_020320:exon4:c.282_285delAGAG(来源于父亲)。

RARS2 基因编码线粒体精氨酰-tRNA 合成酶,与脑桥小脑发育不良(pontocerebellar hypoplasia,PCH)6 型相关,是一种罕见的常染色体隐性遗传病,表现为婴幼儿期起病时喂养困难、肌张力低下、癫痫发作、智力运动发育倒退,头颅影像学检查以脑桥小脑发育不良为主要临床表现。

出生后第 25 天,aEEG(CA 42^{+5} 周,F3-P3,F4-P4)提示暴发抑制图形,双侧振幅稍不对称(右侧上边界稍高),无睡眠周期,未见明显癫痫发作(图 4-40)。

出生后第 39 天,aEEG(CA 44^{+5} 周,F3-P3,F4-P4)提示部分暴发抑制图形,双侧振幅稍不对称(右侧上边界稍高),睡眠周期不成熟,未见明显癫痫发作(图 4-41)。

出生后第 62 天,aEEG(CA 48 周,F3-C3,F4-C4)提示部分暴发抑制图形,双侧振幅稍不对称(右侧上边界稍高,右侧带较宽),睡眠周期不成熟,未见明显癫痫发作(图 4-42)。

头颅 MRI 提示脑容积偏小,脑外间隙增宽,颞顶部小血管显著,提示脑发育不良(图 4-43)。

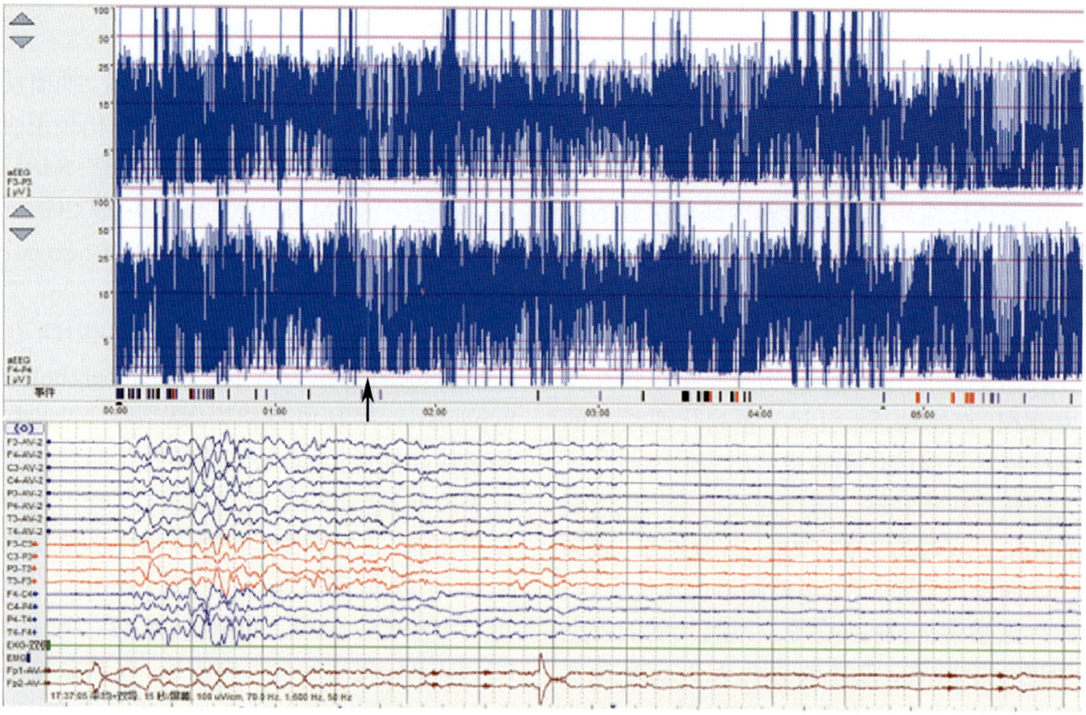

图 4-40 出生后第 25 天 aEEG(CA 42+5 周，F3-P3，F4-P4)
注：黑色箭头所指 aEEG 相应处为暴发抑制图形。

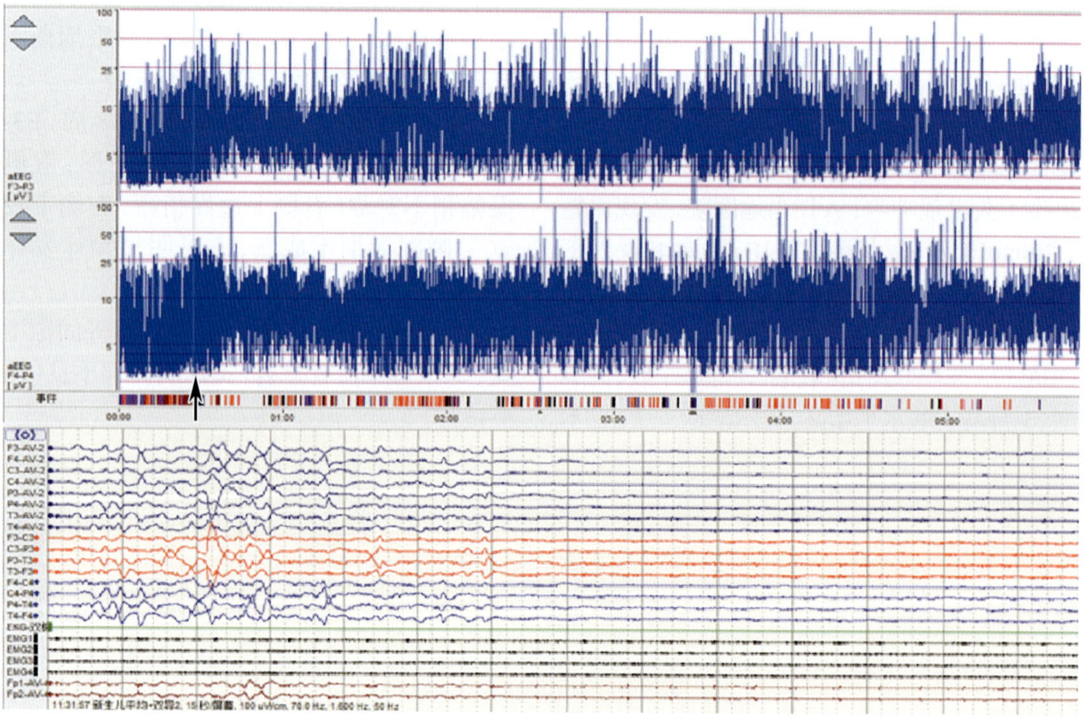

图 4-41 出生后第 39 天 aEEG(CA 44+5 周，F3-P3，F4-P4)
注：黑色箭头所指 aEEG 相应处为暴发抑制图形。

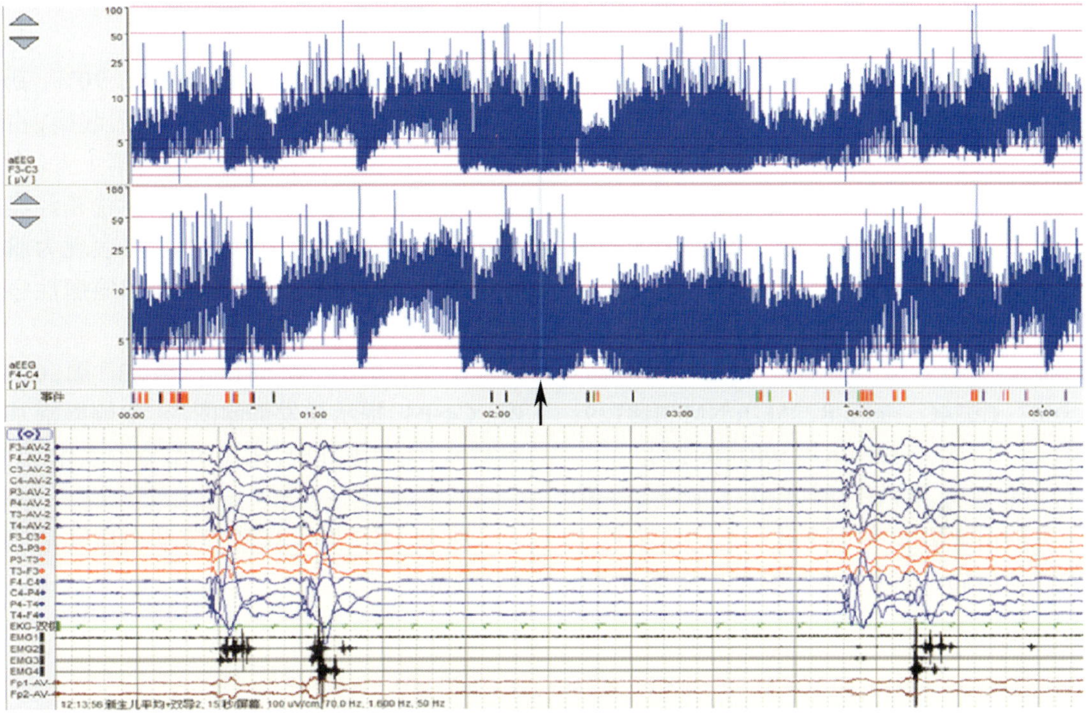

图 4-42　出生后第 62 天 aEEG（CA 48 周，F3-C3，F4-C4）

注：黑色箭头所指 aEEG 相应处为睡眠期全导暴发抑制图形和肌阵挛发作，肌阵挛发作的肌电短暂爆发与脑电暴发段呈部分锁时关系。

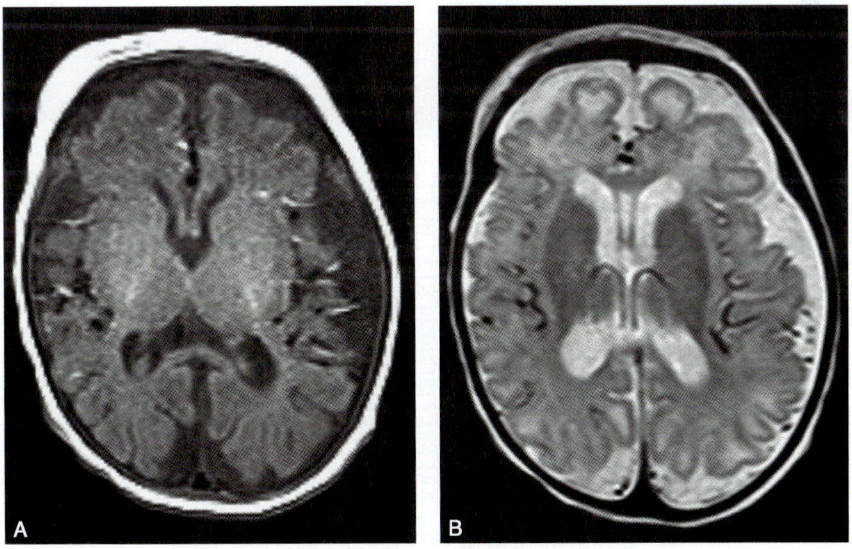

图 4-43　头颅 MRI（CA 43 周）

注：A 为 T_1WI；B 为 T_2WI。

案例 2：患儿，男，G_4P_3，胎龄 31^{+1} 周，因“胎儿宫内窘迫”剖宫产出生，羊水Ⅲ度污染，胎盘、脐带无异常，出生体重 1 810g，Apgar 评分：1 分钟 6 分，予以清理呼吸道，面罩加压给氧，5 分钟 8 分。入院当日出现癫痫发作，予以维生素 B_6、苯巴比妥、左乙拉西坦、咪达唑仑治疗，抽搐发作仍无法缓解。基因检查：*PNPO* 复合杂合变异 NM_018129：exon7：c.674G>T（p.R225L）；NM_018129：exon5：c.448_451del（p.P150RfsTer27）。

吡哆醇（胺）氧化酶（PNPO）缺乏是一种罕见的由 *PNPO* 基因突变引起的常染色体隐性遗传病，表现为多种类型的癫痫发作。分为经典型及迟发型。经典型占 90%，新生儿期起病。迟发型在新生儿期后起病，占 10%。经典型患儿通常在出生后第 1 天（多在 2 周龄以内）首次癫痫发作。无论是经典型还是迟发型，发作类型不一，可表现为肌阵挛发作、阵挛发作、强直发作和癫痫性痉挛发作等。

出生后第 18 天，aEEG（CA 33^{+5} 周，C3-P3，C4-P4）提示暴发抑制图形，双侧振幅基本对称，无睡眠周期，未见明显癫痫发作（图 4-44）。

头颅 MRI 提示双侧脑室旁白质异常信号（图 4-45）。

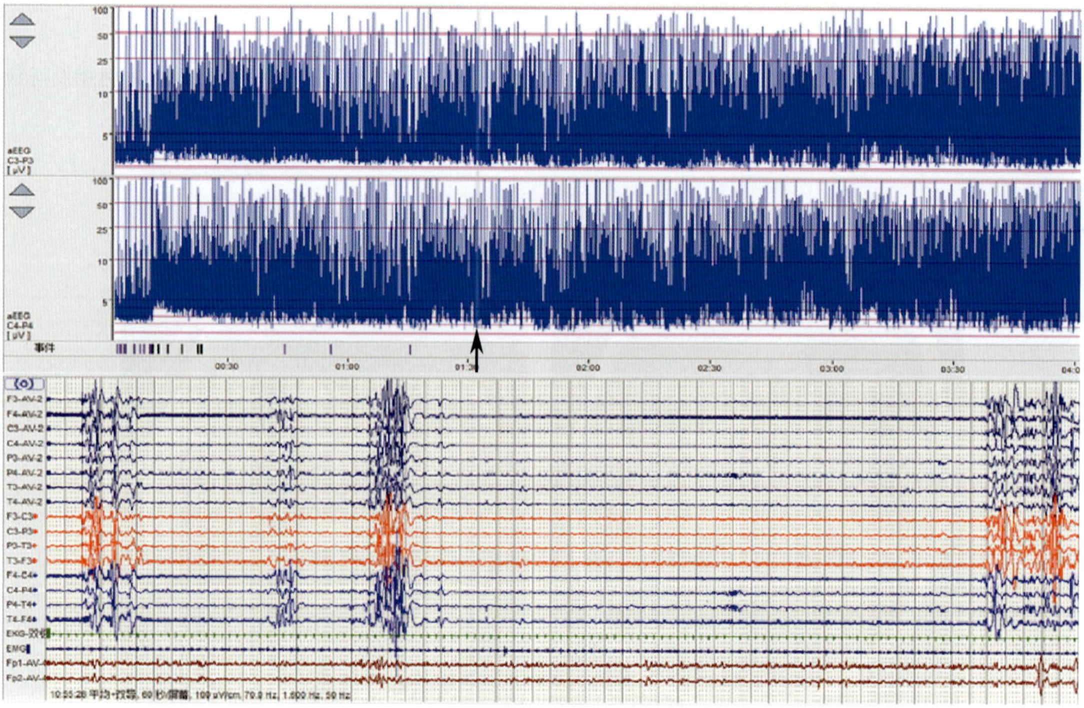

图 4-44 出生后第 18 天 aEEG（CA 33^{+5} 周，C3-P3，C4-P4）

注：黑色箭头所指 aEEG 相应处为全导联暴发抑制图形。

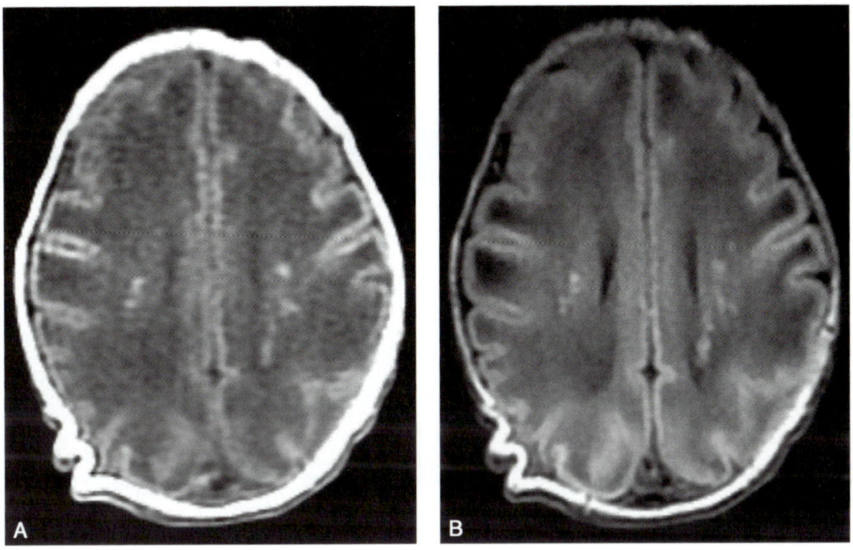

图 4-45　头颅 MRI（CA 31^{+3} 周）

注：A 为 T_1WI；B 为 T_2 FLAIR。

案例 3：患儿，男，G_1P_1，胎龄 38 周，因"胎膜早破"剖宫产出生，羊水、胎盘、脐带无异常，出生体重 3 550g，Apgar 评分：1 分钟 10 分、5 分钟 10 分。出生后 16 小时出现频繁癫痫发作，表现为双眼凝视、四肢抖动，伴有尖叫，易激惹，持续数秒可自行缓解。予以维生素 B_6、苯巴比妥、咪达唑仑治疗后，抽搐缓解停用维生素 B_6 出院，后再次反复癫痫发作，2 月龄基因检查：*ALDH7A1*：NM_001182：exon17：c.1553G>C（p.R518T），Maternal；NM_001201377：c.924+1G>A，Paternal，诊断为维生素 B_6 依赖性癫痫，再次予以维生素 B_6 治疗，癫痫发作控制，6 月龄生长发育与正常同龄儿相仿。血尿串联质谱未见异常。

吡哆醇依赖性癫痫（pyridoxine-dependent epilepsy，PDE）是一种罕见的常染色体隐性遗传病，典型病例于新生儿期或婴儿早期起病，表现为抗癫痫药难以控制的癫痫发作，但大剂量维生素 B_6 可控制癫痫发作。发作类型及 EEG 表现均缺乏特异性，分为经典型和非经典型。经典型在出生后的几周至几个月内起病，发作类型包括局灶性发作、全面性发作、失张力发作、肌阵挛、癫痫性痉挛或脑电发作。非经典型一般在较大的婴儿或 3 岁之后发病，最初对抗癫痫药有反应，后为难治性癫痫，早期对吡哆醇无反应，但随后几个月通过服用吡哆醇可控制发作。

出生后第 17 天，aEEG（CA 40^{+3} 周，F3-P3，F4-P4）提示连续图形（与相应 CA 相比，上下边界均上移），双侧振幅基本对称，睡眠周期不成熟，监测到频繁癫痫发作，右侧明显（图 4-46、图 4-47）。

头颅 MRI 提示未发现皮层明显异常信号（图 4-48）。

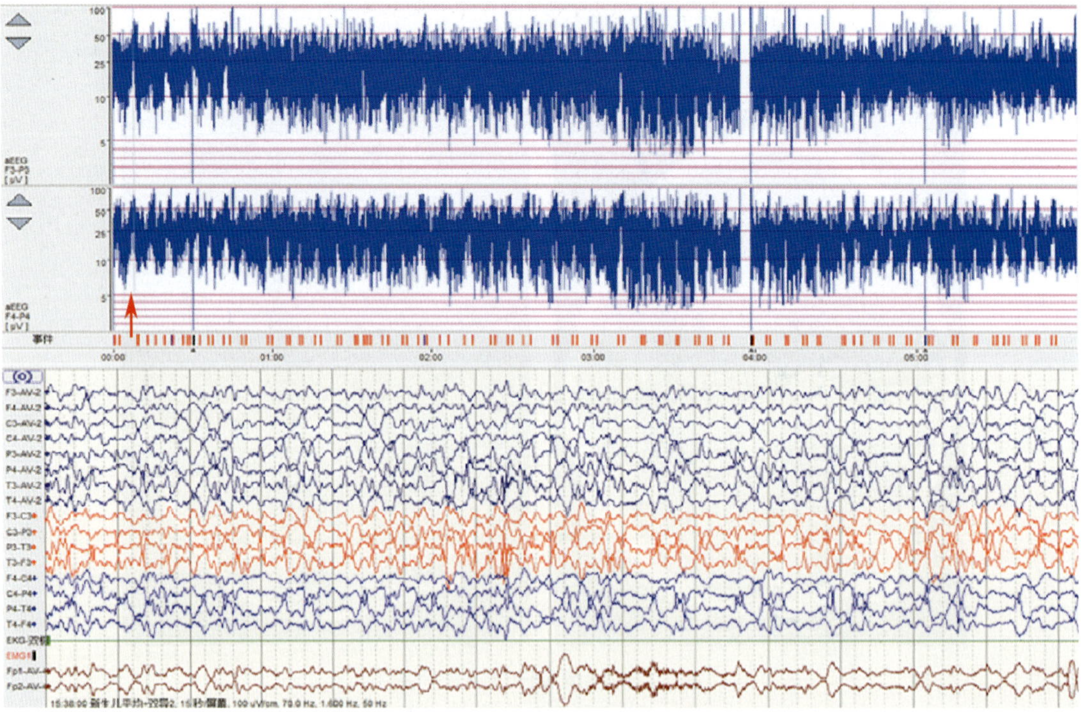

图 4-46　出生后第 17 天 aEEG（CA 40^{+3} 周，F3-P3，F4-P4）

注：红色箭头所指 aEEG 相应处为 1 次癫痫发作：双侧棘波、棘慢波和多棘慢波节律性发放。

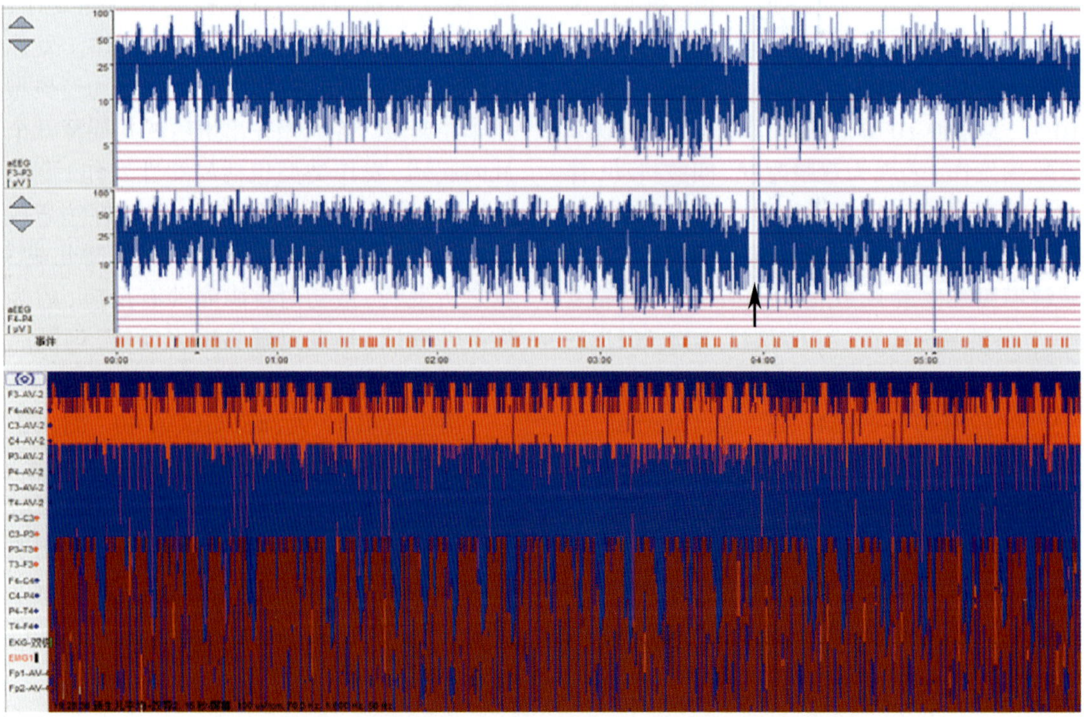

图 4-47　同一次不同时间节点 aEEG（CA 40^{+3} 周，F3-P3，F4-P4）

注：上下边界异常抬高，黑色箭头所指 aEEG 相应处为伪差，因电极脱落所致。

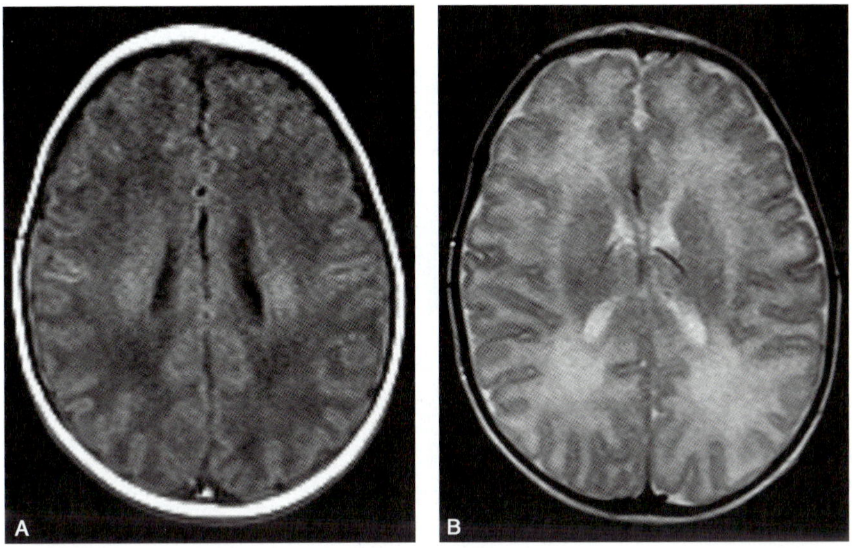

图 4-48　头颅 MRI

注：A 为 T_1WI；B 为 T_2WI。

案例 4：患儿，男，G_2P_1，胎龄 40^{+6} 周，因“胎位不正”剖宫产出生，羊水、胎盘、脐带无异常，出生体重 2 900g，Apgar 评分不详，否认窒息抢救史。出生后第 7 天出现气促、反应差、吃奶减少，入院后血气分析提示代谢性酸中毒，予以呼吸机辅助通气、纠正酸中毒等治疗。出生后第 8 天出现癫痫发作，表现为双眼凝视，右侧肢体强直，左侧肢体抖动，持续 30 秒可自行缓解。遗传代谢病筛查：疑似甲基丙二酸血症、丙酸血症、原发性肉碱缺乏症。予以苯巴比妥治疗，甘露醇降低颅内压，并予以丙氨酸血症专用奶粉喂养，癫痫发作停止。出院后未使用抗癫痫药，无抽搐，8 月龄进行肝移植术。生长发育整体落后于正常同龄儿，3 岁半时随访整体精神运动发育与 2 岁幼儿相仿。基因检查：*PCCA*：NM_000282：exon3：c.231+1G>A；NM_000282：exon7：c.596T>A（p.V199D）。

丙酸血症是一种常染色体隐性遗传病，由 *PCCA* 或 *PCCB* 基因变异所致。分为早发型（3 个月以内起病）和晚发型（3 个月以后起病）。早发型患儿出生后数小时、数天，甚至数月都没有症状，然而一旦发生急性代谢失代偿就会危及患儿生命。临床表现为吃奶少、嗜睡、意识障碍、反复呕吐、癫痫发作、呼吸困难、生长发育迟缓、运动障碍等。

出生后第 10 天，aEEG（CA 42^{+2} 周，F3-P3，F4-P4）提示暴发抑制图形，双侧振幅基本对称，无睡眠周期，监测到多次癫痫发作（图 4-49）。

出生后第 12 天，aEEG（CA 42^{+4} 周，C3-P3，C4-P4）提示部分暴发抑制图形，双侧振幅基本对称，睡眠周期不成熟，未见癫痫发作（图 4-50）。

出生后第 13 天，aEEG（CA 42^{+5} 周，C3-P3，C4-P4）提示连续图形，双侧振幅基本对称，睡眠周期不成熟，未见癫痫发作（图 4-51）。

出生后第 17 天，aEEG（CA 43^{+2} 周，F3-C3，F4-C4）提示连续图形，双侧振幅基本对称，睡眠周期成熟，未见癫痫发作（图 4-52）。

头颅 MRI 提示脑内多发异常信号（图 4-53）。

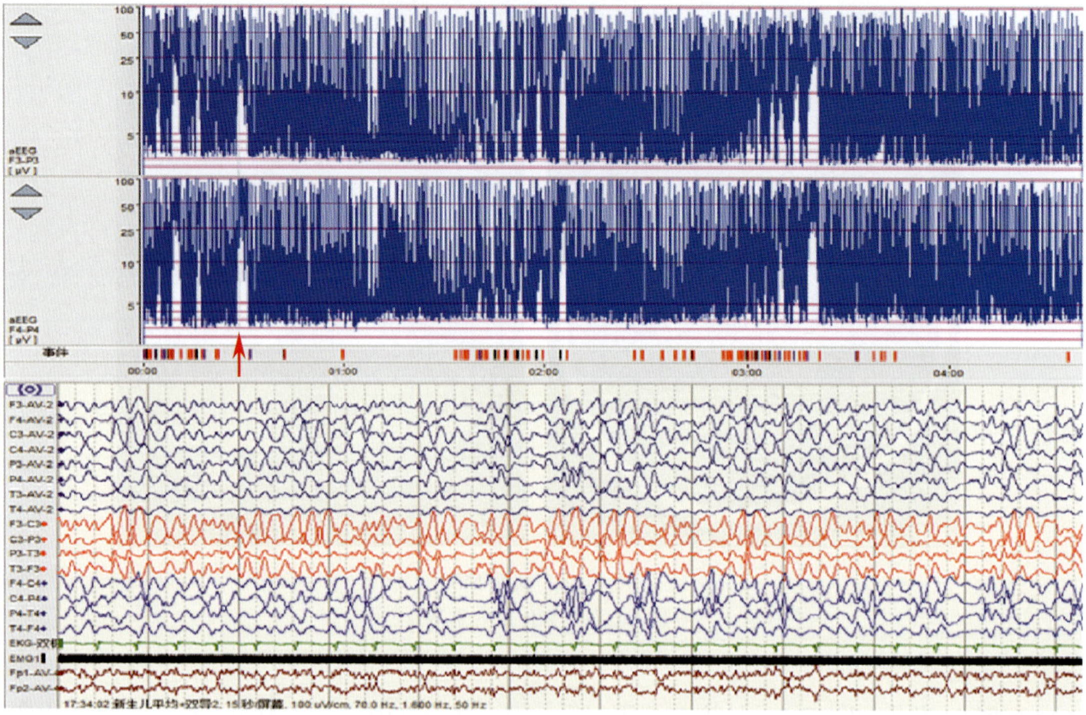

图 4-49　出生后第 10 天 aEEG（CA 42^{+2} 周，F3-P3，F4-P4）

注：红色箭头所指 aEEG 相应处为 1 次癫痫发作：双侧棘波和尖波节律性发放，左侧显著。

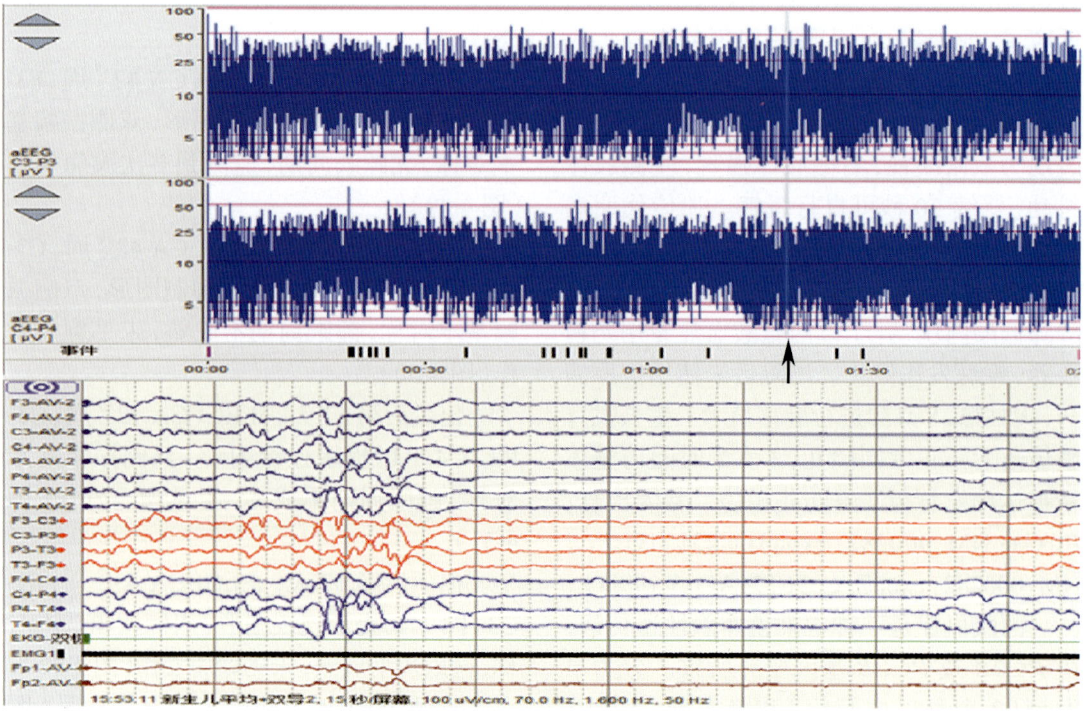

图 4-50　出生后第 12 天 aEEG（CA 42^{+4} 周，C3-P3，C4-P4）

注：黑色箭头所指 aEEG 相应处为睡眠期全导联暴发抑制图形。

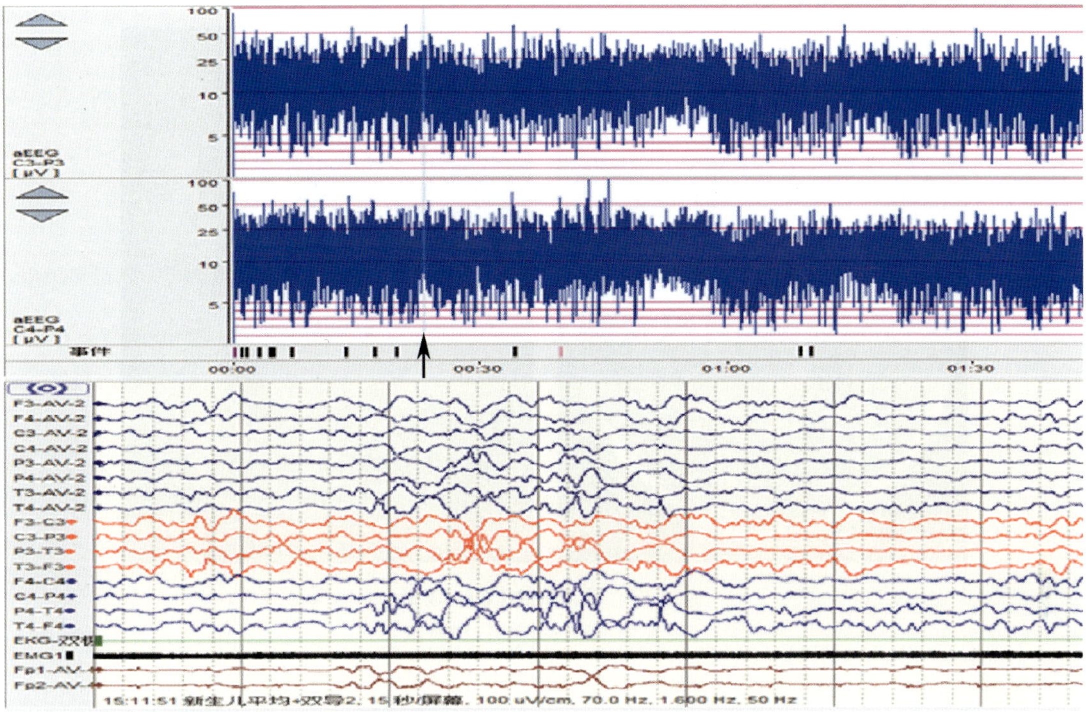

图 4-51 出生后第 13 天 aEEG(CA 42^{+5} 周，C3-P3，C4-P4)
注：黑色箭头所指 aEEG 相应处为睡眠期多灶性癫痫样放电。

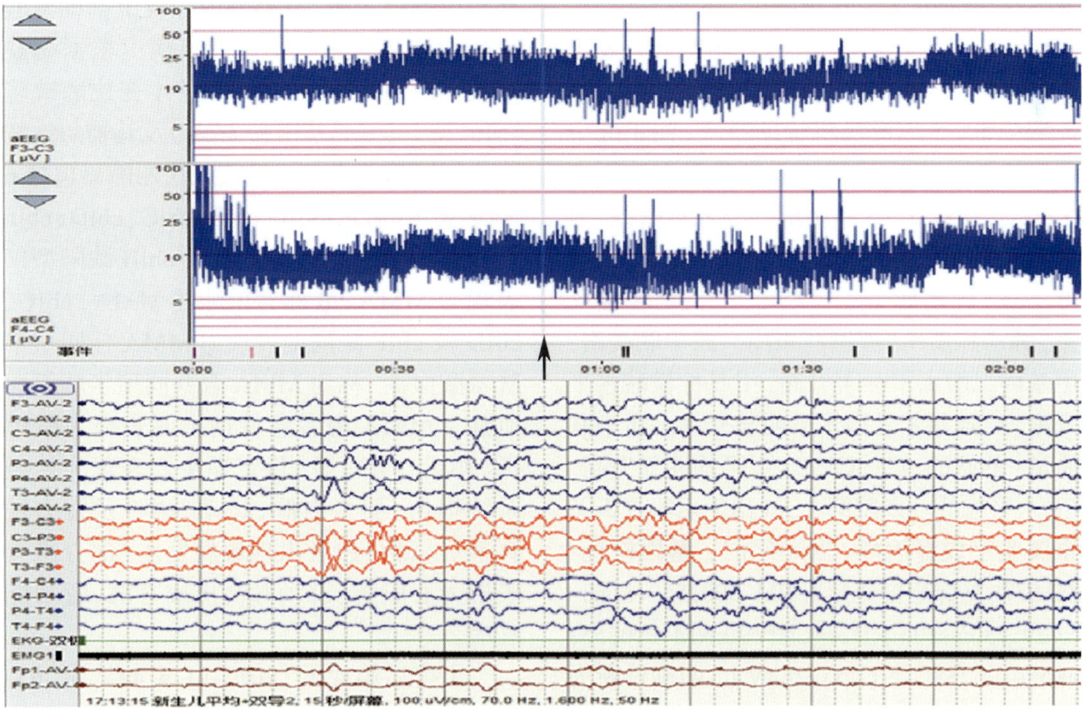

图 4-52 出生后第 17 天 aEEG(CA 43^{+2} 周，F3-C3，F4-C4)
注：黑色箭头所指 aEEG 相应处为睡眠期多灶性癫痫样放电。

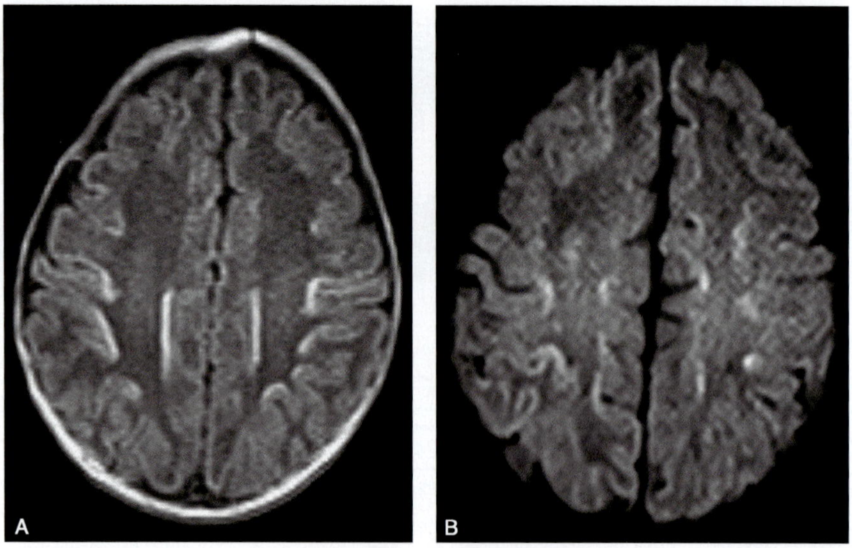

图 4-53　头颅 MRI（CA 43 周）

注：A 为 T_1WI；B 为 T_2 FLAIR。

案例 5：患儿，女，G_4P_2，胎龄 40^{+5} 周，顺产出生，羊水、胎盘、脐带无异常，出生体重 2 900g，Apgar 评分：1 分钟、5 分钟均 10 分。出生后第 2 天吃奶减少，逐渐不吃，出生后第 3 天出现低体温，入住新生儿科发现肌张力低下、反应差、血糖 1.2mmol/L、代谢性酸中毒，予以呼吸机辅助通气、纠正酸中毒等治疗。出生后第 4 天出现双上肢不自主抖动，持续 2～3 秒缓解。心脏彩超：右冠状动脉异位起源可能，右房右室偏大，肺动脉增宽，肺动脉瓣、二尖瓣、三尖瓣轻度反流，肺动脉高压，卵圆孔未闭。尿串联质谱：甲基丙二酸水平显著升高，甲基柠檬酸水平升高，4-羟基苯乳酸水平明显升高。血串联质谱：酪氨酸、C3、C3/C2 水平均明显升高，C0 水平偏低。入院第 3 天（出生后第 5 天），家属签字放弃治疗，当天死亡。基因检查：*MMUT*（复合杂合变异）：NM_000255：exon3：c.729_730insTT（p.D244Lfs*39）.NM_000255：exon4：c.788G>T（p.G263V）。明确诊断为甲基丙二酸血症。

甲基丙二酸血症（methylmalonic academia，MMA）是一种常染色体隐性遗传病，是由于甲基丙二酰辅酶 A 变位酶自身缺陷或其辅酶钴胺素（cbl，维生素 B_{12}）代谢缺陷，导致甲基丙二酸、3-羟基丙酸及甲基枸橼酸等代谢物异常蓄积引起的疾病。根据酶缺陷类型分为甲基丙二酰辅酶 A 变位酶缺陷（Mut 型，其编码基因为 *MUT*）及其辅酶钴胺素代谢障碍两大类。钴胺素代谢障碍包括 6 个类型，分别为 cblA、cblB、cblC、cblD、cblF 及 cblH。Mut、cblA、cblB 及 cblH 缺陷型仅表现为 MMA，故称为单纯性 MMA，cblC、cblD 及 cblF 缺陷型表现为 MMA 伴同型半胱氨酸血症，称为 MMA 合并同型半胱氨酸血症。MMA 患者急性期主要表现为酸中毒、呕吐、嗜睡等；稳定期主要表现为神经系统损伤，肌张力低，运动、语言及智力发育落后，部分患者出现癫痫发作；部分患者表现为心肌病、肺动脉高压或肾病、肾功能衰竭。

出生后第 4 天，aEEG（CA 41^{+2} 周，F3-C3，F4-C4）提示低电压，双侧振幅基本对称，无睡眠周期，未见癫痫发作（图 4-54）。

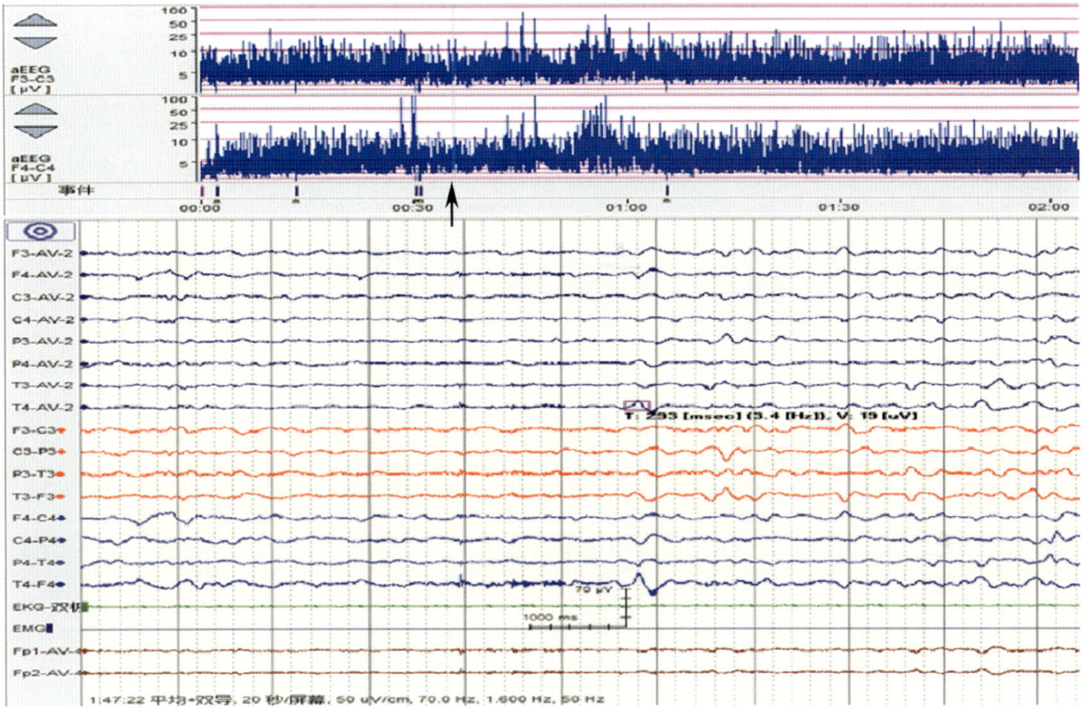

图 4-54　出生后第 4 天 aEEG（CA 41^{+2} 周，F3-C3，F4-C4）
注：黑色箭头所指 aEEG 相应处为低波幅（<25μV）混合慢波活动。

（许 艳　沈 瑾　程国强　周渊峰）

下　篇

振幅整合脑电图和脑功能监测在儿童危重症中的应用

不同于成人危重症，儿童疾病的特点是起病急，病情变化快，尤其是儿童各个系统的危重症，包括神经系统和其他脏器功能的损伤及代谢异常等重症疾病最终都会导致脑功能障碍甚至脑死亡，而早期识别脑功能障碍是及时救治、降低死亡率的关键，但在临床工作中，儿科重症监护治疗病房（pediatric intensive care unit，PICU）的医生很难仅仅依据临床症状对脑功能损害程度进行判断，也很难识别临床表现不典型的癫痫发作以及临床下脑电发作，因此对于危重症患儿，需要实时监测脑功能变化以及癫痫发作并及时给予对应的处理以避免不可逆性脑损伤的发生。

至今为止，对儿童危重症脑功能的监测手段仍非常有限，头颅影像学检查、经颅多普勒脑血流图、颅内压和脑血氧监测等只能提供大脑结构、血流的改变以及间接反映脑内压和氧合代谢的相关信息，不能全面反映脑功能的变化。

EEG 对大脑皮层的病理生理变化非常敏感，尤其对缺血缺氧异常敏感，与脑血流量改变也有良好的相关性，同时还可以判断惊厥性或非惊厥性癫痫发作。由于常规 EEG 的局限性，床旁持续（视频）EEG 监测［continous EEG（CEEG）或 continous video EEG（CVEEG）］更适合危重患儿的脑功能监测，可方便、动态和无创地评价大脑神经元功能和监测癫痫发作，依据已有的 EEG 分级标准，CEEG 除了能够对危重症患儿进行初步定位，反映脑损伤程度，监测癫痫发作，还可以根据脑电的动态变化和对外界刺激的反应性判断患儿近期和远期预后。

但是，CEEG 实际应用中还存在以下问题：①持续 EEG 监测数据量庞大，因需要足够的时间和专业的神经电生理医生后期回放分析波幅和频率的变化，常常耽误病情的及时诊治和处理；②只能反映监测当时的脑电活动，不能实时反映连续的脑功能变化和变化的趋势，因而不能在可逆性脑功能的情况下对危重患儿及时进行治疗和判断预后。

因此在 PICU，对各种危重症患儿，需要简单、实时且可靠的脑电监测方法来解决以上问题，而持续脑功能监测趋势图则是解决这些问题有效的辅助手段。持续脑功能监测趋势图在临床上操作简单，以“小时”为单位分析脑电波幅和频率的趋势变化，可以更加直观、简单和实时判断分析。

aEEG 在 PICU 中的应用：10 多年前一项国际性 EEG 使用调查研究发现，当时的儿科神经科或神经电生理医生似乎尚未接受 aEEG 这种简单的脑功能监测方式，然而目前 aEEG 在国内外新生儿监护室已经得到广泛性的开展和应用，近年来，利用 aEEG 监测危重症患儿脑功能变化和癫痫发作已经开始在 PICU 逐步推广。在世界范围内，多通道 EEG 持续监测仍是一种相对稀缺的临床资源。近期一项在德国和瑞士 PICU 开展的 aEEG 应用在线调查问卷结果发现，2/3 的受访 PICU 已经在非新生儿危重症患儿中使用 aEEG 监测脑功能变化，由此可见，欧洲一些国家的 PICU 开始逐渐接受并使用 aEEG，aEEG 的使用比例明显升高，监测的指标主要包括双侧半球脑电背景活动是否存在差别和癫痫发作。德国一项 PICU 应用 aEEG 的回顾性研究发现，aEEG 进行性恶化的背景活动和死亡呈正相关，但与常规 EEG 发现病理性背景活动相比，aEEG 特异度达到 100%，但灵敏度只有 62%，提示在 PICU，首先 aEEG 可以作为常规 EEG 有潜力的补充，其次不同于新生儿背景分类标准，需要进一步建立儿童年龄相关的 aEEG 背景参考标准。

PICU 收治的危重症患儿中，2%～6% 的儿童发生心搏骤停。由于心搏骤停可能导致严重神经系统后遗症，因此心搏骤停后的早期脑功能监测、早期干预和预后判断就具有非常重要的价值。一项针对 30 例儿童心搏骤停后早期利用双通道 aEEG 监测的回顾性研究发现，心搏骤停后 24 小时内 aEEG 为连续性背景活动和睡眠周期的自发出现为预后良好的指标，提示儿童心搏骤停后早期进行 aEEG 监测可以预测神经系统的不良结局。

和新生儿癫痫发作一样，由于儿童大脑发育的特殊性和敏感性，儿童中枢神经系统以及各个脏器的危重症累及中枢神经系统后，都会导致癫痫发作和癫痫持续状态，包括惊厥性和非惊厥性，常见的病因包括中枢神经系统感染、脑血管性疾病以及代谢障碍，反复的癫痫发作或癫痫持续状态，除死亡外，还会导致继发性癫痫、认知损伤、行为异常、局灶性神经系统损害等神经系统后遗症，因此，在 PICU，癫痫发作和癫痫持续状态的正确发现和及时诊治尤为重要。目前，有关 aEEG 在 PICU 癫痫发作诊断的价值，一项前瞻性观察研究分析了经培训的 PICU 临床医生通过双通道 aEEG 识别癫痫发作的能力，结果发现 PICU 临床医生床旁识别癫痫发作的灵敏度和特异度分别为 100% 和 88%，从癫痫发作开始至识别的平均时间为 25 分钟，提示 PICU 临床医生通过 aEEG 可以很好地识别癫痫发作，规范的培训计划以及定期考核可以降低误诊率和缩短识别时间。另一些回顾性研究发现在 PICU，通过 aEEG 识别癫痫发作的灵敏度则为 46%～73.7%，因此需要更多的前瞻性研究以及荟萃分析进一步证实 aEEG 在 PICU 识别癫痫发作的价值。

（周渊峰　王 艺）

参考文献

[1] BRUNS N, FELDERHOFF-MÜSER U, DOHNA-SCHWAKE C, et al. aEEG use in pediatric critical care: an online survey. Front Pediatr, 2020, 8: 3.

[2] BRUNS N, SANCHEZ-ALBISUA I, WEISS C, et al. Amplitude-integrated EEG for neurological assessment and seizure detection in a German pediatric intensive care unit. Front Pediatr, 2019, 7: 358.

[3] BOURGOIN P, BARRAULT V, JORAM N, et al. The prognostic value of early amplitude-integrated electroencephalography monitoring after pediatric cardiac arrest. Pediatr Crit Care Med, 2020, 21(3): 248-255.
[4] ROWBERRY T, KANTHIMATHINATHAN H K, GEORGE F, et al. Implementation and early evaluation of a quantitative electroencephalography program for seizure detection in the PICU. Pediatr Crit Care Med, 2020, 21(6): 543-549.
[5] DIN F, LALGUDI GANESAN S, AKIYAMA T, et al. Seizure detection algorithms in critically ill children: a comparative evaluation. Crit Care Med, 2020, 48(4): 545-552.

第五章

儿童危重症脑功能监测检查规范

儿童危重症脑电图和脑功能监测在评估危重患儿童神经系统功能、判断脑损伤的严重程度、明确癫痫发作和癫痫持续状态具有重要作用，因此规范的脑功能监测检查有助于捕捉到准确且全面的脑电活动信息，能够减少监测过程中的各种风险和并发症的发生，并且助于动态评估患儿脑功能和病情变化，对预后评估具有重要意义，有效的监测结果能为临床诊疗方案的制定和调整提供有效的指导意见。

一、电源和安全

建议使用医院专用的安全供电系统，电源插头使用三相插头和插座，保证地线连接正常，尽量不使用电源延长线，不建议与其他电子仪器共同使用同一电源，电源系统应尽量远离前置放大器和患儿。

二、脑功能记录的要求

开始记录之前应检查临床基本信息；记录过程中注意各种伪差和干扰，及时纠正和记录。监测过程中给予多次反复疼痛刺激、声音呼唤和亮光照射双侧瞳孔来观察 EEG 反应性检查。

三、电极和电极帽

为长程监测的需要，推荐选择银 - 氯化银盘状电极。用医用胶纸固定盘状电极，再用网状弹性帽固定。

四、标准电极安放准备和位置

1. 先采用 95% 乙醇或磨砂膏清洁头皮。

2. 目前国际上一般使用 8～19 个记录电极，可以保持足够的电极间距离。脑功能监测建议最少放置 9 个脑电记录电极（Fp1、Fp2、C3、C4、T3、T4、O1、O2、Cz）和 2 个导联参考电极（耳或乳突电极）。有条件或者临床需要（病情或发作情况较为复杂）可放置 16 个或 19 个[Fp1、Fp2、F3、F4、C3、C4、P3、P4、O1、O2、F7、F8、T3、T4、T5、T6（及 Fz、Cz、Pz）]甚至更多通道记录电极。

3. 首先确定 Cz（中线中央）电极位置 鼻根（图 5-1）至枕外隆凸（图 5-2）的前后连线和双耳前凹的左右连线在头顶的交点为 Cz；从鼻根向后 10% 为 Fpz（额极中线）电极，从 Fpz 向后 20% 为 Fz（额中线），以后依次每 20% 为一个电极位置，从 Fz 向后依次为 Cz（中央中线），Pz（顶中线）及 Oz（枕中线），Oz 与枕外隆凸间的距离应为 10%；双耳前凹连线从左向右距左耳前凹 10% 为 T3（左中颞）电极，以后向右每 20% 放置一个电极，依次为 C3（左中央）、Cz、C4（右中央）和 T4（右中颞），距右耳前凹 10% 为 T4；从 Fpz 通过 T3 至 Oz 连线为左颞连线，距 Fpz 向左 10% 为 Fp1（左额极），从 Fp1 每向后 20% 依次为 F7（左前颞）、T3、T5（左后颞）及 O1，其中 T3 为此线与双耳前凹连线的交点，O1 应距 Oz 10%。右侧与此相同，从前到后为 Fp2（右额极）、F8（右前颞）、T4（右中颞）、T6（右后颞）和 O2（右枕）；从 Fp1 至 O1 及 Fp2 至 O2 各做一连线，为左右矢状旁连线，从 Fp1 向后 20% 依次为 F3（左额）、C3（左中央）及 P3（左顶）。右侧与此相同，从前到后为 F4

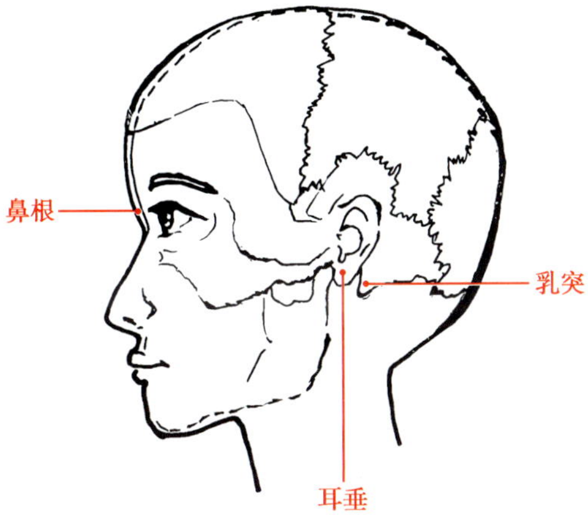

图 5-1　参考电极和接地电极位置示意图

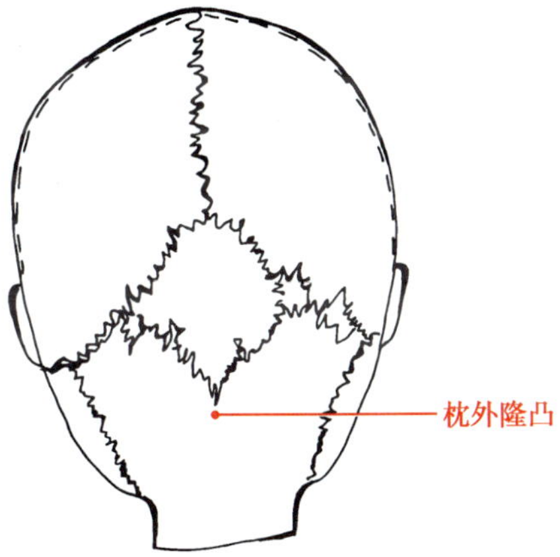

图 5-2　枕外隆凸骨性标志示意图

（右额）、C4（右中央）及 P4（右顶）。

4. 导联参考电极通常放置在耳垂（A1，A2）（见图 5-1）、耳后或乳突，设备参考电极也放置在额中线和中央中线之间位置。电极放置时要避免出现接触不良和盐桥效应。

5. 如果由于头皮静脉置管、引流管、头皮血肿或颅骨骨折等原因必须修改记录电极的位置，按照等距和左右对称原则，相应的对侧电极的位置也应同样进行修改。

6. 导联编排要求　EEG 的导联组合是评价 EEG 波形、极性和定位的基本依据。EEG 的导联组合分为参考导联和双极导联。导联组合的基本原则：导联方式尽量简单；双导联的电极间距离应相等；在导联排列上遵循从前向后，先内后外，先左后右的顺序；数字化 EEG 应预设多种参考导联和双极导联组合方式，同步监测和阅图回放时注意变换导联方式。

7. 脑功能监测通道编排要求　脑功能监测通道根据记录电极数目可以分成单通道（2 个记录电极）、双通道（4 个记录电极）和多通道（6 个及 6 个以上记录电极）。放置 C3 和 C4 记录电极是是临床上最常用的单通道脑功能监测方法，可以反映双侧半球的脑功能变化，单通道（C3-C4）脑功能监测，如 aEEG、相对功率谱和光谱图/屏（图 5-3）；单通道（T3-T4 和 O1-O2）的 aEEG、相对功率谱和光谱图/屏（供选择）（图 5-4、图 5-5）；双通道在放置 C3 和 C4 记录电极的基础上，同时增加其他记录电极，可以比较左右半球脑功能的变化，双通道（FP1-C3 和 FP2-C4 或 C3-O1 和 C4-O2）脑功能监测，如 aEEG、相对功率谱和光谱图/屏来比较双侧半球振幅和频率（图 5-6）。

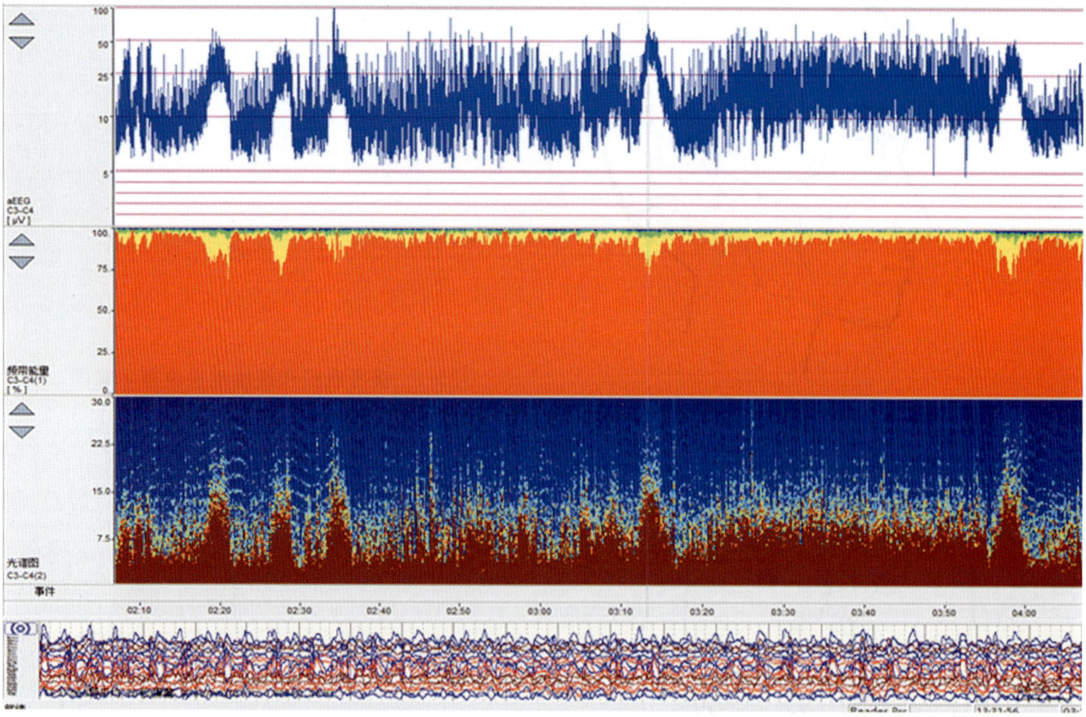

图 5-3　单通道(C3-C4)的 aEEG、相对功率谱和光谱图

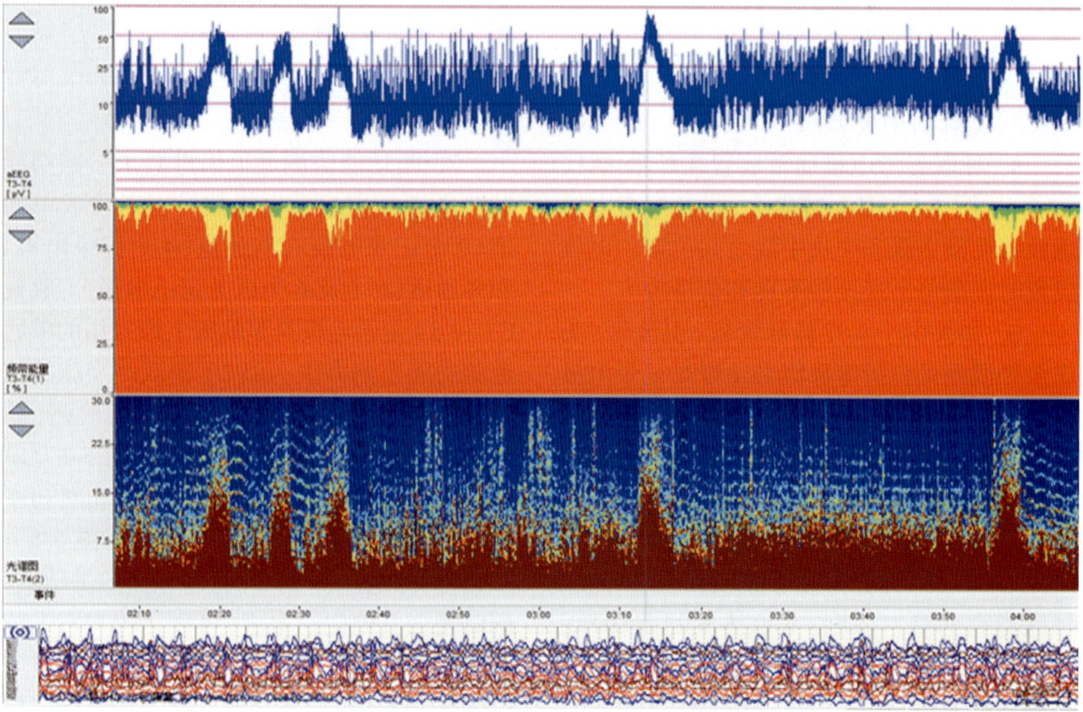

图 5-4　单通道(T3-T4)的 aEEG、相对功率谱和光谱图

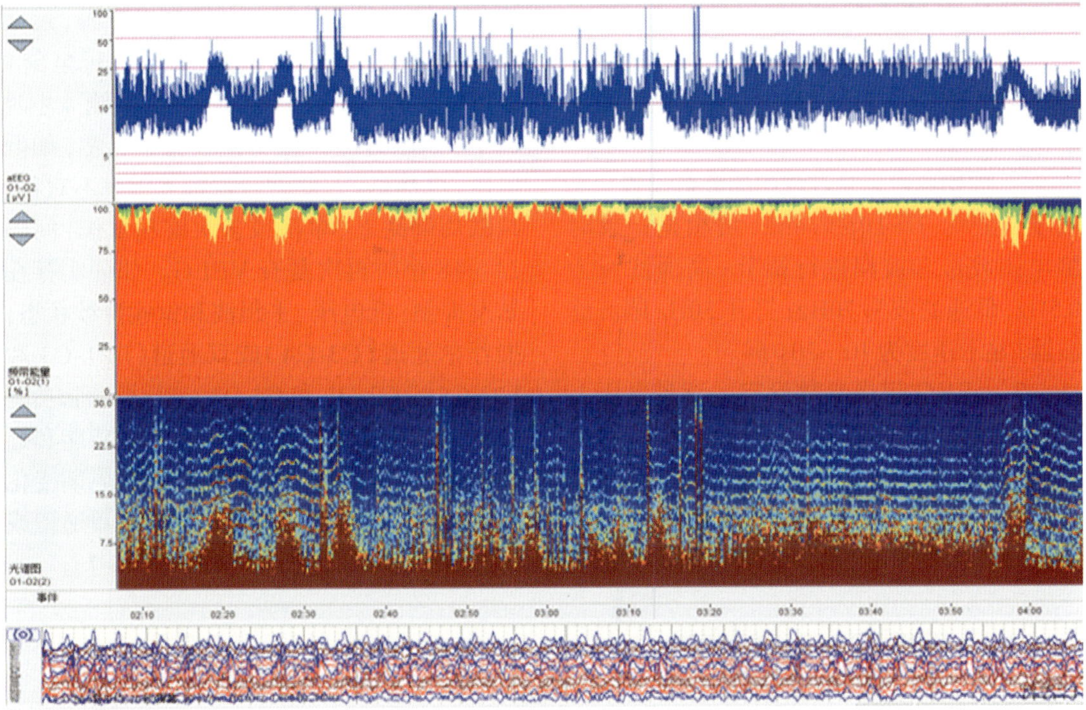

图 5-5　单通道(O1-O2)的 aEEG、相对功率谱和光谱图

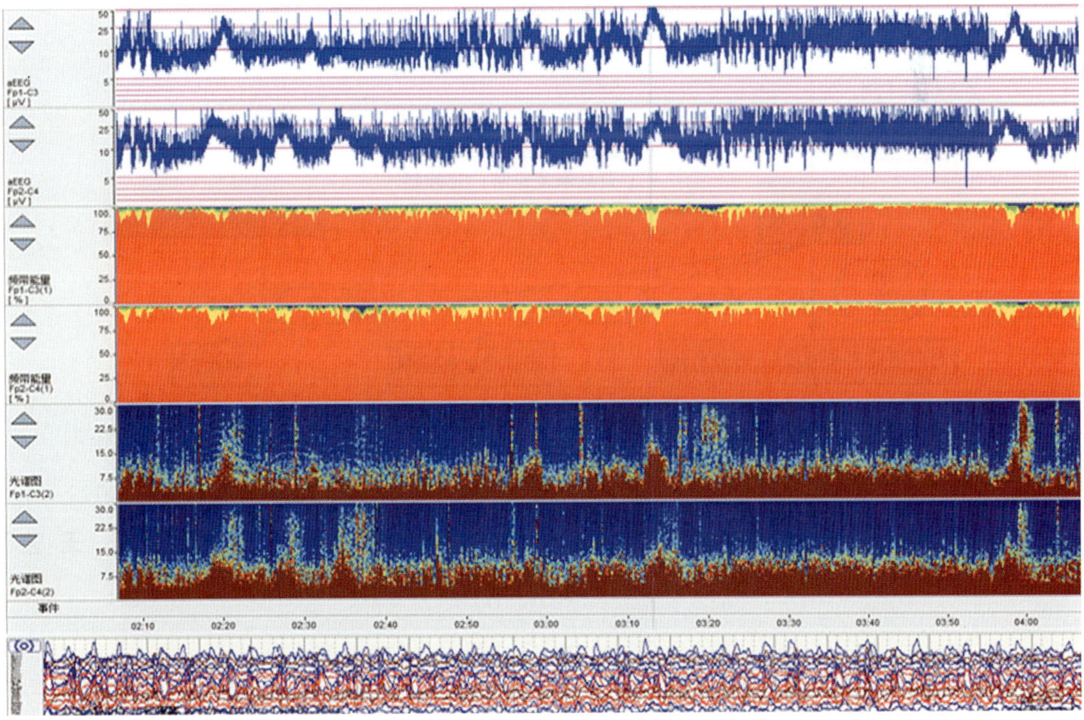

图 5-6　双通道(Fp1-C3，Fp2-C4)的 aEEG、相对功率谱和光谱图

五、质量控制

1. 阻抗　电极阻抗保持在 10KΩ 以下。如果监测时间长（12～24 小时或更长），需要定期检查阻抗。

2. 原始脑电记录过程中的参数设置　灵敏度设置为 7～10μV/mm，可根据记录时脑电图波形和波幅进行调节；高通滤波为 0.5Hz，低通滤波为 70Hz；打开 50Hz 陷波滤波器；显示速度为 10～20s/屏。

3. aEEG 记录参数设定　背景电压上限为 50～100μV，整合时长为 2～4h/屏。

六、EEG 和 aEEG 监测流程

对于儿科重症监护病房神经危重症或全身系统性危重症累及中枢神经系统，有脑损伤或脑病的临床表现，如意识障碍、运动障碍和癫痫发作等的患儿，推荐进行至少 9 通道以上的 VEEG 联合 aEEG 并监测 4 小时以上，如床旁监测证实存在背景异常，如低电压、电静息、双侧背景振幅或频率不对称、睡眠周期缺乏、单次或多次癫痫发作，间隔 24～48 小时再次复查 VEEG。如证实存在暴发抑制、低电压、平坦波和癫痫持续状态，推荐单通道（C3-C4）或双通道（FP1-C3 和 FP2-C4 或 C3-O1 和 C4-O2）进行持续脑功能监测，监测期间积极干预以保护脑功能和控制癫痫发作，根据背景活动和睡眠周期变化以及癫痫发作缓解情况再决定继续单通道或双通道监测或定期复查 VEEG（图 5-7）。

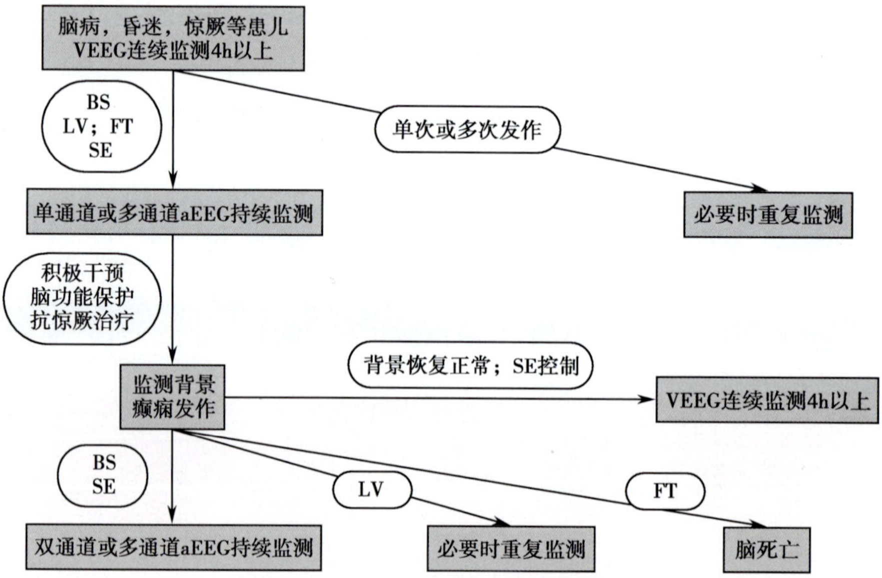

图 5-7　EEG 和 aEEG 监测流程示意图

注：BS. 暴发抑制；FT. 平坦波；LV. 低电压；SE. 癫痫持续状态。

（周渊峰　王 艺）

第六章

振幅整合脑电图和脑功能监测异常背景

aEEG 和脑功能监测异常背景包括暴发抑制、低电压、电静息和高电压，除高电压外，暴发抑制、低电压和电静息均属于严重异常的背景改变，如排除麻醉状态、低体温、低血压和药物中毒等原因导致，均提示预后不良，在持续脑功能监测的基础上需要及时寻找病因并积极的诊治。

第一节　异常背景：暴发抑制

暴发抑制指高波幅的暴发性活动与低电压或电抑制周期性交替出现，也称周期性暴发抑制。暴发段可以是棘慢波、多棘慢波、尖波、尖慢波或慢波夹杂棘波暴发，也可以为其他异常波形，持续 0.5～2 秒；而抑制段为弥漫性低电压或电抑制，持续数秒至 20 余秒，甚至更长，属于严重异常脑电图改变，多数情况下预后不良，可见于各种原因导致的脑病或脑损伤，如缺氧缺血性脑病、其他脑病（癫痫性、中毒性等）、麻醉状态、中枢抑制性药物中毒或濒死状态。一旦发现非麻醉状态相关的暴发抑制，临床上应及时和积极地干预和治疗，有可能逆转，否则进一步可发展成为低电压和电静息。

案例 1：患儿，女，1 岁 10 个月，因发现"肝脾大"入院，入院后出现反复发热、突发心血管循环差、尿量减少和呼吸困难症状，因心搏骤停入 PICU 给予血液净化治疗；查体：偶有自主呼吸，昏迷，压眶和四肢刺激无反应，瞳孔对光反射消失，格拉斯哥昏迷评分（Glasgow coma score，GCS）3 分，后自动出院。出院诊断：脓毒症，多器官功能衰竭。

aEEG（C3-C4）提示带宽下边界＜5μV，缺乏可变性，上边界 10～25μV；每小时暴发次数＞100 次，为 BS+；原始 EEG（灵敏度 70μV/cm）为周期性暴发抑制图形（图 6-1）。

头颅 CT 提示双侧大脑半球脑实质密度普遍降低，灰白质分界欠清，脑沟狭窄消失（图 6-2）。

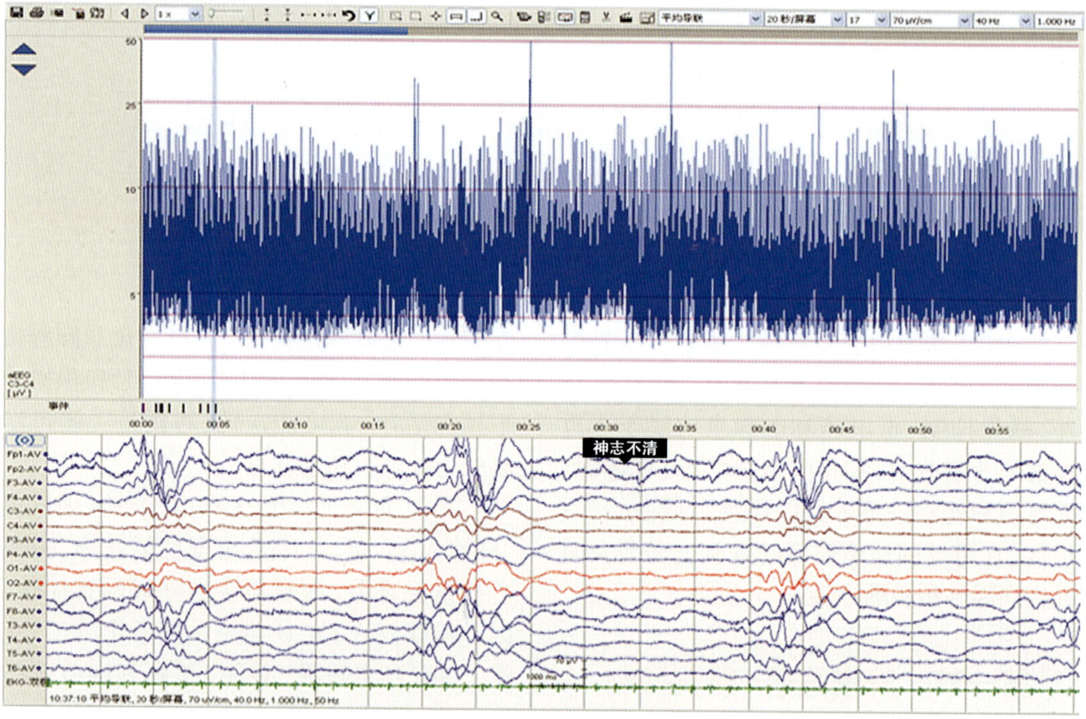

图 6-1　aEEG(C3-C4)

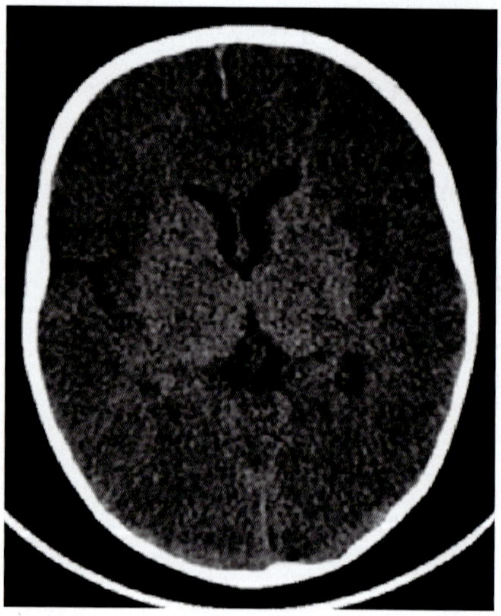

图 6-2　头颅 CT

案例 2：患儿，男，9 岁，因“确诊血友病 3 年，眼痛 2 天，头痛半天”入院。查体：神志不清，烦躁，瞳孔等大等圆，对光反射存在，病理征阴性，GCS 12 分降为 3 分；入院后给予脑室外引流术，后出现自主呼吸消失，心肺复苏后并出现中枢性尿崩症，家属放弃治疗。出院诊断：血友病、颅内出血。

监测初期 aEEG(Fp1-O1，Fp2-O2)带宽下边界＜5μV，缺乏可变性，上边界 10～25μV；每小时暴发次数＞100 次，为 BS+；原始 EEG 为周期性暴发抑制图形(灵敏度 50μV/cm)(图 6-3)。监测后期带宽下边界和上边界在 3～4μV 之间，缺乏可变性；原始 EEG 显示严重低电压(灵敏度 20μV/cm)(图 6-4)。

头颅 CT 提示左侧额叶和脑室内出血，双侧脑室略饱满(图 6-5)。

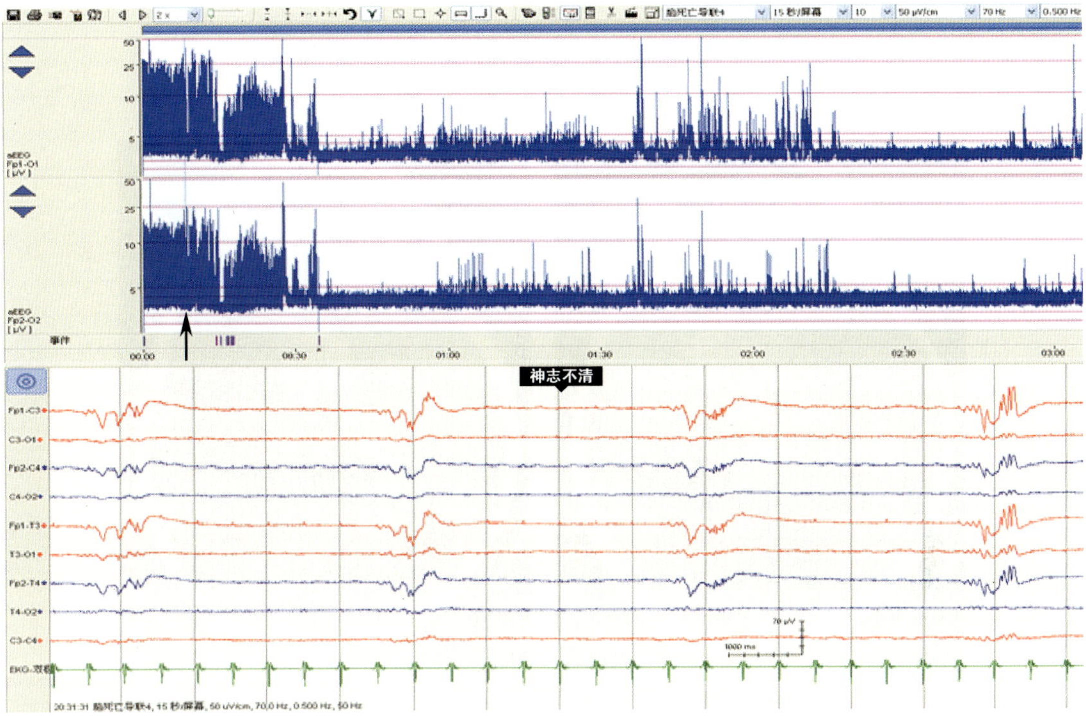

图 6-3　监测初期 aEEG（Fp1-O1，Fp2-O2）

注：黑色箭头所指 aEEG 相应处为监测初期。

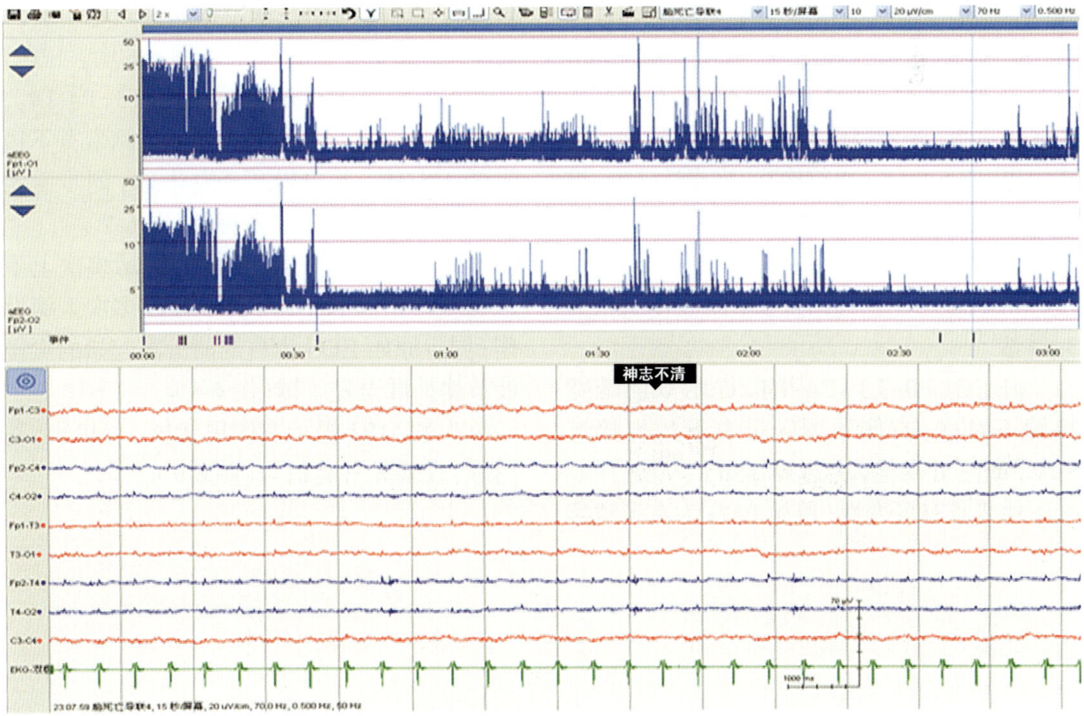

图 6-4　监测后期 aEEG（Fp1-O1，Fp2-O2）

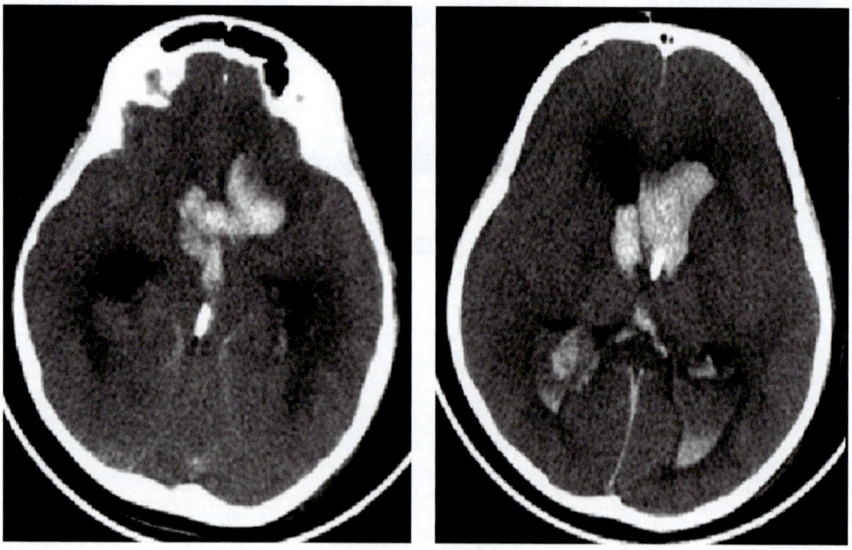

图 6-5 头颅 CT

案例 3：患儿，男，3 岁，因“间断抽搐伴神志不清”入院，抽搐表现为左侧肢体和面部节律性阵挛性抽搐；查体：神志不清，右侧肢体肌张力 3 级，左侧肢体肌张力 2 级，生理反射未引出，GCS 5 分。出院诊断：病毒性脑炎，继发性癫痫。发病后半年随访，仍有左侧肢体局灶性癫痫发作伴运动和认知功能障碍，接受多种抗癫痫发作药物治疗，左侧肢体肌张力 3～4 级。

aEEG（P3-T3，P4-T4）提示双侧带宽持续不对称，右侧顶颞区带宽下边界接近 5μV，缺乏可变性，上边界 25μV，左侧顶颞区下边界具有可变性；原始 EEG 为右半球接近暴发抑制，周期性暴发癫痫样放电可波及左半球（灵敏度 10μV/cm）（图 6-6）。

4 天后再次复查 aEEG（P3-T3，P4-T4），提示双侧带宽仍持续不对称，右侧带宽下边界低于左侧，上边界高于左半球；同步原始 EEG 为右半球接近暴发抑制（图 6-7）。

此次 aEEG（F3-F4）同时提示多次上下边界同时抬高和下降，提示存在多次癫痫发作；同步原始 EEG 为右侧前头部起始的尖慢波节律扩散至左半球（图 6-8）。

头颅 MRI 提示右侧尾状核、豆状核、苍白球、丘脑异常高信号（图 6-9）。

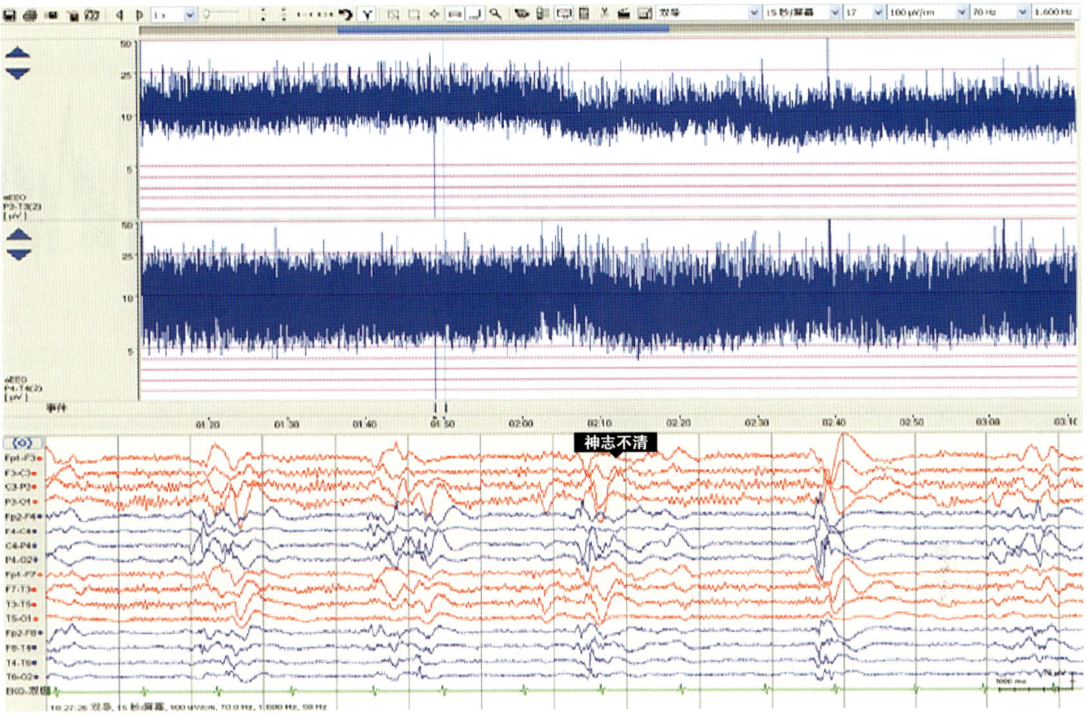

图 6-6　aEEG（P3-T3，P4-T4）

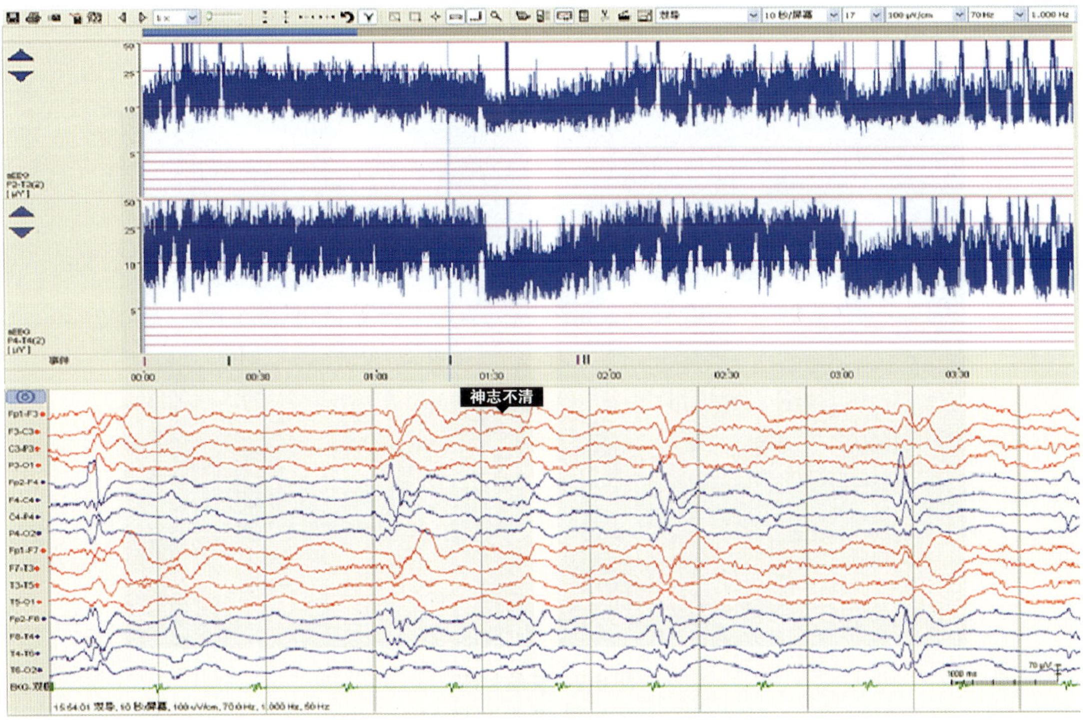

图 6-7　4 天后复查 aEEG（P3-T3，P4-T4）

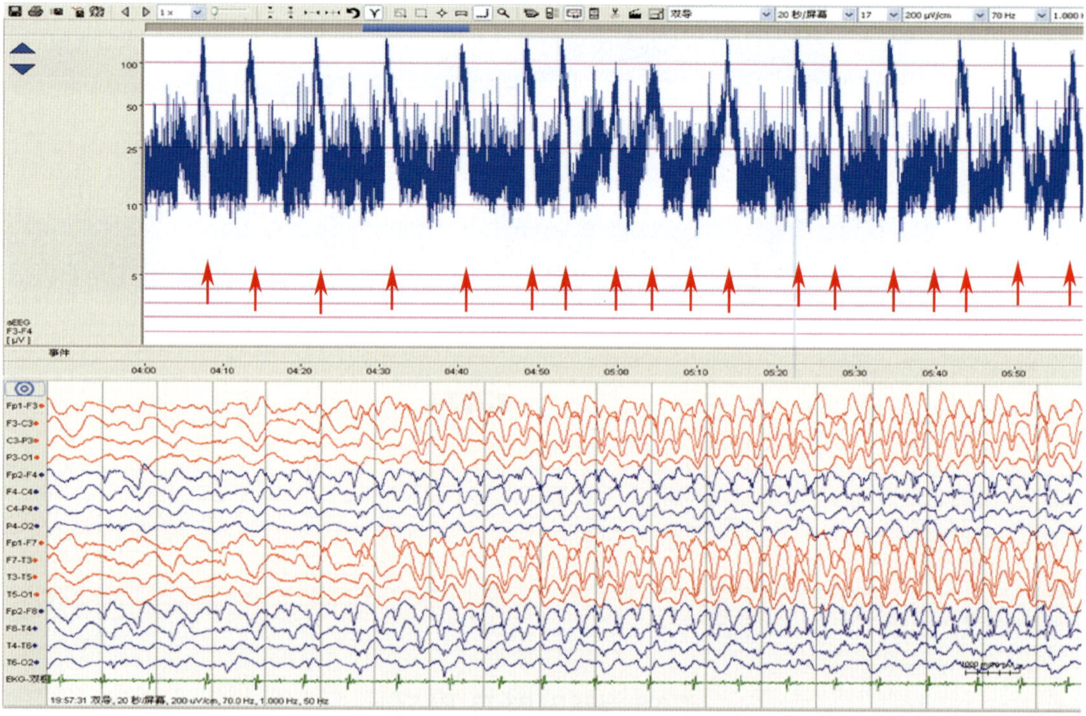

图 6-8　aEEG（F3-F4）

注：红色箭头所指 aEEG 相应处为多次癫痫发作。

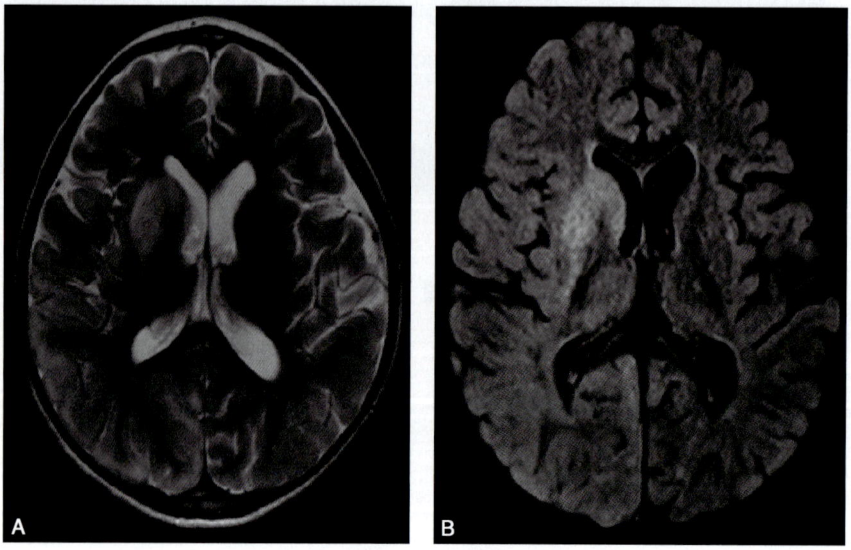

图 6-9　头颅 MRI

注：A 为 T_2WI；B 为 T_2 FLAIR。

案例 4: 患儿，男，2 岁，因“精神差 6 天，昏迷 4 天，抽搐 3 次”入院。查体：昏迷，瞳孔对光反射消失，生理反射未引出，GCS 3 分。外院头颅 MRI：双侧基底节和额颞枕叶白质对称性高信号；血质谱：C3 和 C3/C2 水平显著升高；遗传代谢病：有机酸血症可能，住院 3 天自动出院。出院诊断：遗传代谢病，代谢性脑病。

aEEG(C3-C4)提示带宽下边界 < 5μV，缺乏可变性，上边界 > 10μV；监测初期每小时暴发次数 > 100 次，为 BS+；监测后期每小时暴发次数 < 100 次，为 BS-；原始 EEG 亦为暴发抑制图形（走纸速度 30s/屏）(图 6-10)。

此次 aEEG(C3-C4)同时以提示监测期间多次反复的上下边界抬高，每次持续数分钟，提示存在多次癫痫发作；原始 EEG(走纸速度 30s/屏)为右侧后头部持续节律性放电伴频率和波幅演变(图 6-11)。

头颅 CT 提示脑外间隙增宽，余未见明显异常(图 6-12)。

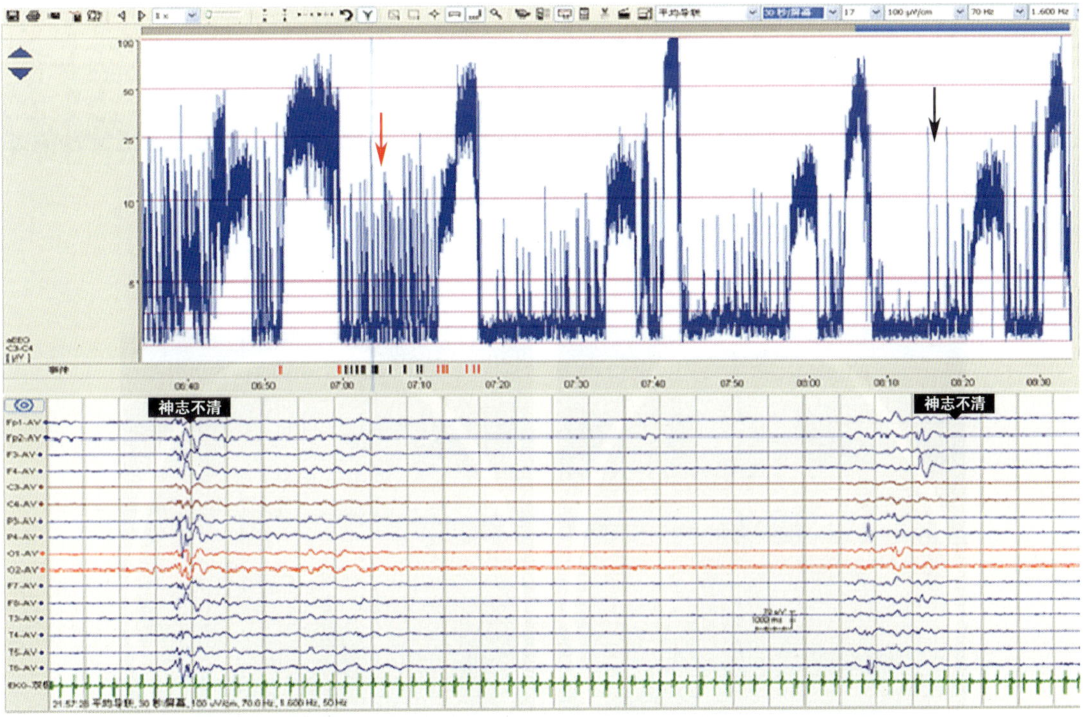

图 6-10　aEEG(C3-C4)

注：红色箭头所指 aEEG 相应处为监测初期；黑色箭头所指 aEEG 相应处为监测后期。

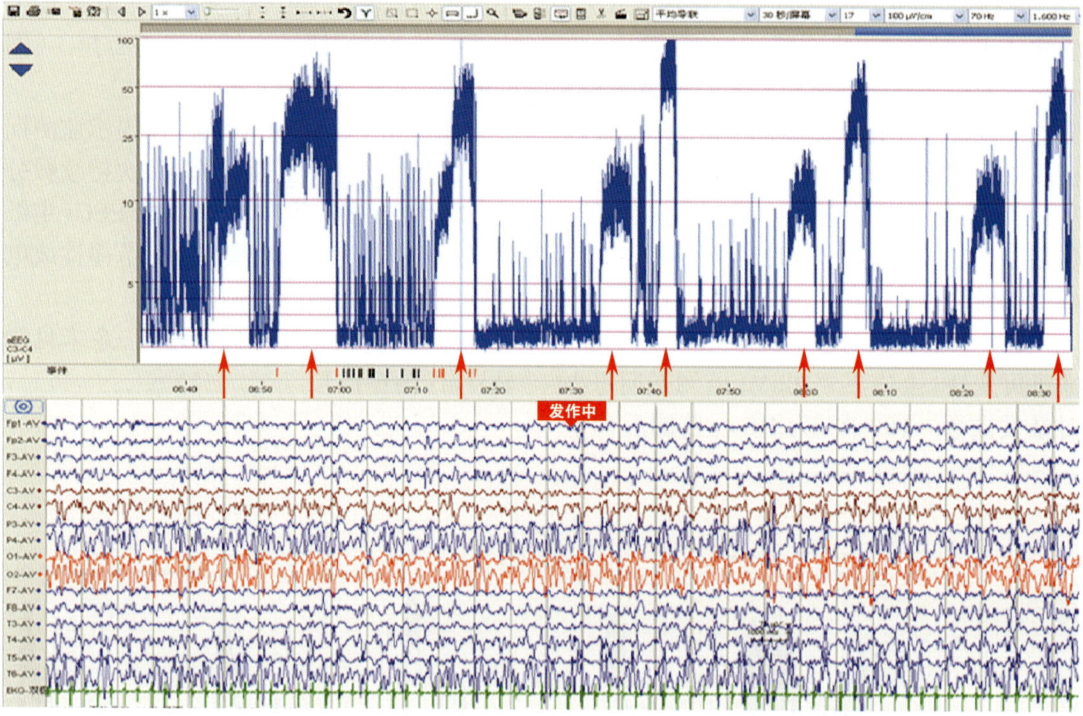

图 6-11　aEEG(C3-C4)

注:红色箭头所指 aEEG 相应处为多次癫痫发作。

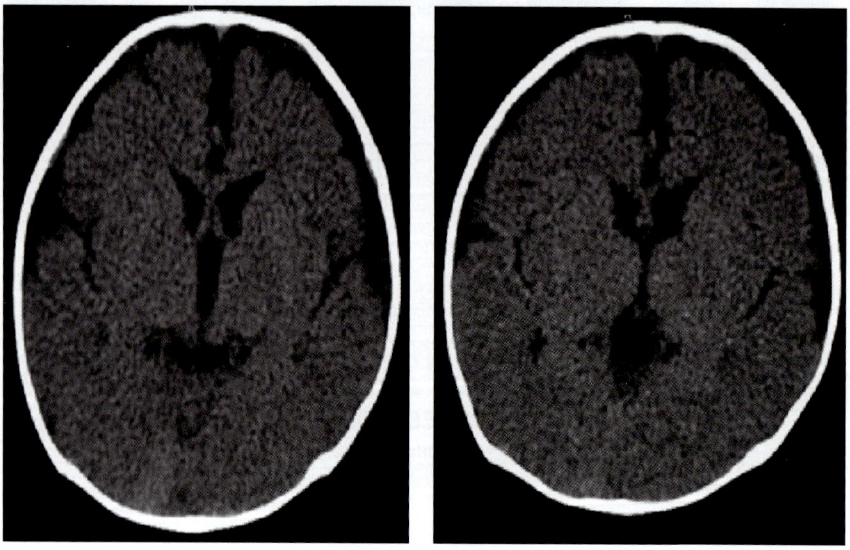

图 6-12　头颅 CT

案例5：患儿，男，1岁，因“发热5天、嗜睡4天，抽搐2次”入院。入院后频繁癫痫发作，给予咪达唑仑和丙泊酚止惊处理。查体：神志不清，肌张力低下，瞳孔对光反射迟钝，病理征阴性，GCS 9分。入院第3天抽搐逐渐减少，神志逐渐改善，昏睡和清醒交替；腰椎穿刺常规和生化检查均在正常范围；脑脊液自身免疫性脑炎和脱髓鞘抗体阴性。入院12天自动出院，出院时意识不清，疼痛刺激肢体可以屈曲，偶有自主睁眼，瞳孔对光反射灵敏，肌张力低下。出院诊断：重症病毒性脑炎。

aEEG（C3-C4）显示监测初期反复上下边界的抬高，呈锯齿样改变，持续30分钟以上；原始EEG（灵敏度200μV/cm，走纸速度20s/屏）显示持续节律性放电伴频率和波幅演变，提示癫痫持续状态，开始给予丙泊酚静脉滴注（图6-13）。

丙泊酚静脉注射后，aEEG（C3-C4）带宽下边界<5μV，缺乏可变性，上边界>25μV（图6-14）；原始EEG（灵敏度100μV/cm，走纸速度20s/屏）显示麻醉药物诱导的周期性暴发抑制图形。

aEEG（C3-C4）监测期间及时调整丙泊酚静脉滴注剂量，维持较长时间的药物诱导的暴发抑制图形（图6-15）。

头颅MRI提示未见明显异常改变（图6-16）。

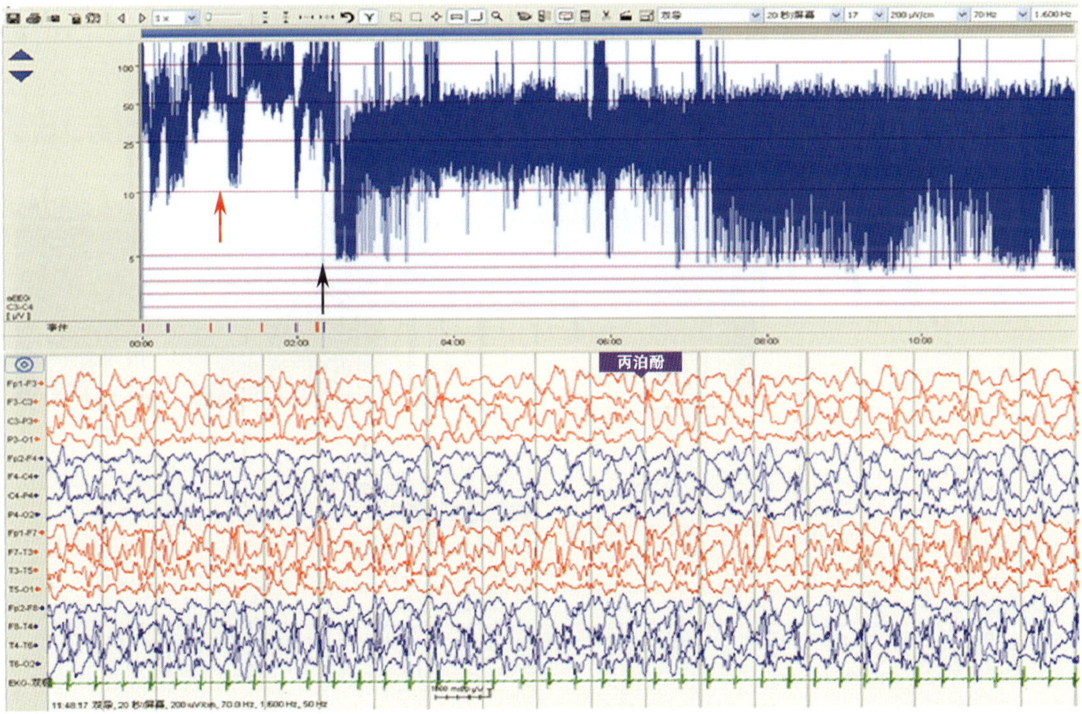

图6-13　aEEG（C3-C4）

注：红色箭头所指aEEG相应处为锯齿样图形；黑色箭头所指aEEG相应处为癫痫持续状态。

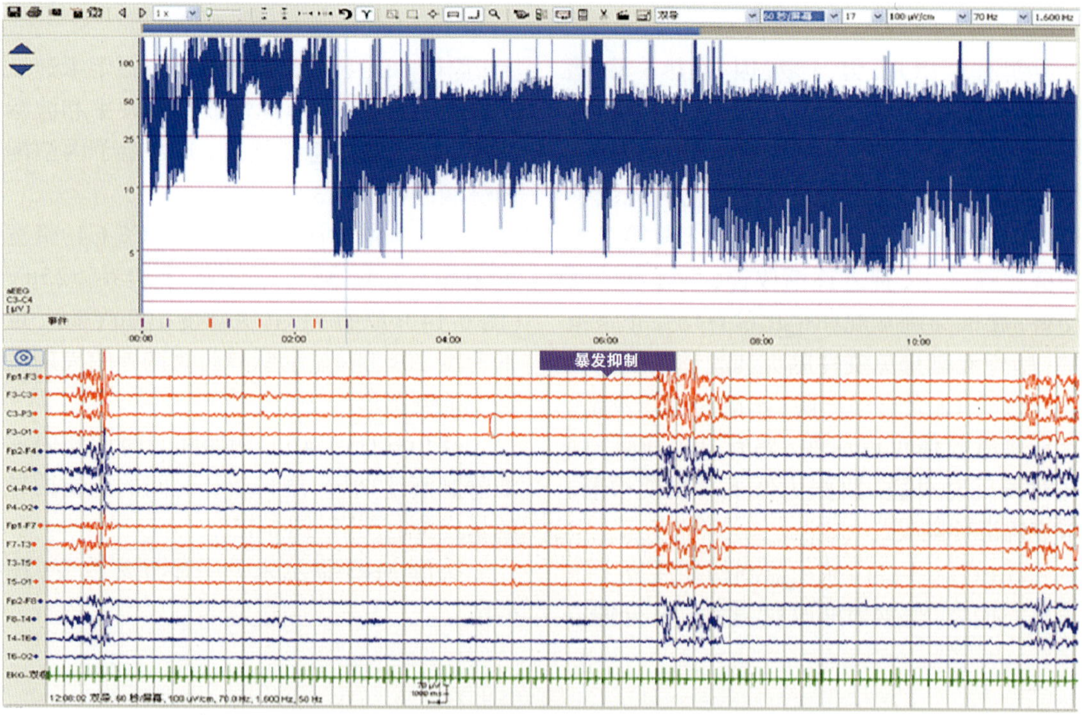

图 6-14　丙泊酚静脉注射后 aEEG(C3-C4)

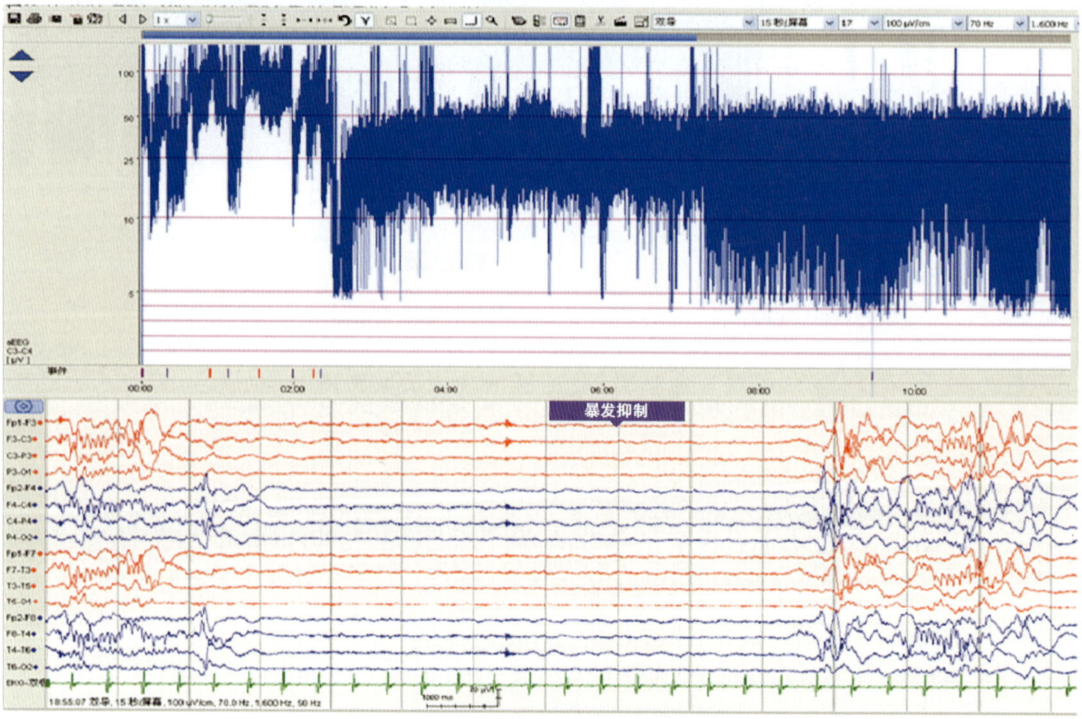

图 6-15　监测期间 aEEG(C3-C4)

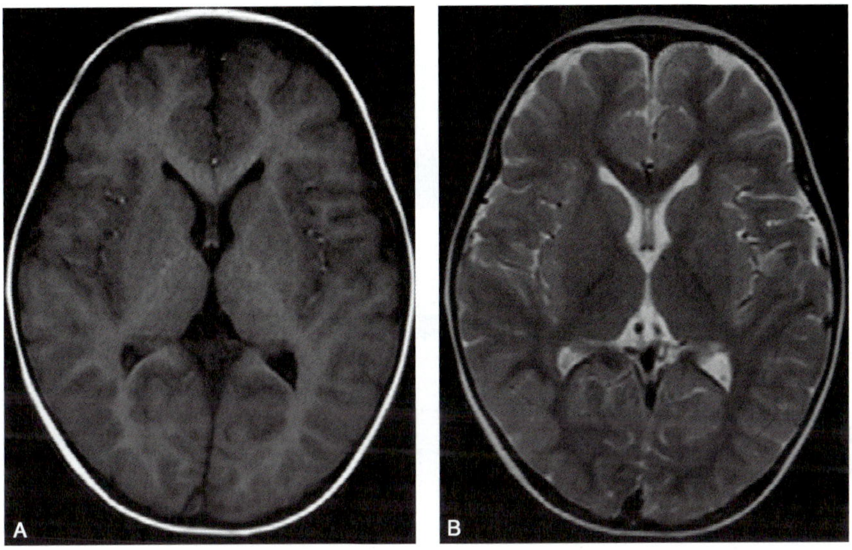

图 6-16　头颅 MRI
注：A 为 T_1WI；B 为 T_2WI。

第二节　异常背景：低电压

低电压（low voltage，LV）是低波幅活动脑电，电压持续低于 20μV 的 θ 活动和 δ 活动，脑电不受状态变化的影响，对外界刺激很少有反应或无反应，见于各种病因所致的严重脑功能损伤和抑制，属于严重异常 EEG 改变，预后不良，也可见于麻醉状态或镇静剂中毒，常为电静息的前奏。

案例 1：患儿，男，2 岁，因“颅内鞍区占位术后 3 年，反复抽搐 1 天”入院。入院后突发面色发白，心率下降，瞳孔对光反射消失，GCS 6 分。心肺复苏后入 PICU 行机械通气等治疗，于 PICU 住院 1 个月，出院时神志不清，四肢肌张力增高。出院半年后复诊时神志清，注视差，四肢肌张力明显增高。

aEEG（C3-C4）提示持续低电压背景，上下边界为 2～5μV，并且缺乏可变性和睡眠周期改变；原始 EEG（灵敏度 20μV/cm）显示各导弥漫性低波幅慢波（图 6-17）。

光谱图（C3-C4）提示红色占优势的脑波活动频率约为 1Hz；原始 EEG（灵敏度 20μV/cm）显示各导联见弥漫性低波幅 0.5～1Hz 慢波（图 6-18）。

头颅 MRI 提示术前鞍区占位，双侧脑室明显扩张；术后重度脑积水；双侧大脑半球损伤伴软化灶形成（图 6-19）。

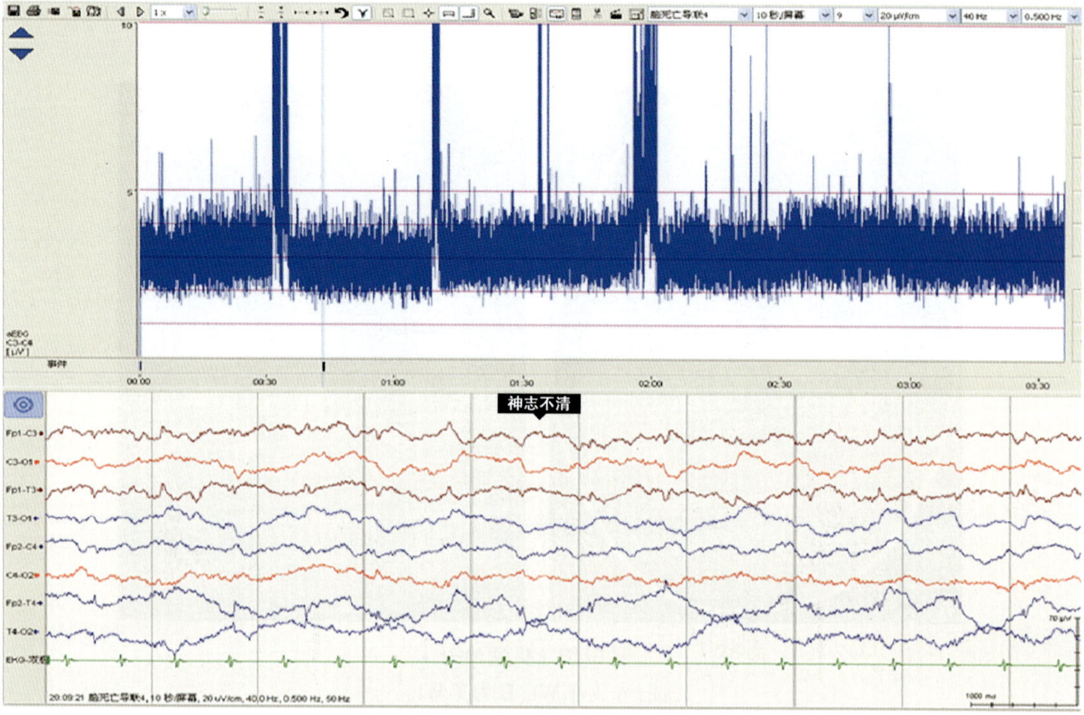

图 6-17 aEEG(C3-C4)

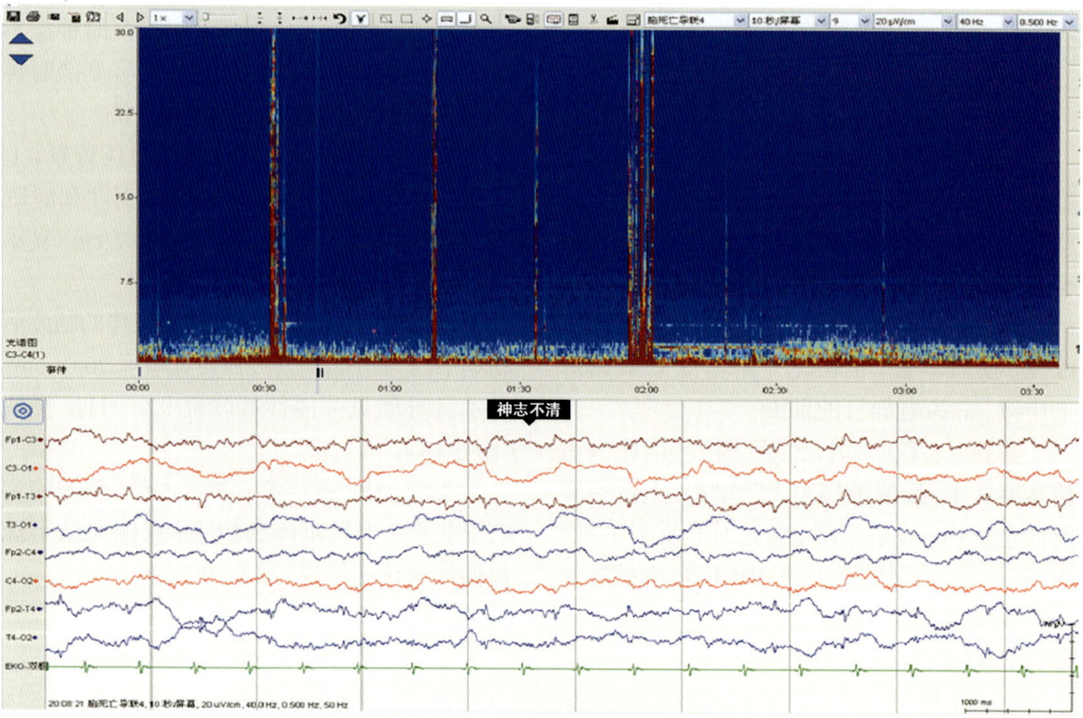

图 6-18 光谱图(C3-C4)

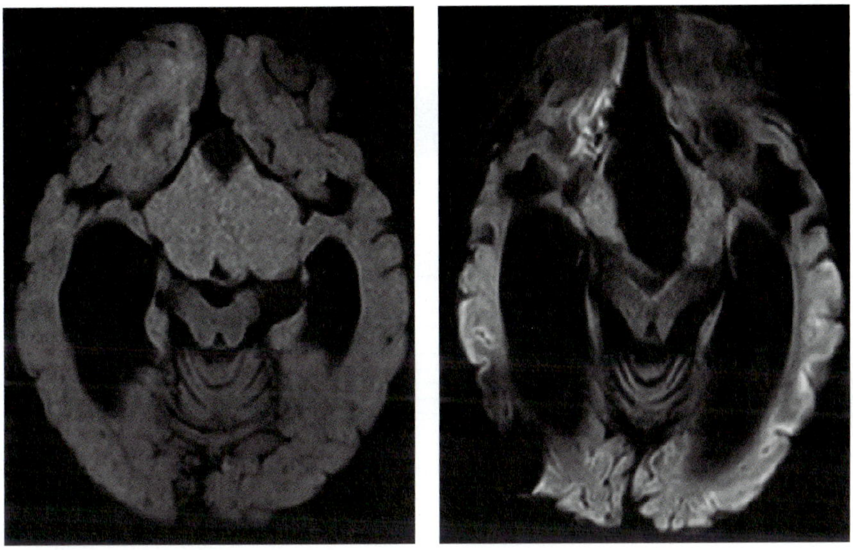

图 6-19　头颅 MRI（T_2 FLAIR）

案例 2：患儿，男，4 岁，因“反复抽搐伴意识不清 10 天，心跳停止及心肺复苏后”入院。入院第 2 天出现心室颤动，经电除颤和心肺复苏处理后意识障碍进行性加重。于 PICU 住院 1 个月，出院时神志不清，肌张力增高，病理征阳性，GCS 10 分。出院诊断：心律失常（心室颤动）；先天性 QT 间期延长，缺氧缺血性脑病。结局：存活，继发性癫痫和运动及认知功能障碍。

aEEG（C3-C4）提示持续低电压背景，上下边界为 2～5μV，并且缺乏可变性和睡眠周期；原始 EEG 显示各导联见弥漫性低波幅 0.5～1Hz 慢波（图 6-20）。

光谱图（C3-C4）显示红色占优势的脑波活动频率<1Hz；相对功率谱显示红色 δ 波比例明显增高（图 6-21）。

头颅 MRI 提示大脑皮层广泛肿胀伴异常信号，双侧苍白球 DWI 信号增强（图 6-22）。

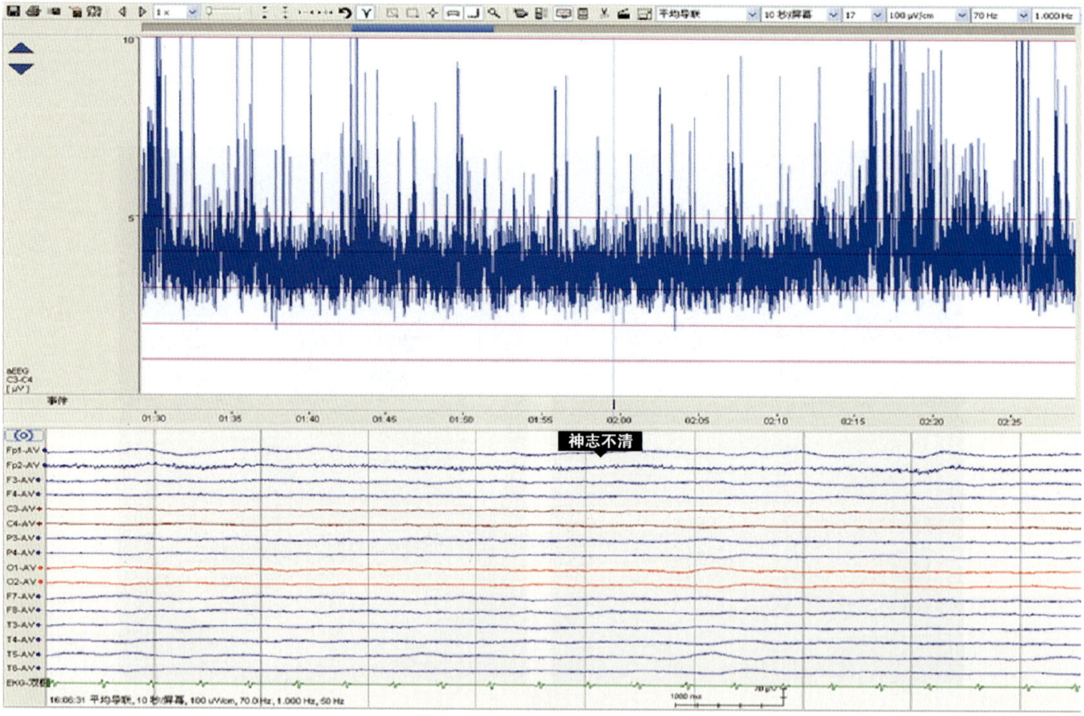

图 6-20　aEEG(C3-C4)

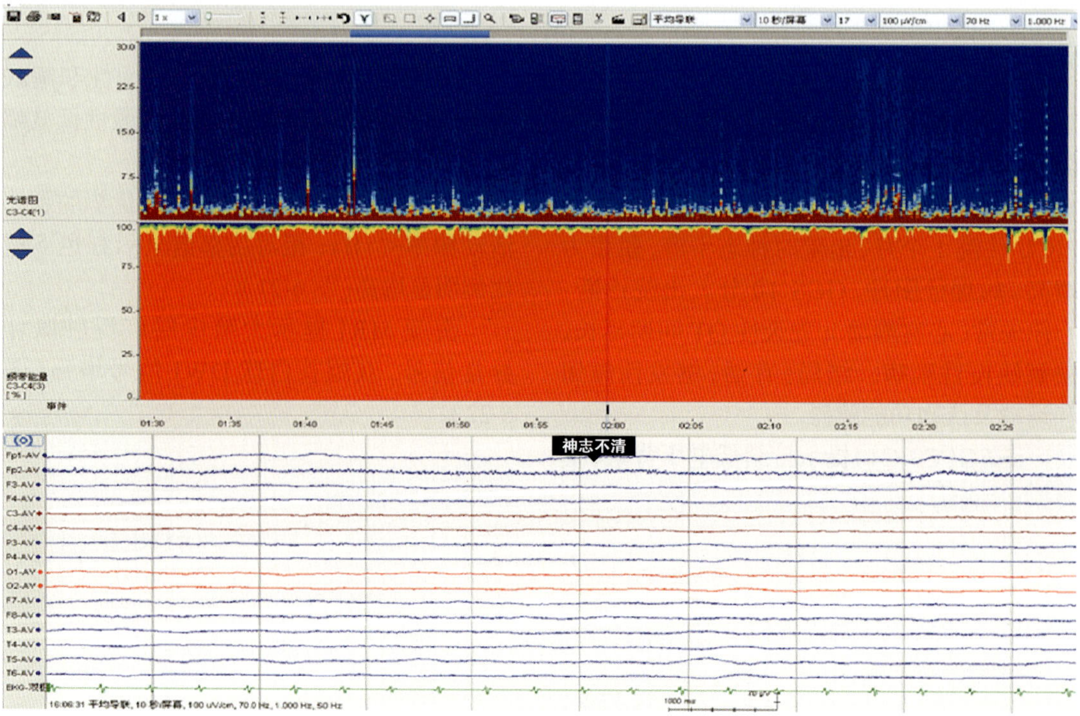

图 6-21　光谱图(C3-C4)

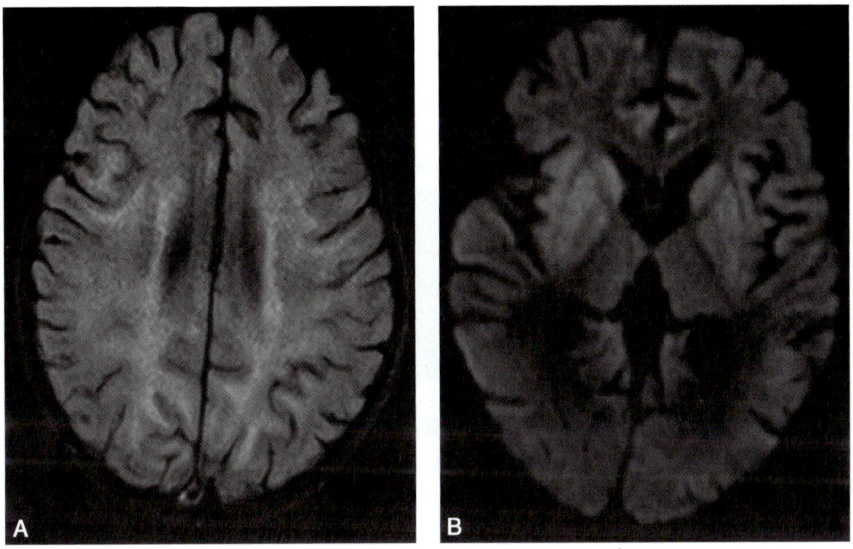

图 6-22　头颅 MRI

注：A 为 T_2 FLAIR；B 为 DWI。

第三节　异常背景：电静息

电静息（electrical silence，EI）为全脑缺乏可识别的脑源性电活动，无论是自发的还是由生理刺激或药物诱发的，对外界刺激无反应。脑电波活动持续≤2μV（记录电极间距应＞10cm），见于各种原因的深昏迷、去皮层状态和脑死亡，排除某些病理情况引起的可逆性脑电消失，如药物中毒、低体温和低血压。诊断电静息应排除以下脑电情况，如长周期暴发抑制、低电压无反应性慢波、局限性的电静息和低电压有反应性的脑电改变。

案例 1：患儿，女，4 岁，因“意识障碍 10 余天，病初发热 2 天”入院。入院时查体：深昏迷，无自主呼吸，瞳孔对光反射消失，GCS 3 分。于 PICU 住院 3 个月余，自动出院，出院时深昏迷，压眶无反应，无自主呼吸，瞳孔对光反射消失，四肢肌张力低下。出院诊断：急性出血性重症脑炎、脑疝。

aEEG（C3-C4）提示持续电静息背景，上边界＜2μV，并且缺乏可变性（图 6-23）；光谱图（C3-C4）显示持续无可识别的占优势的脑电活动。

原始 EEG 显示各导联缺乏可识别的脑电活动（灵敏度 20μV/cm），同时对各种外界刺激缺乏反应性（图 6-24）。

头颅 CT 显示双侧大脑半球密度减低，脑沟回消失，双侧脑室闭塞，提示蛛网膜下腔出血；头颅 MRI 提示弥漫性脑肿胀伴点状出血（图 6-25）。

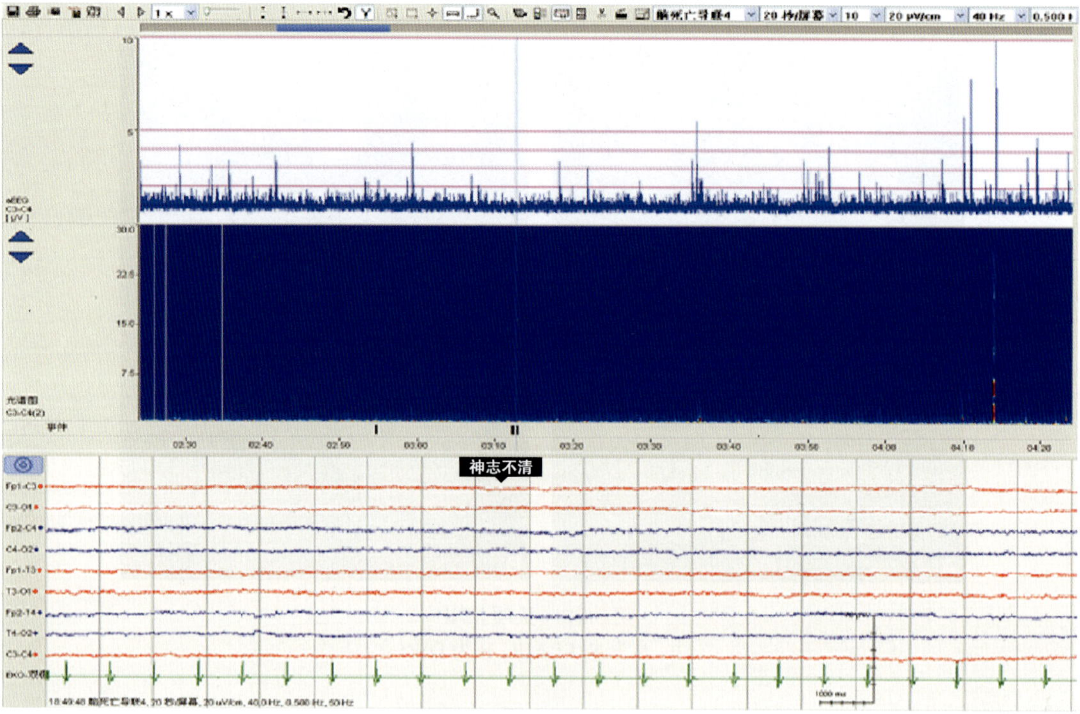

图 6-23　aEEG(C3-C4)

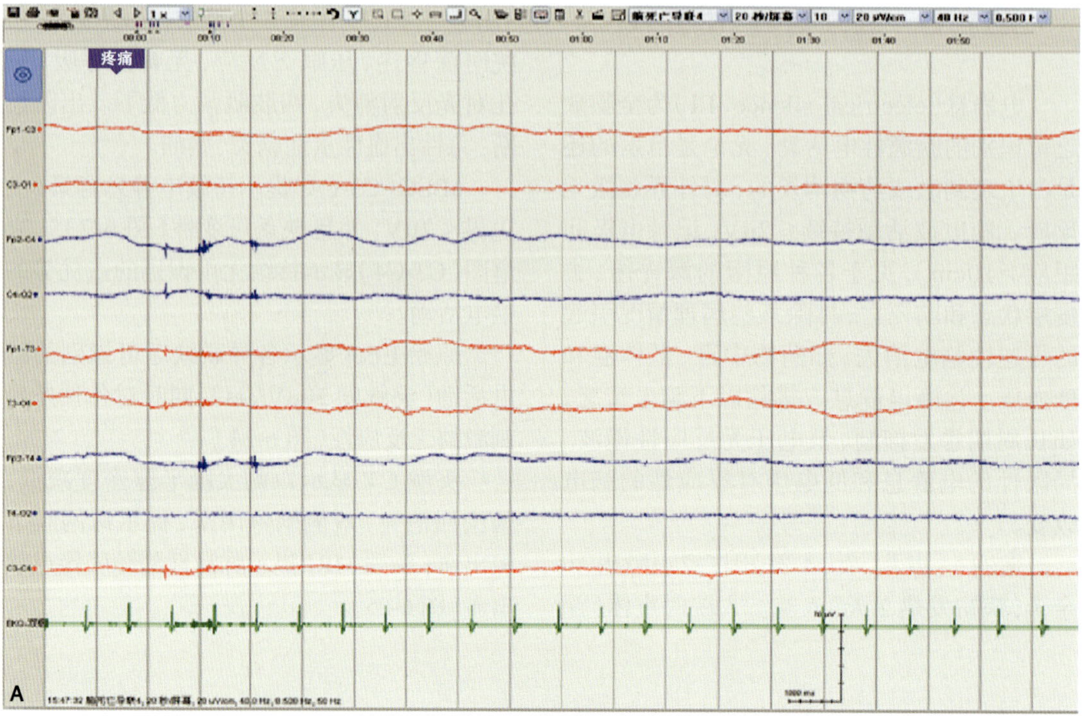

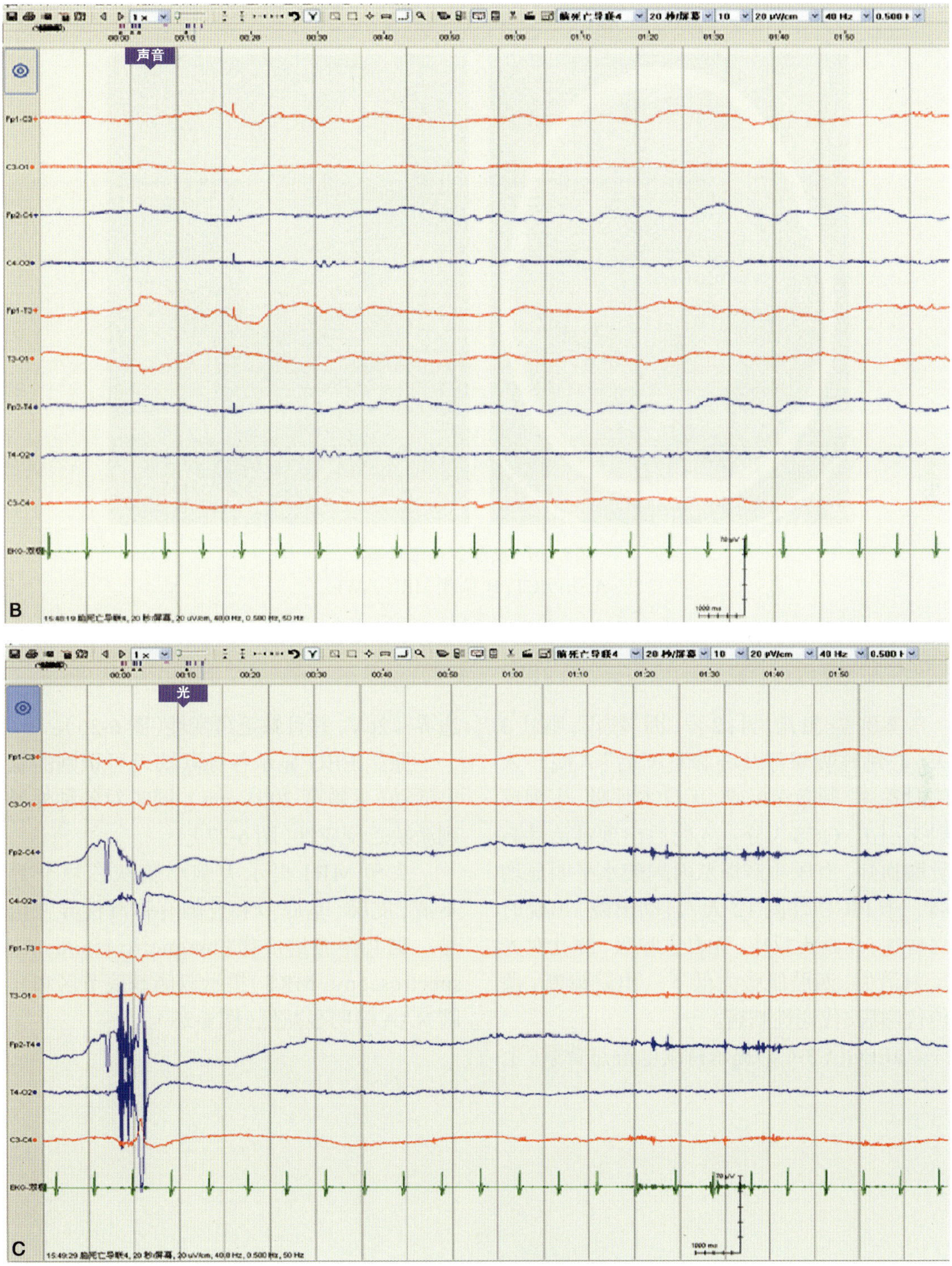

图 6-24　**原始 EEG**

注：A. 疼痛刺激；B. 声音刺激；C. 光刺激。

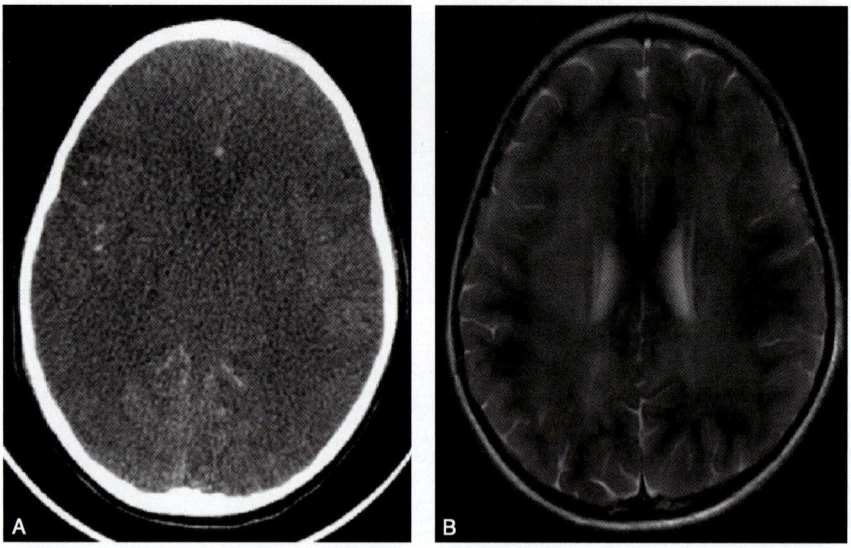

图 6-25　头颅影像学检查

注：A. 头颅 CT；B. 头颅 MRI（T_2WI）。

案例 2：患儿，男，2 岁，因"腹泻，呕吐 3 天，心跳呼吸骤停及心肺复苏后"入院。入院时昏迷，刺激无反应，无自主呼吸，生理反射未引出，GCS 3 分。入院后出现难治性高乳酸血症，血尿质谱提示丙酮酸水平明显增高。于 PICU 住院 12 天，自动出院，出院时深昏迷，压眶无反应，无自主呼吸，瞳孔对光反射消失，四肢肌张力低下。出院诊断：遗传代谢病、代谢性脑病。

aEEG（C3-C4）提示持续电静息背景，上边界<2μV，并且缺乏可变性（图 6-26）。

原始 EEG 显示各导联缺乏可识别的脑电活动（灵敏度 20μV/cm），同时对各种外界刺激缺乏反应性（图 6-27）。

头颅 MRI 提示大脑小脑灰白质分界不清，皮层、基底节和丘脑有弥漫性异常信号。磁共振波谱成像（magnetic resonance spectroscopy，MRS）提示双侧基底节区和丘脑 NAA 峰明显减低（图 6-28）。

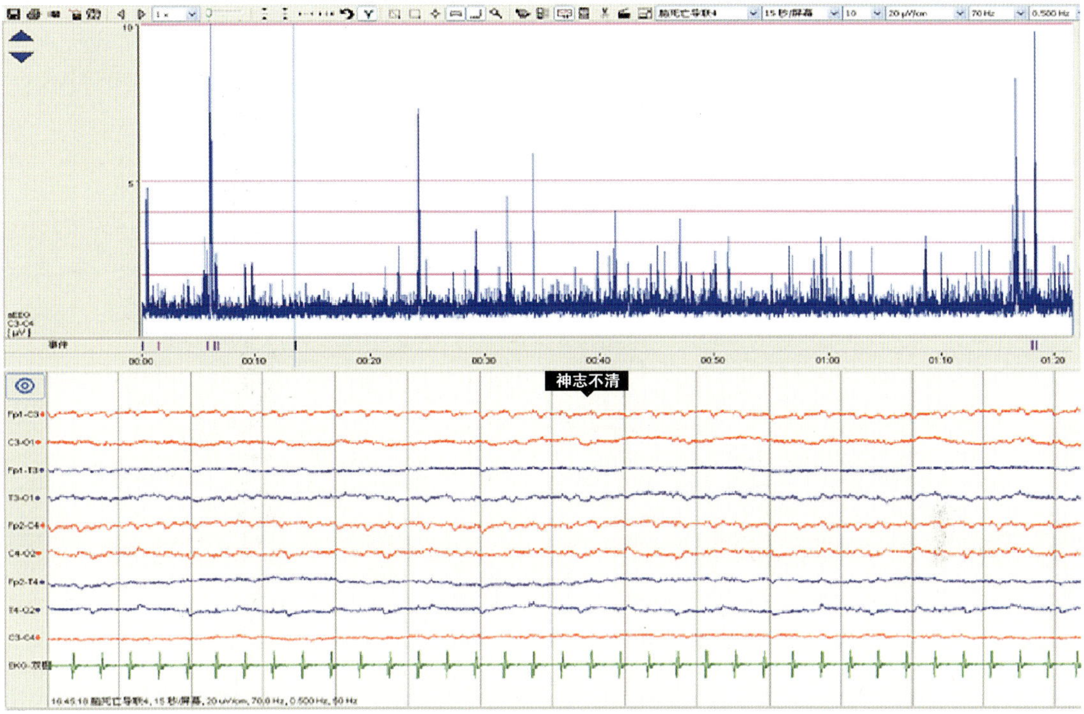

图 6-26　aEEG(C3-C4)

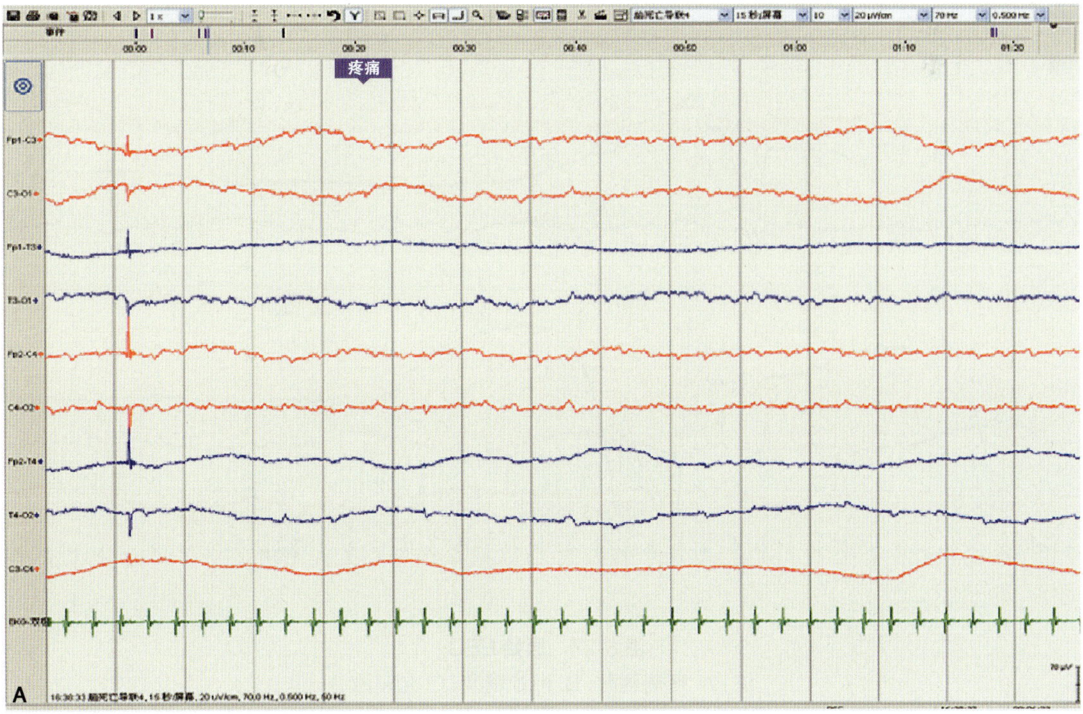

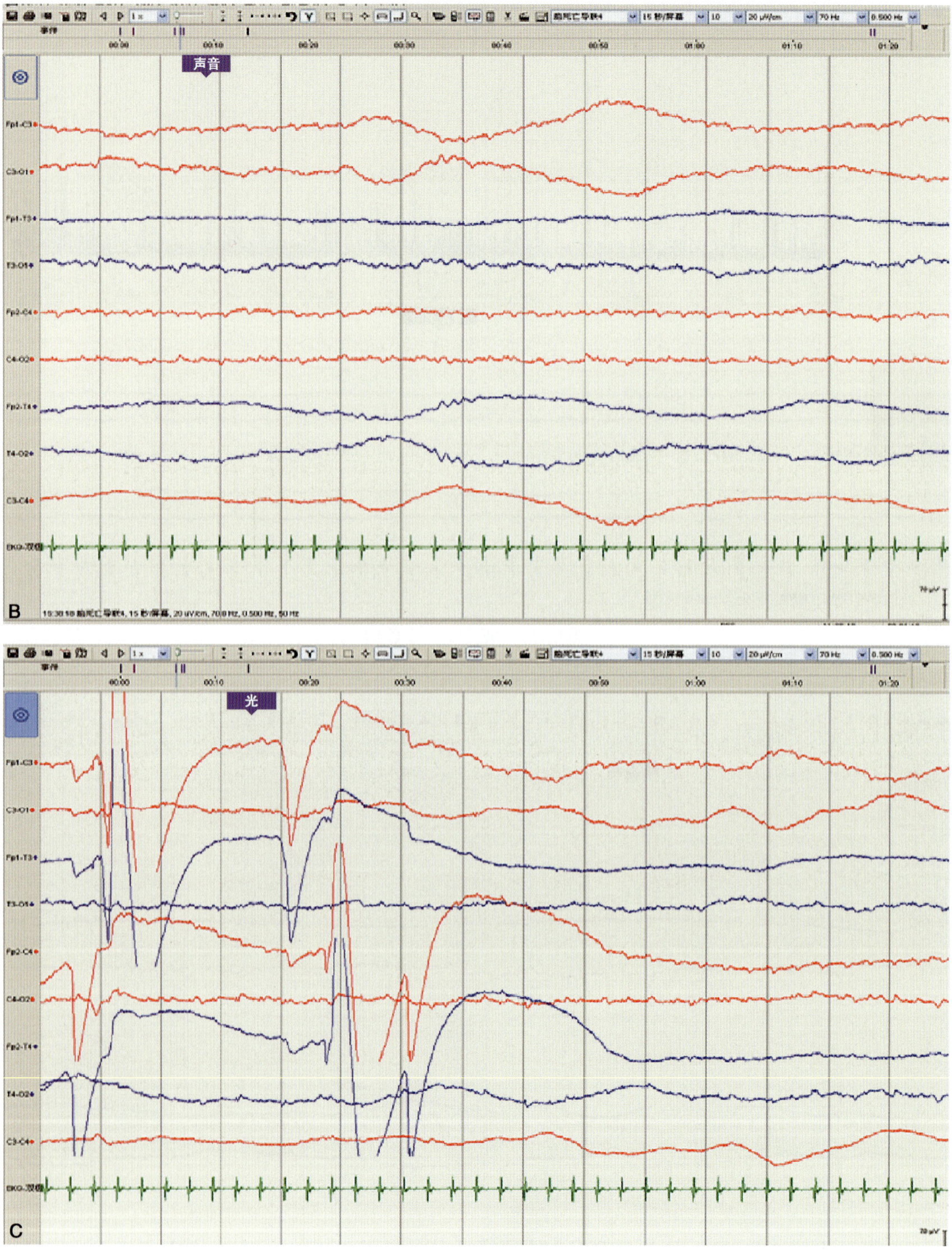

图 6-27　原始 EEG

注：A. 疼痛刺激；B. 声音刺激；C. 光刺激。

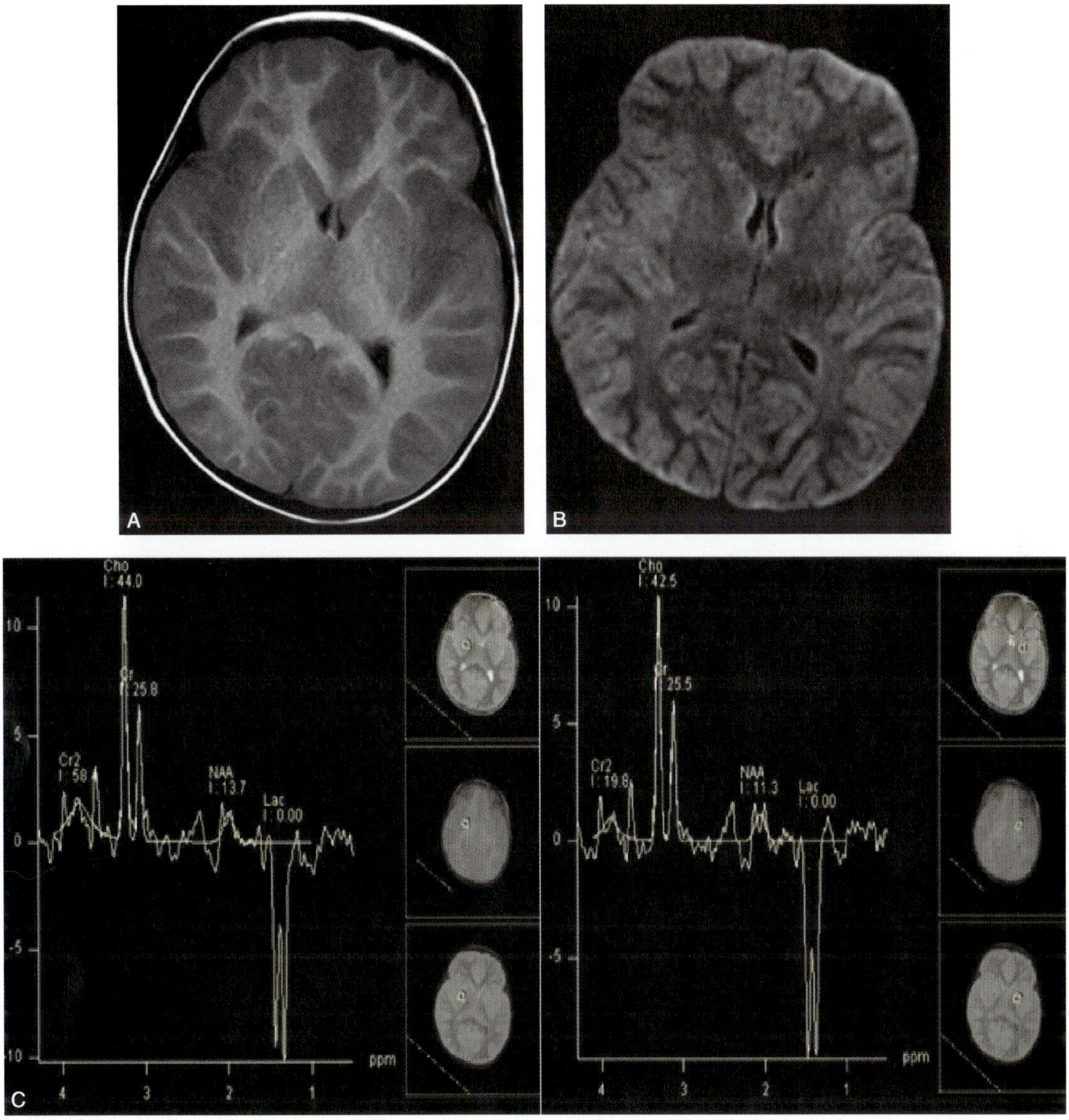

图 6-28　头颅 MRI

注：A. T_1W1；B. DWI；C. MRS。

案例 3：患儿，男，2 岁，因“发热，精神差 2 天”入院，住院期间突然出现面色苍白和血氧下降。查体：昏迷，瞳孔等大等圆，对光反射迟钝，肌张力低下，生理反射未引出，GCS 7 分。病程中出现中枢性尿崩症和高血糖，意识障碍进行性加重，GCS 3 分，放弃治疗后死亡，痰病原学检测为流感病毒阳性。出院诊断：急性坏死性脑病。

不同通道 aEEG（C3-C4，F3-F4，T3-T4，O1-O2）均提示各脑区持续电静息背景，上边界<2μV，并且缺乏可变性（图 6-29、图 6-30）；原始 EEG（灵敏度 20μV/cm）显示各导联缺乏可识别的脑电活动。

头颅 CT 提示双侧脑白质、基底节、丘脑、脑干密度减低（图 6-31）。

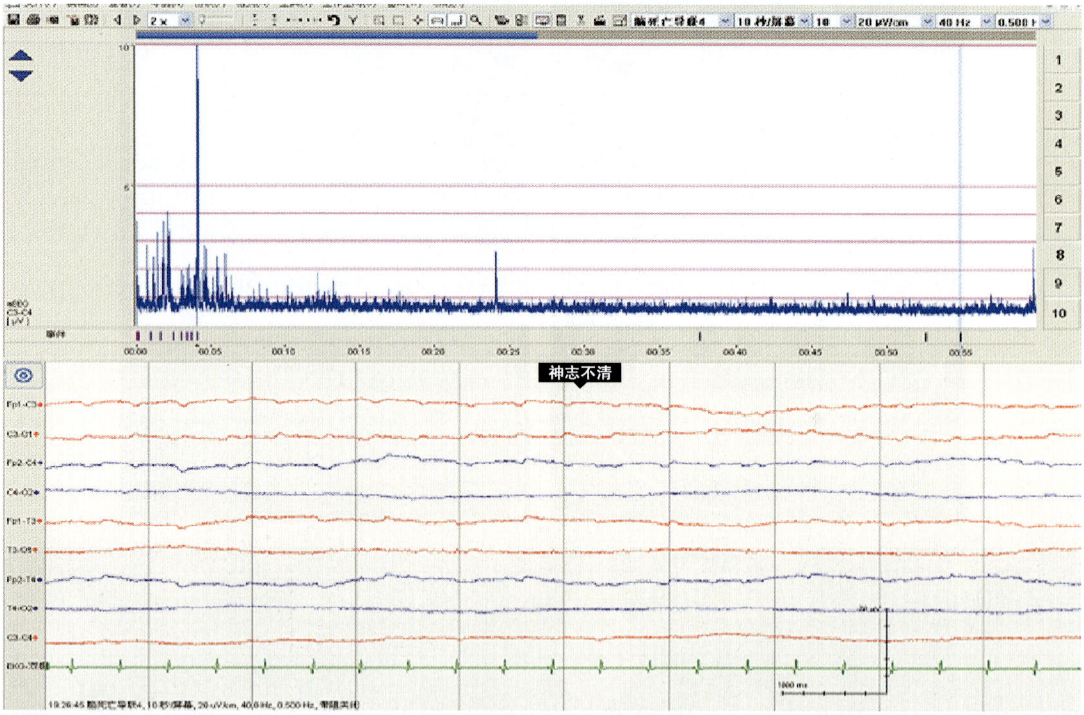

图 6-29　aEEG（C3-C4）

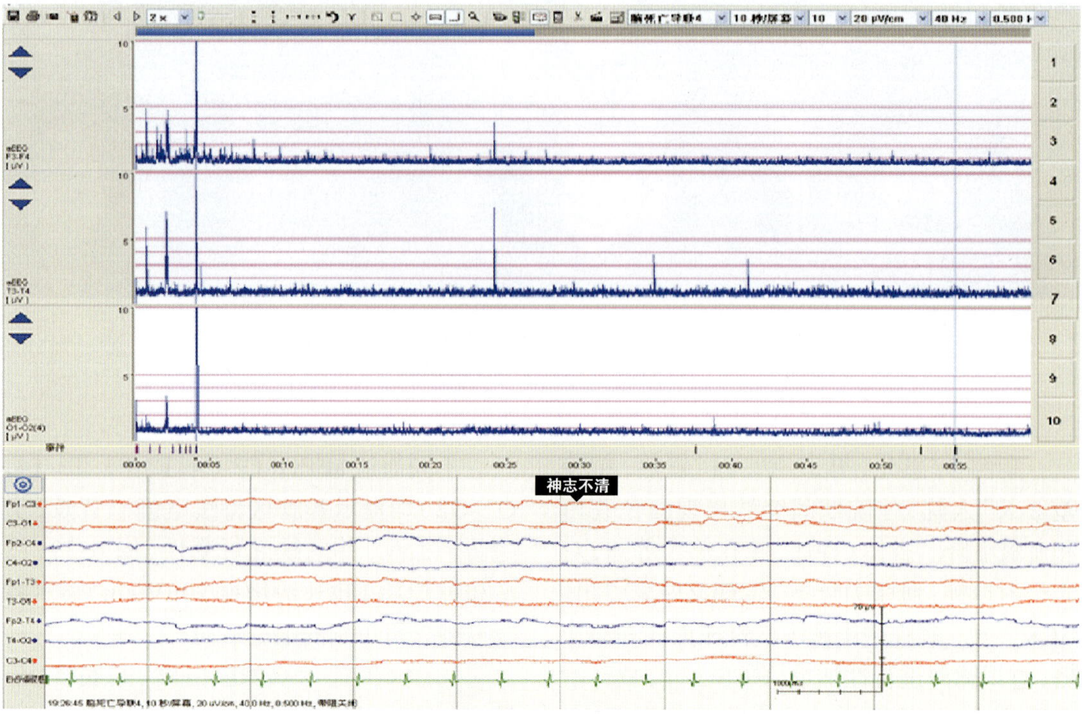

图 6-30　aEEG（F3-F4，T3-T4，O1-O2）

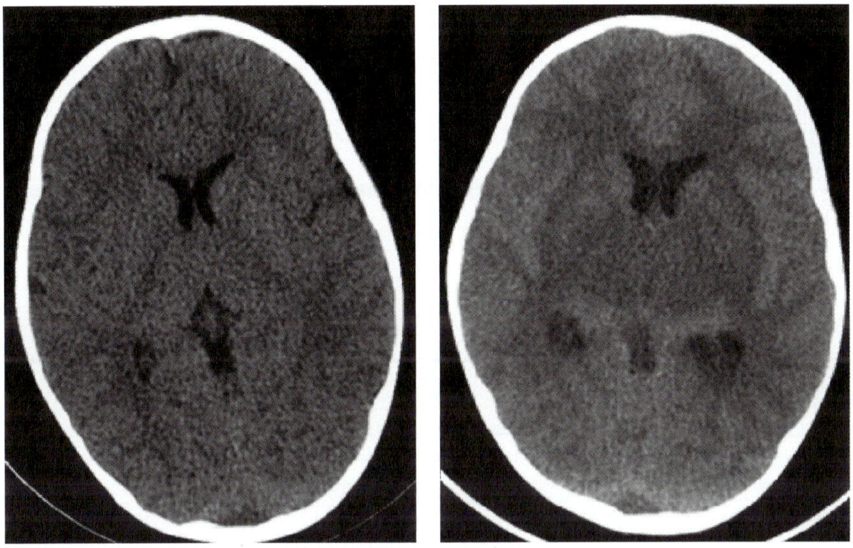

图 6-31 头颅 CT

案例 4：患儿，女，1 岁 9 个月，因“误服开水，心肺复苏后 1 天”入院。病程中突发呼吸困难，面色发绀，外院给予气管插管后来笔者医院。入院时深昏迷，低血压，瞳孔对光反射弱，GCS 3 分。住院期间出现中枢性尿崩症，自主呼吸消失，瞳孔对光反射消失，住院 8 天后放弃抢救后死亡。

aEEG（C3-C4）提示持续电静息背景，上边界＜2μV，并且缺乏可变性（图 6-32）。

光谱图（C3-C4）提示持续无可识别的占优势的脑电活动（图 6-33）；原始 EEG（灵敏度 20μV/cm）显示各导联缺乏可识别的脑电活动。

头颅 CT 提示大脑、小脑弥漫性灰白质分界不清，密度减低，脑室缩小（图 6-34）。

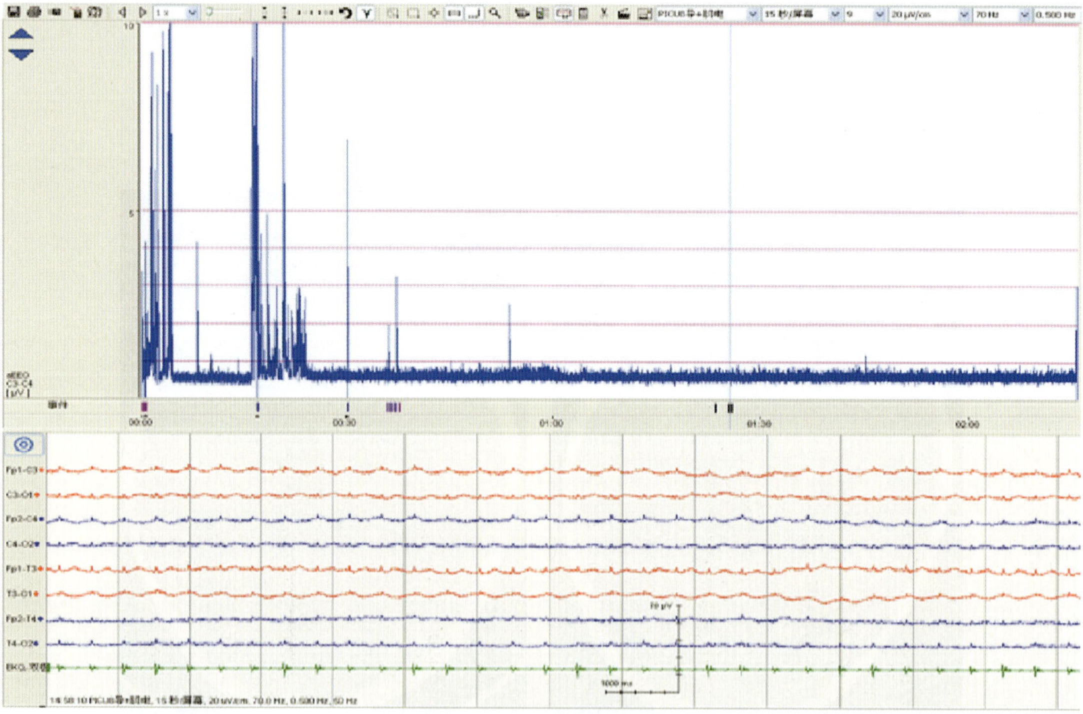

图 6-32　aEEG(C3-C4)

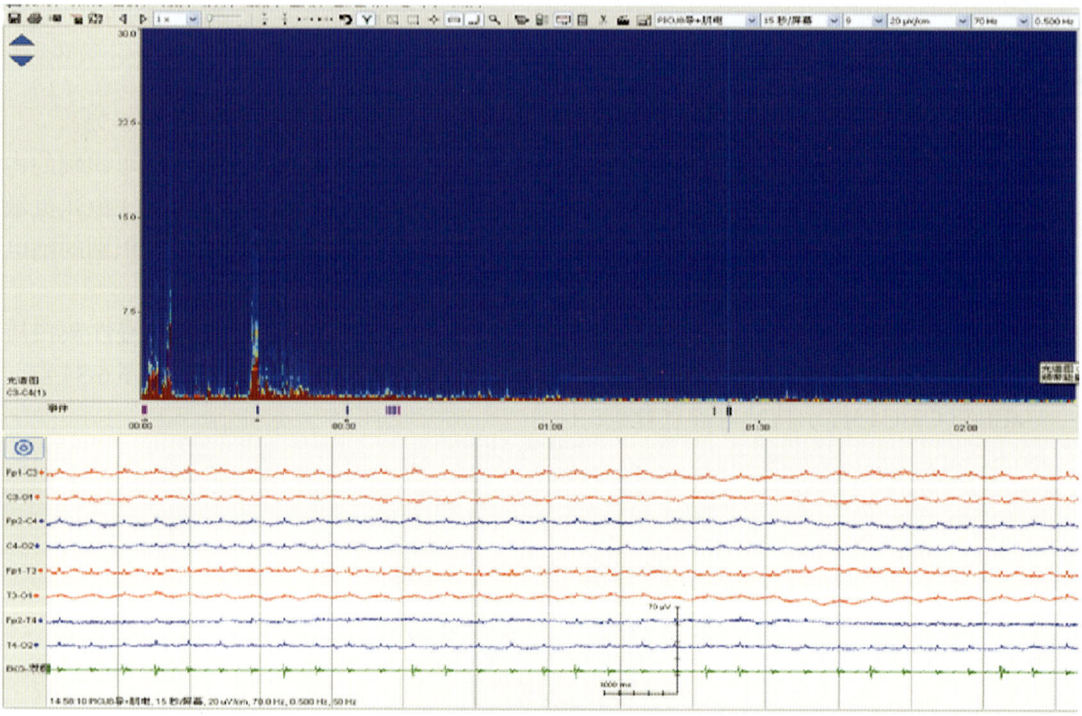

图 6-33　光谱图(C3-C4)

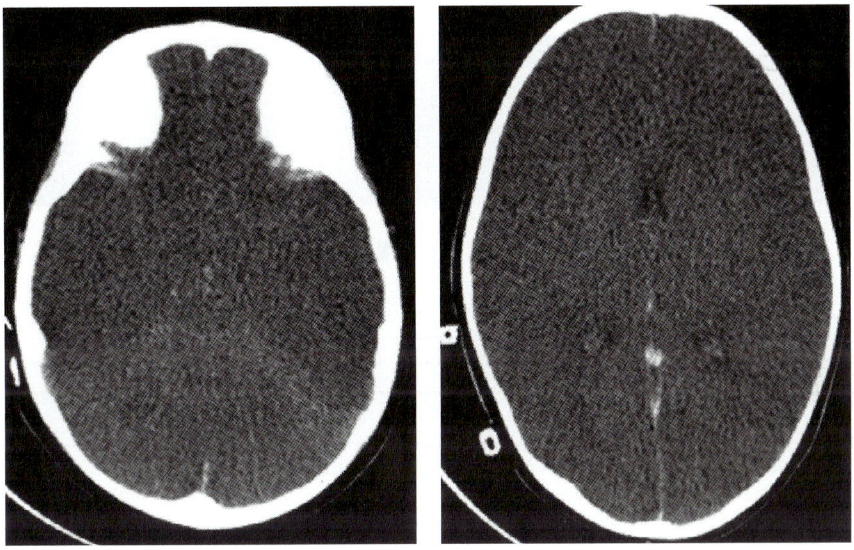

图 6-34　头颅 CT

案例 5: 患儿，男，9 岁，因“车祸外伤后 4 天”入院。车祸后当场神志不清，外院行去骨瓣减压术后来笔者医院。入院时神志不清，瞳孔对光反射消失，无自主呼吸，GCS 3 分。住院期间出现中枢性尿崩症和细菌性脑膜炎，住院 1 个月后再次出现血压、心率和血氧饱和度下降，抢救无效死亡。

aEEG（C3-C4）显示持续电静息背景，上边界<2μV，并且缺乏可变性；光谱图（C3-C4）显示持续无可识别的占优势的脑电活动（图 6-35）。

原始 EEG 显示各导联缺乏可识别的脑电活动（灵敏度 20μV/cm），同时对各种外界刺激缺乏反应性（图 6-36）。

头颅 CT 提示右侧去骨瓣术后，出现弥漫性脑水肿、脑疝形成、蛛网膜下腔出血（图 6-37）。

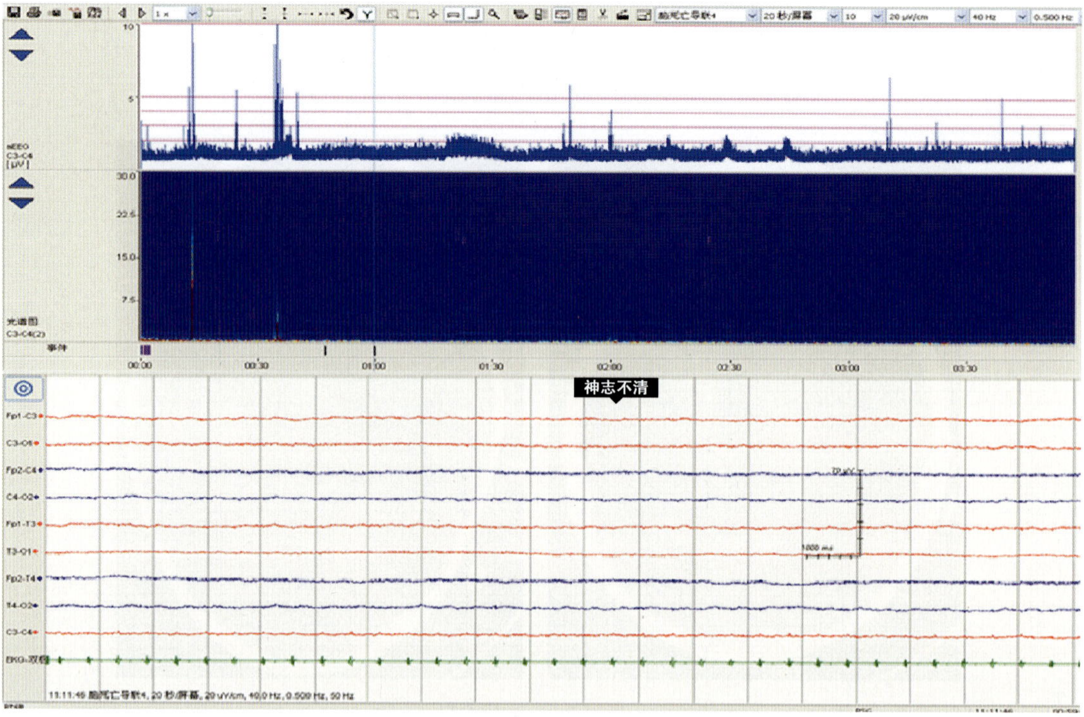

图 6-35　aEEG 和光谱图（C3-C4）

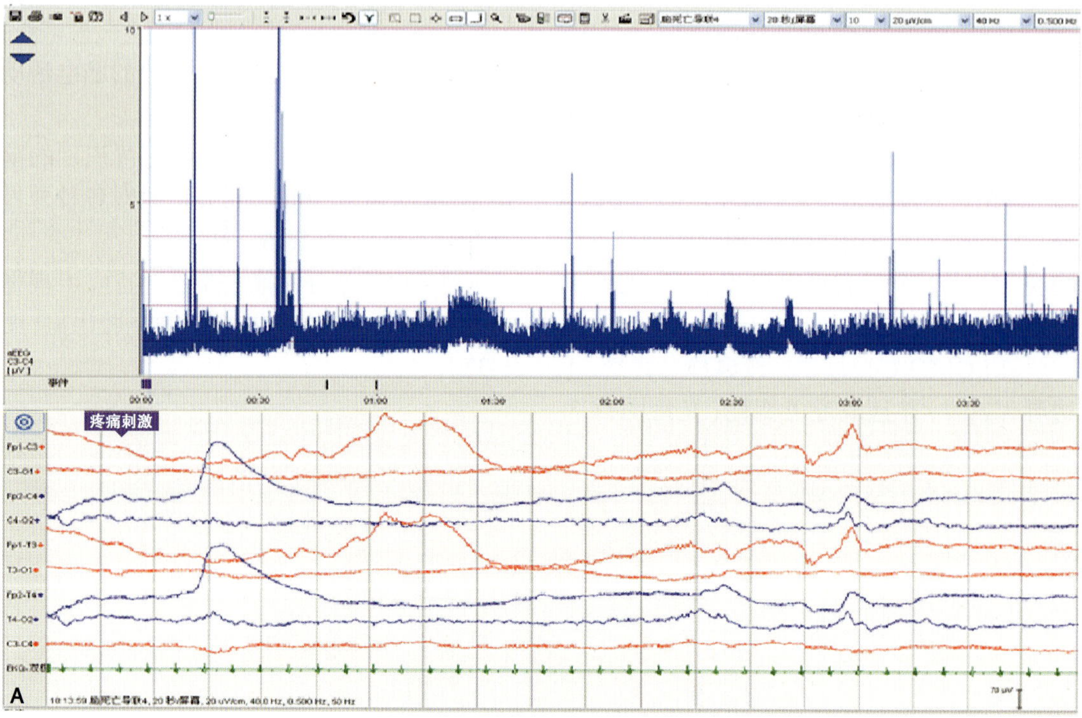

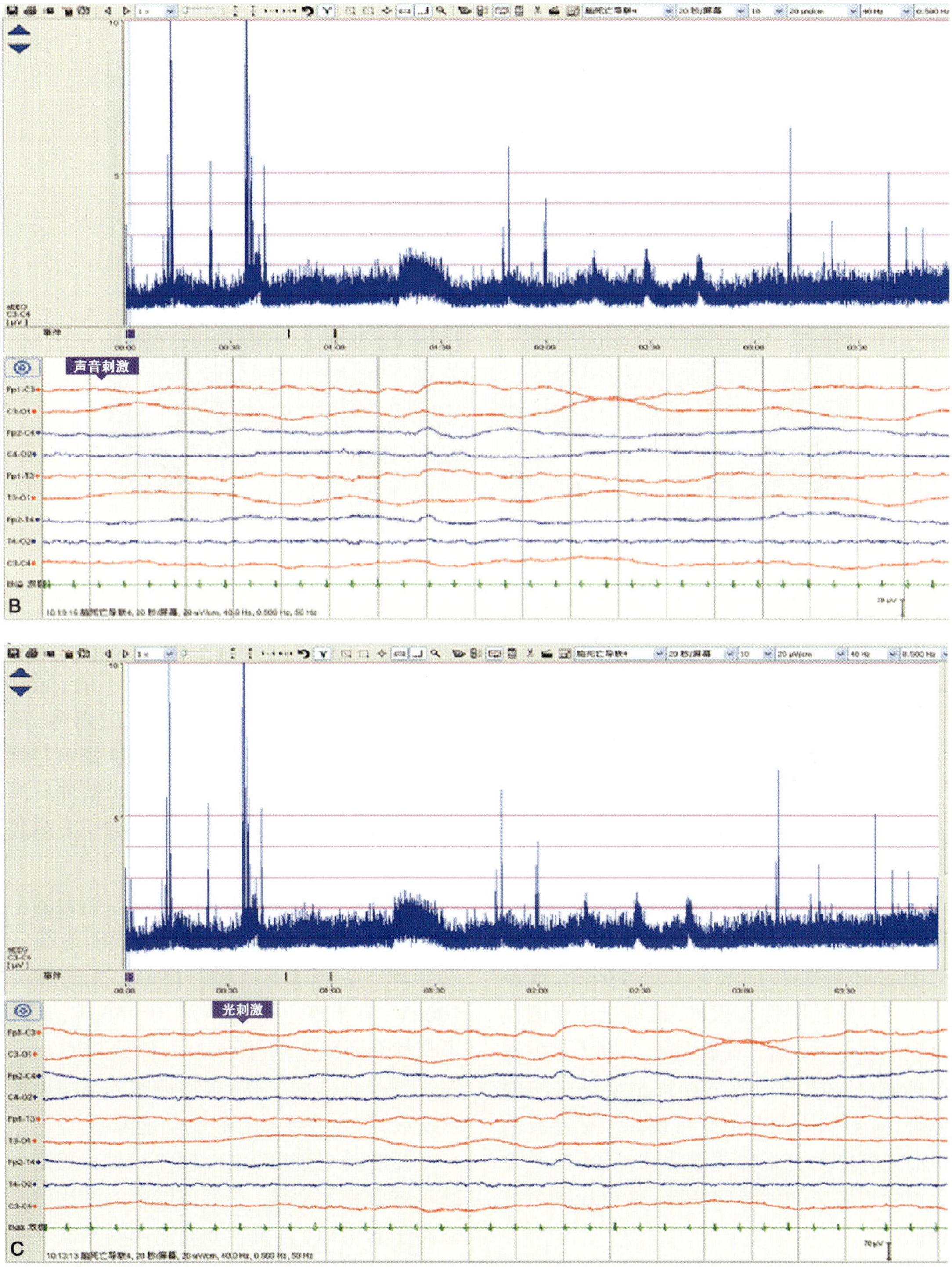

图 6-36　原始 EEG

注：A. 疼痛刺激；B. 声音刺激；C. 光刺激。

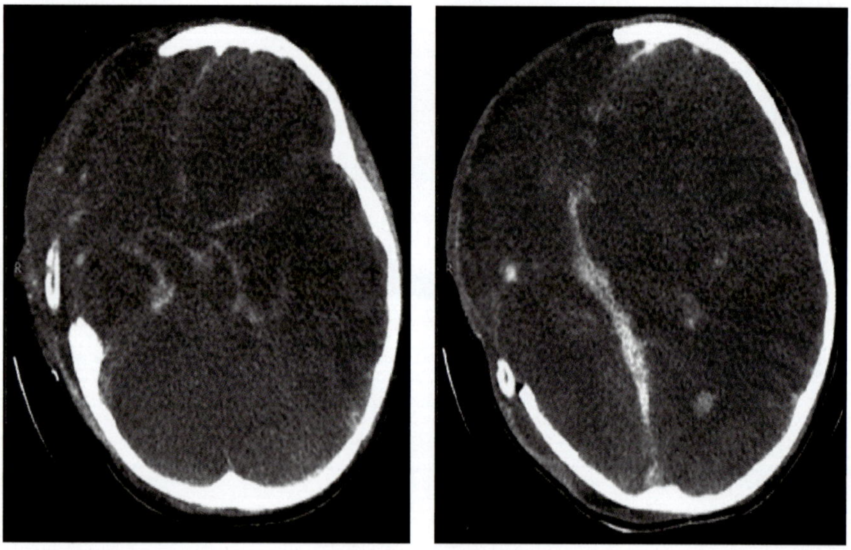

图 6-37　头颅 CT

第四节　异常背景：高电压

高波幅非节律性、半节律性和节律性慢波活动是各种原因导致脑功能障碍常见的 EEG 改变，主要表现为局部、一侧或弥漫性 1～3Hz 高 - 极高波幅 δ 波间歇或持续发放。高波幅慢波活动主要见于病情的急性期，多见于皮质下病变，如幕上占位性病变，或幕下病变导致梗阻性脑积水，也可见于代谢性或缺氧性脑病，如肝性脑病等。对于重症昏迷患者伴高波幅慢波活动提示早期脑功能障碍，针对病因及时治疗可使高波幅慢波活动消失并恢复至正常背景活动，若不能及时干预会进展成为低波幅慢波、低电压甚至电静息。

案例 1：患儿，男，5 岁，因“头痛伴走路不稳”入院。入院查体：神志不清，瞳孔对光反射存在，四肢肌力、肌张力尚可，病理征阴性，GCS 12 分。头颅 MRI 提示左侧大脑胶质瘤，行手术治疗，出院时精神反应良好，无明显运动障碍。出院诊断：大脑胶质瘤。

aEEG（T3-F3，T4-F4）显示双侧大脑半球振幅持续不对称，左半球振幅明显高于右半球，左半球下边界>25μV，上边界>100μV，右半球上下边界为 10～50μV，缺乏可变性和睡眠周期（图 6-38）；原始 EEG 显示左半球前头部为主高 - 极高波幅 δ 节律近持续发放，提示左半球存在脑功能障碍。

相对功率谱（F3-P3，F4-P4）显示双侧大脑半球频率不对称，左半球红色 δ 波比例明显高于右半球，且黄色 θ 波比例明显低于右半球（图 6-39）。

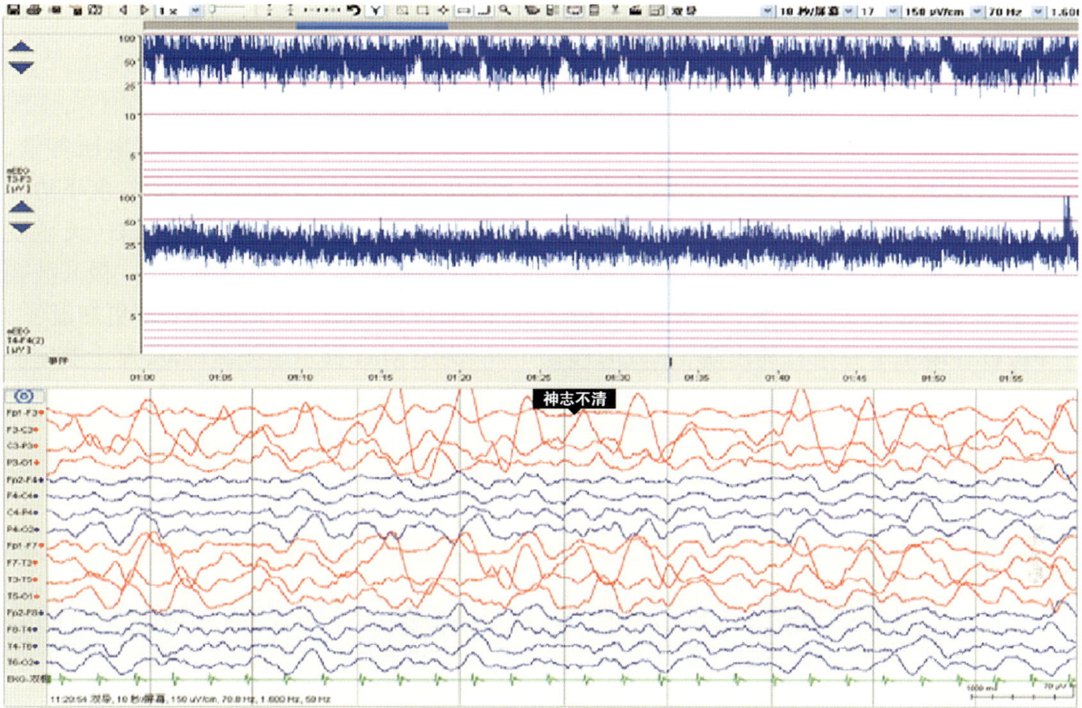

图 6-38 aEEG（T3-F3，T4-F4）

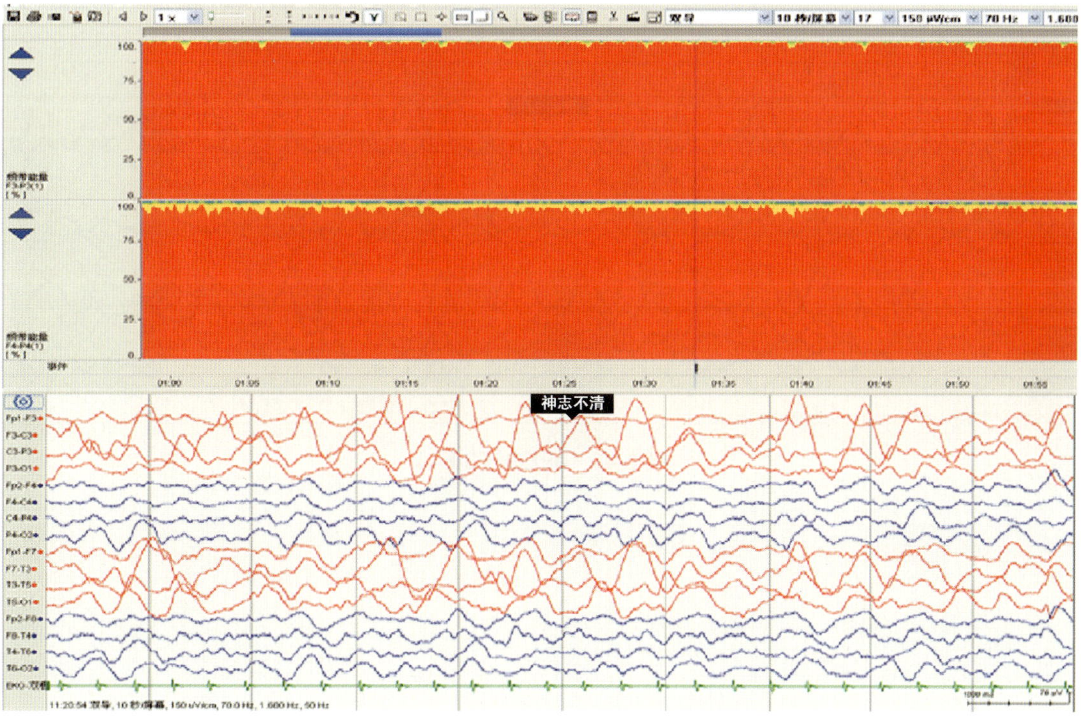

图 6-39 相对功率谱（F3-P3，F4-P4）

案例 2：患儿，男，2 岁 2 个月，因“呕吐伴双下肢无力”入院。入院后行小脑肿瘤切除，术后 1 周出现意识障碍伴幕上脑室明显扩张，GCS 3～4 分。查体：昏迷，瞳孔对光反射迟钝，四肢肌张力低下，病理征阳性。于 PICU 住院 1 个月余自动出院，出院时浅昏迷。

aEEG（F3-F4）提示持续高电压背景，上边界＞100μV，下边界＞25μV，上下边界缺乏可变性（图 6-40）；原始 EEG（灵敏度 150μV/cm）显示各导联弥漫性高 - 极高波幅 δ 节律近持续发放，在双侧前头部更加显著。

头颅 MRI 提示后颅窝占位，幕上脑室明显扩张（图 6-41）。

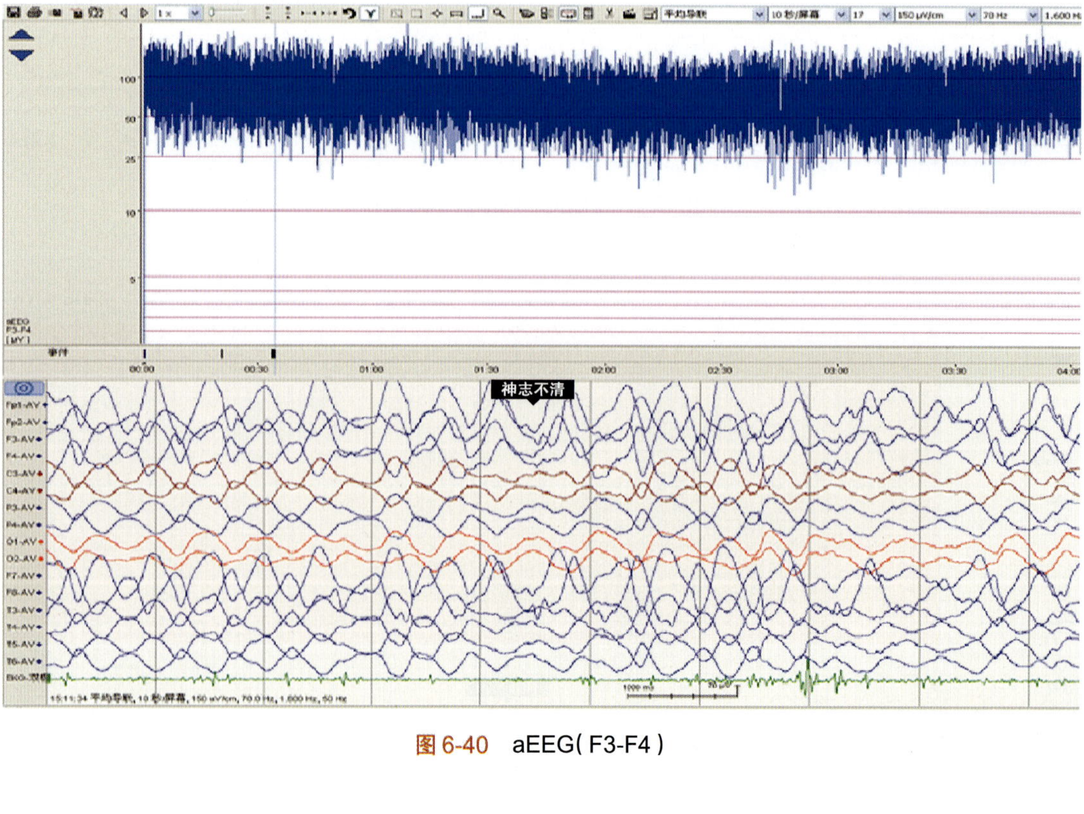

图 6-40　aEEG（F3-F4）

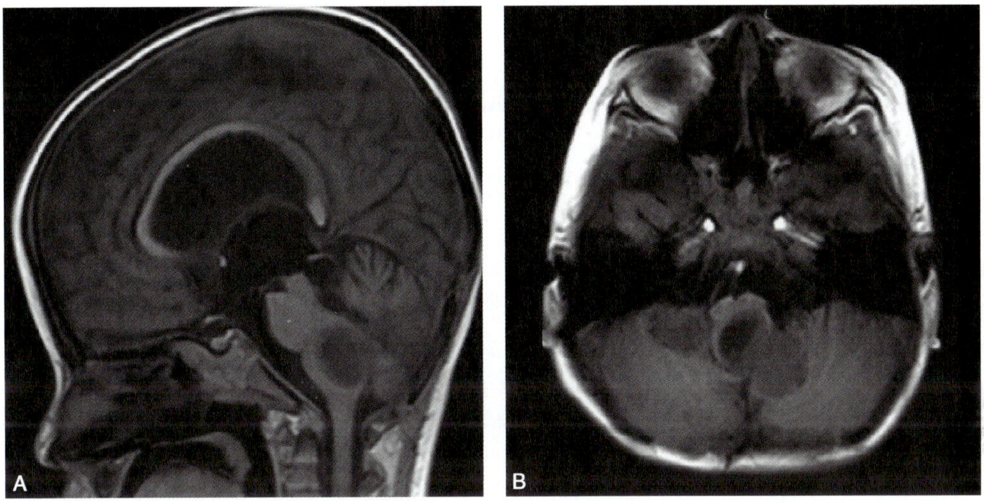

图 6-41　头颅 MRI（T_1WI）

注：A. 矢状位；B. 轴位。

（明美秀　陈伟明　沈 瑾　周渊峰）

第七章

脑病和脑损伤振幅整合脑电图与脑功能监测

在 PICU，对于各种脑病和脑损伤，aEEG 与脑功能监测可以直接地实时地反映脑功能的即时状态，床旁评估脑病和脑损伤的严重程度，监测癫痫样活动和癫痫发作，及时指导临床诊疗方案的调整和评估治疗的有效性，从而减少神经系统后遗症的发生并改善预后。

第一节　中枢神经系统感染

中枢神经系统感染是神经系统常见的感染性疾病，也是儿童重症监护室常见的神经危重症，为脑实质受病原微生物直接侵犯所引起的炎性改变，包括病毒、细菌等引起的脑炎、脑膜炎或脑膜脑炎。主要症状包括发热、头痛和呕吐，严重时可出现意识障碍、癫痫发作和癫痫持续状态等症状，进一步发展时出现深度昏迷，呈去皮质状态，重症中枢神经系统感染多数预后不良，存活患儿多数遗留智力发育障碍、癫痫和运动障碍等神经功能损伤，因此脑功能监测对预后判断有重要意义。

中枢神经系统感染的 EEG 表现多种多样，但多数缺乏特异性，EEG 背景活动可以是正常或严重异常，如暴发抑制、生理节律消失、低电压甚至电静息，也可表现为弥漫性、一侧性或局部慢波活动或癫痫样放电，EEG 有助于确定中枢神经系统病变范围和严重程度，间断反复多次的 EEG 检查有助于判断预后。少数特征性 EEG 改变，如一侧性或偏侧性周期性癫痫样放电（lateralized periodic discharges，LPDs）对单纯疱疹病毒性脑炎早期诊断具有提示作用。

案例 1：患儿，男，7 岁，因“发热 6 天，抽搐伴意识障碍 2 天”入院。查体：神志不清，对光反射迟钝，巴宾斯基征阳性，肌张力偏高，GCS 7 分。入院后出现频繁的抽搐发作，给予异丙酚联合咪唑安定止惊治疗 1 周后控制癫痫发作。住院 2 个月后出院，出院时存在认知功能障碍。出院诊断：重症病毒性脑炎。出院后 1 年，有反复的癫痫发作和运动障碍。

入院当天，aEEG（F3-P3，F4-P4）提示双侧带宽下边界为 10μV，上边界>50μV，且缺乏睡眠周期。间歇性下边界接近 5μV，同步 EEG 为短周期广泛性癫痫样放电，近暴发抑制（图 7-1）。

此次 aEEG（F3-P3，F4-P4）同时显示单次上下边界同时抬高和下降，提示存在癫痫发作（图 7-2）。同步原始 EEG（灵敏度 200μV）为右半球起始的棘慢波和尖慢波节律扩散至左半球。

入院第 2 天，aEEG（F3-P3，F4-P4）提示双侧带宽下边界>10μV，上边界>50μV，且缺乏睡眠周期（图 7-3）。同步 EEG 为短周期广泛性癫痫样放电。

此次 aEEG（F3-P3，F4-P4）同时显示多次上下边界同时抬高和下降，提示存在多次癫痫发作（图 7-4）。同步原始 EEG（灵敏度 200μV）为全导棘慢波和尖慢波节律发放，左半球显著。

入院第 7 天，aEEG（P3-O1，P4-O2）显示

上下边界反复地同时抬高和下降，呈锯齿样改变，提示存在癫痫持续状态（图 7-5）。

头颅 MRI 提示右侧丘脑异常高信号（图 7-6）。

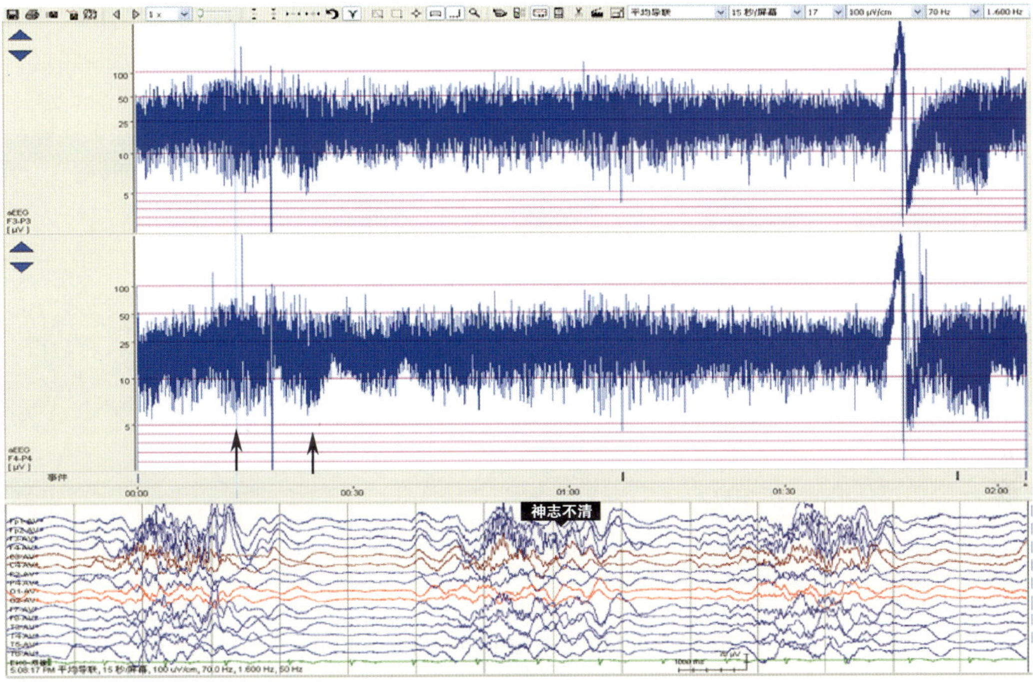

图 7-1　入院当天 aEEG（F3-P3，F4-P4）

注：黑色箭头所指 aEEG 相应处为间歇性下边界。

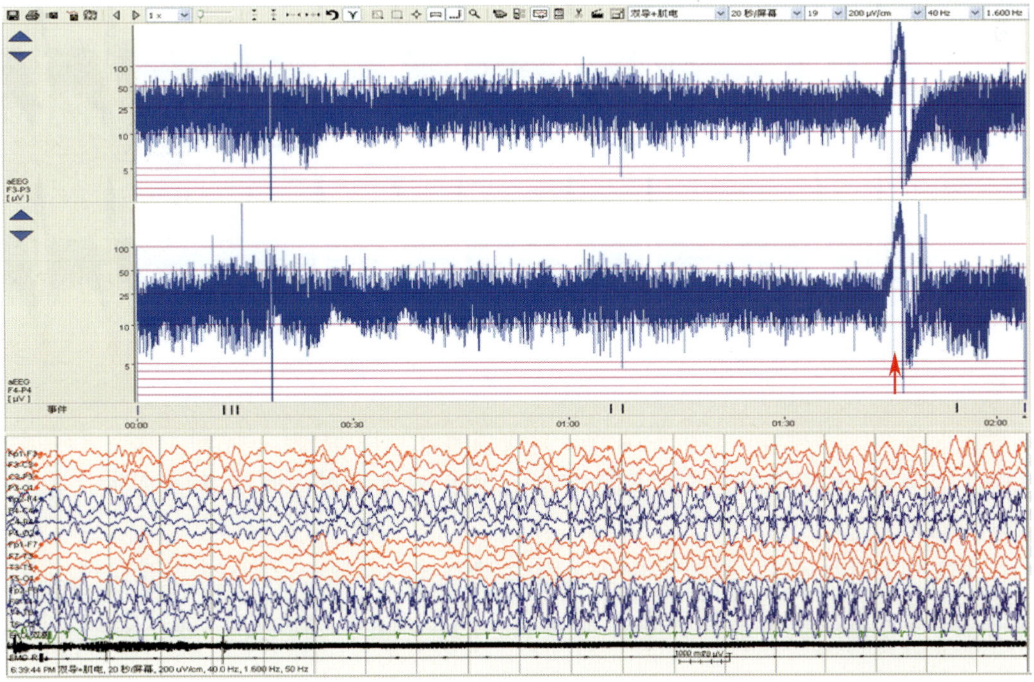

图 7-2　aEEG（F3-P3，F4-P4）

注：红色箭头所指 aEEG 相应处为癫痫发作。

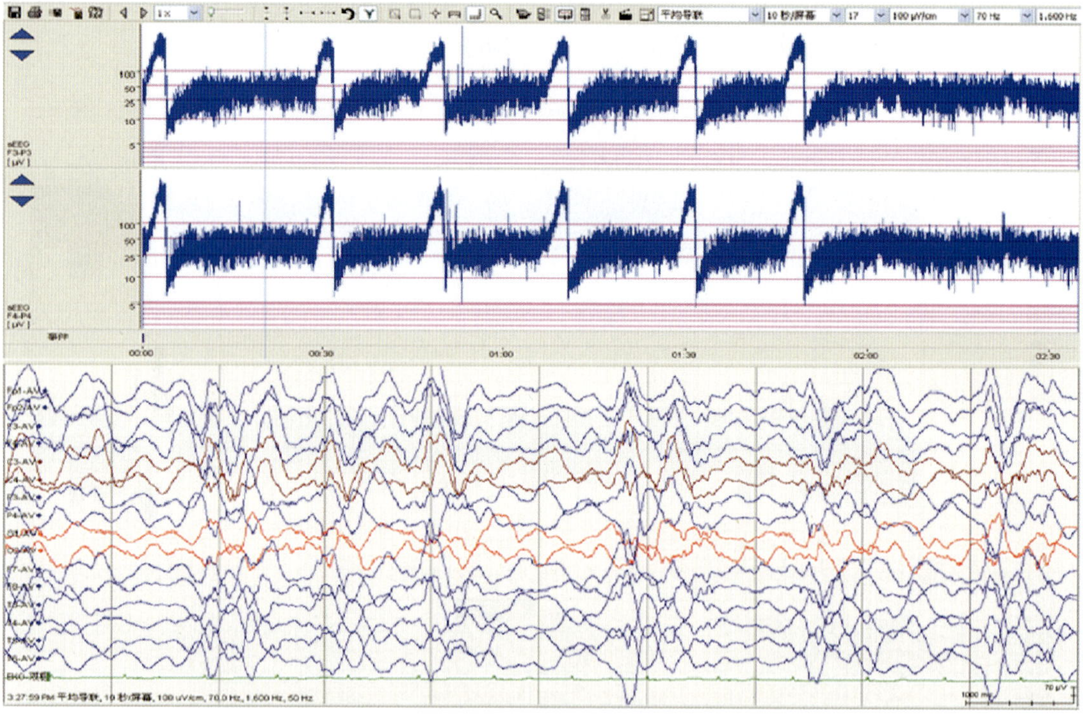

图 7-3　入院第 2 天 aEEG（F3-P3，F4-P4）

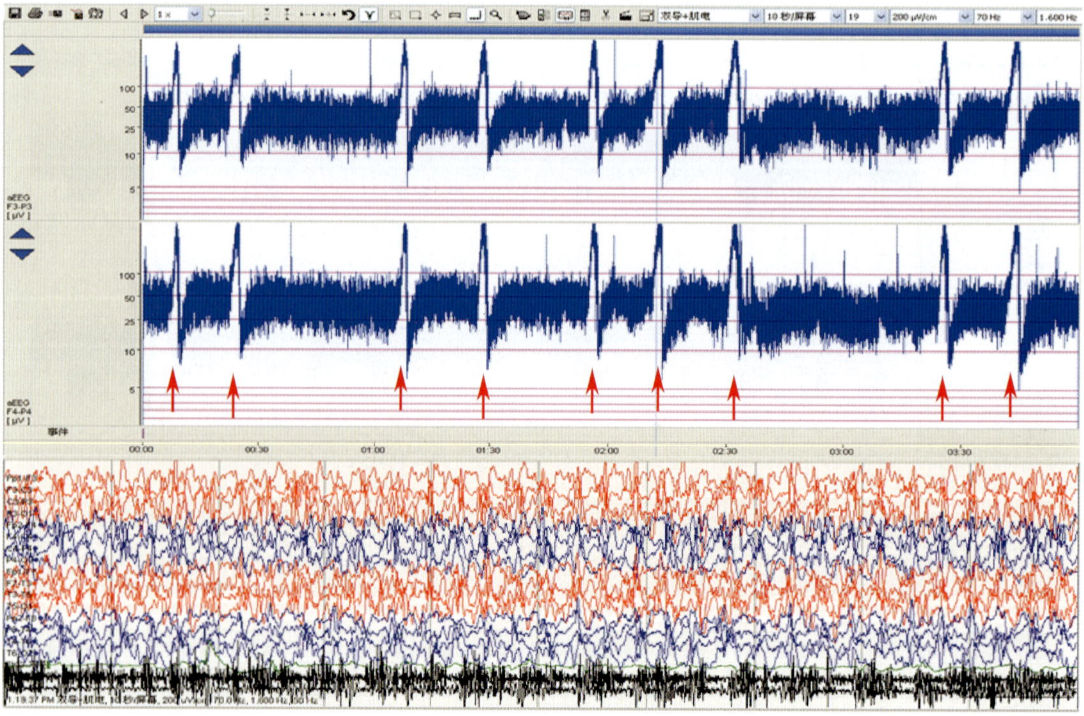

图 7-4　aEEG（F3-P3，F4-P4）

注：红色箭头所指 aEEG 相应处为多次癫痫发作。

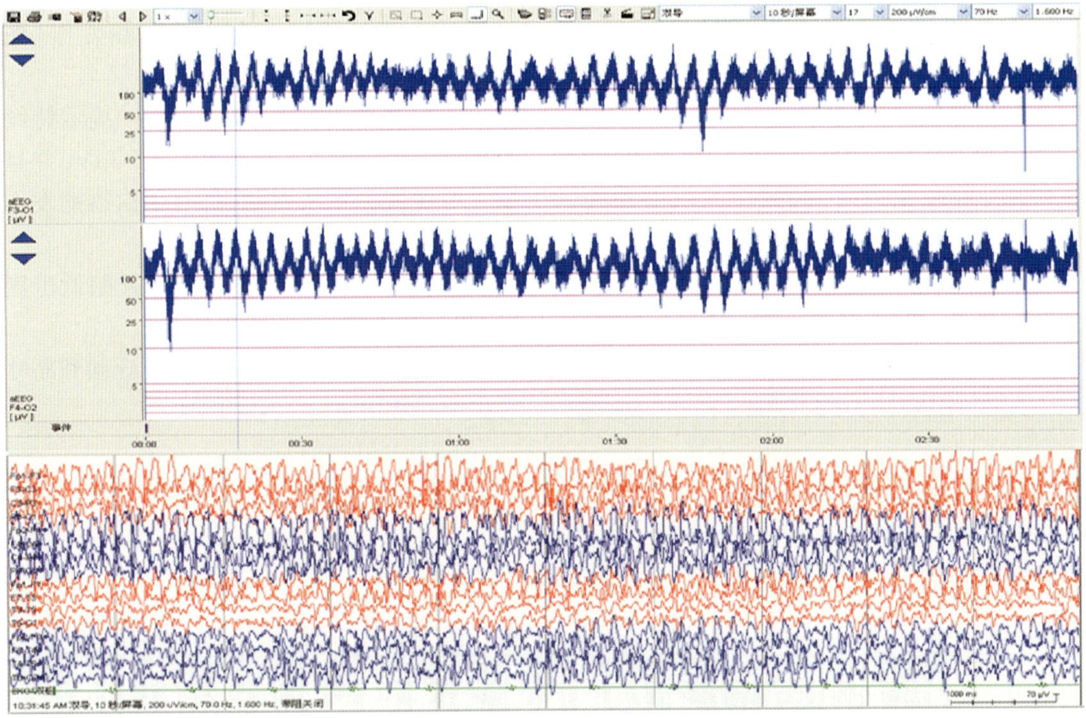

图 7-5　入院第 7 天 aEEG（P3-O1，P4-O2）

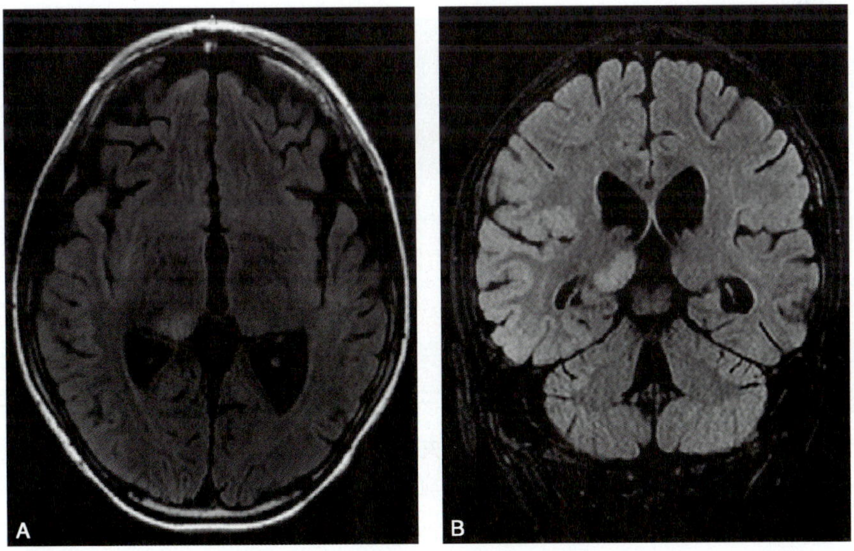

图 7-6　头颅 MRI（T_2 FLAIR）
注：A. 轴位；B. 矢状位。

案例 2： 患儿，男，1 岁，因“发热 5 天，神志不清 1 天”入院。查体：神志不清，瞳孔对光反射迟钝，四肢肌张力高，病理征阳性，GCS 9 分。住院 3 天自动出院，出院时无自主呼吸，前囟张力高，瞳孔对光反射消失，GCS 3 分。出院诊断：重症病毒性脑炎。

入院当天，aEEG（O1-O2）显示上下边界反复频繁地同时抬高和下降，提示存在癫痫持续状态（图 7-7）。

此次 aEEG（T3-F3，T4-F4）同时显示左半球和右半球不同步起始的癫痫发作（图 7-8）。

入院第 3 天，aEEG（C3-C4）提示持续严重低电压背景，上下边界为 2～3μV，并且缺乏可变性和睡眠周期，仍有单次癫痫发作（图 7-9）。

头颅 CT 显示双侧基底节、丘脑低密度影，提示幕上脑积水（图 7-10）。

头颅 MRI 提示双侧基底节、丘脑和岛叶对称性异常信号（图 7-11）。

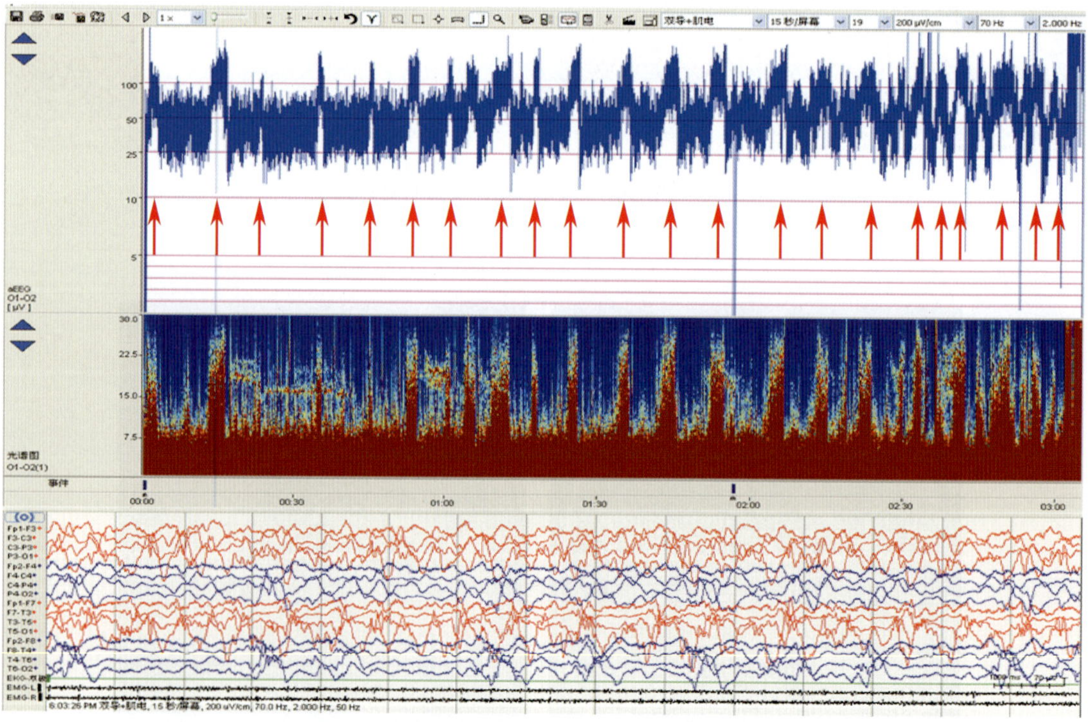

图 7-7　入院当天 aEEG（O1-O2）

注：红色箭头所指 aEEG 相应处为上下边界抬高和下降。

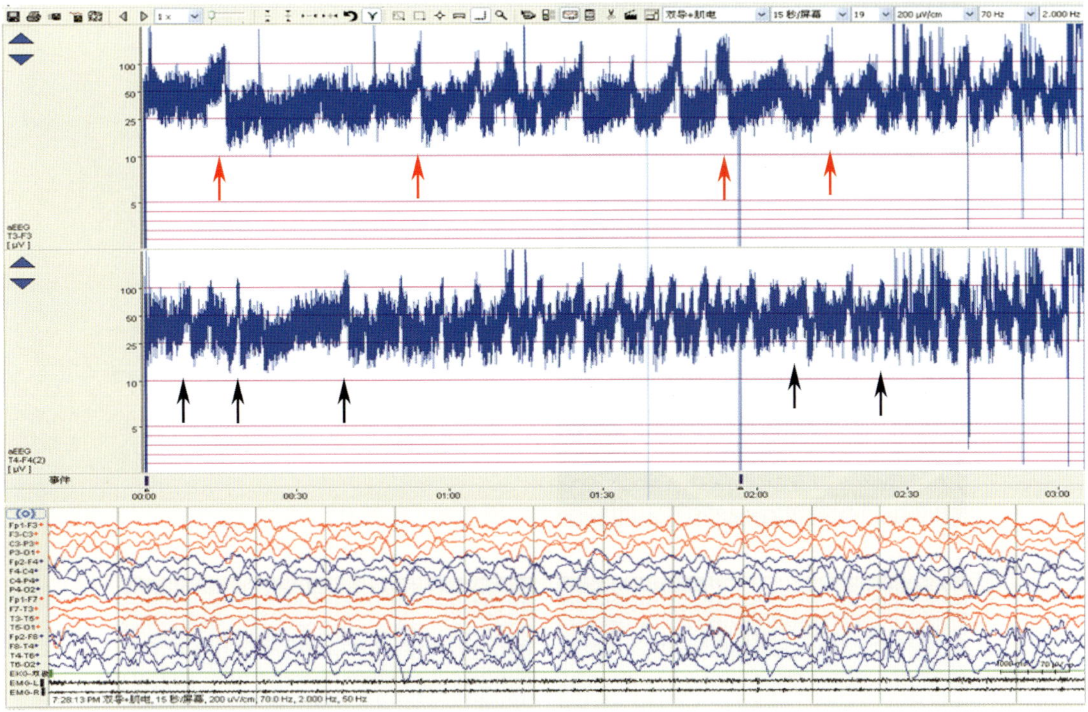

图 7-8　aEEG（T3-F3，T4-F4）

注：红色箭头所指 aEEG 相应处为左半球癫痫发作，黑色箭头所指 aEEG 相应处为右半球癫痫发作。

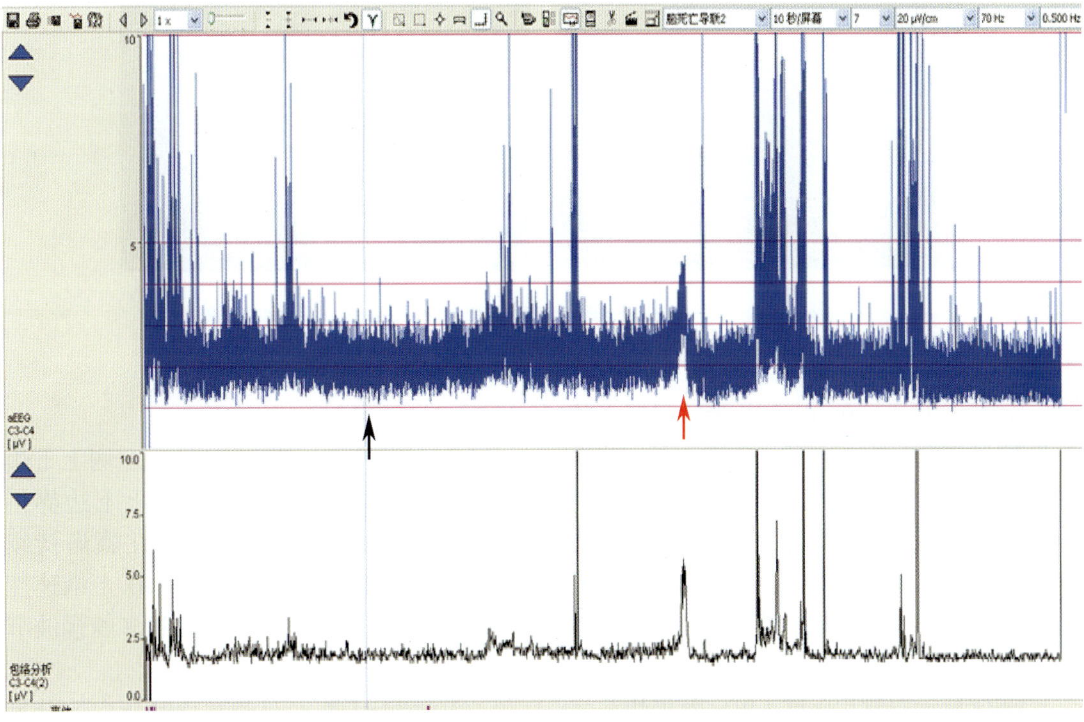

图 7-9　入院第 3 天 aEEG（C3-C4）

注：黑色箭头所指 aEEG 相应处为严重低电压背景；红色箭头所指 aEEG 相应处为单次癫痫发作。

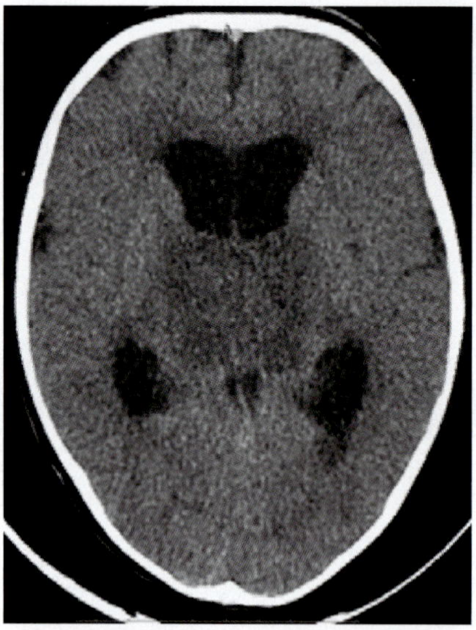

图 7-10　头颅 CT

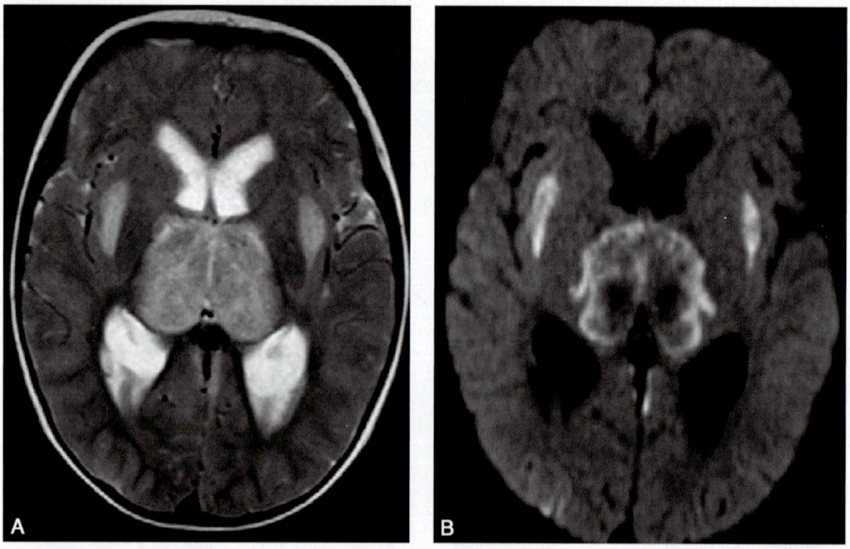

图 7-11　头颅 MRI

注：A 为 T_2WI；B 为 DWI。

案例 3：患儿，女，6 月龄，因“间断发热伴抽搐 6 天”入院。查体：意识不清，前囟平，四肢肌张力偏高，双侧巴宾斯基征阳性，GCS 9 分。入院后频繁抽搐，表现为眨眼和口角抽动。出院时神志清，右下肢肌张力增高，出院诊断：单纯疱疹病毒性脑炎。出院 3 个月随访，仍有反复癫痫发作。

EEG 显示左侧后头部 LPDs 附加快波活动，LPDs 常早于 MRI 异常发现，绝大多数在发病初期就可以出现，并可持续数周（图 7-12）。

aEEG（P3-T3，P4-T4）显示左侧上下边界反复同时抬高和下降，后期上下边界持续抬高，可影响右侧，提示存在癫痫持续状态（图 7-13）。同步原始 EEG（走纸速度 15s/屏）为左侧后头部棘慢波和多棘慢波节律性放电。

头颅 MRI 提示双侧额顶叶灰白质分界不清，双侧额颞顶叶、基底节区异常高信号（图 7-14）。

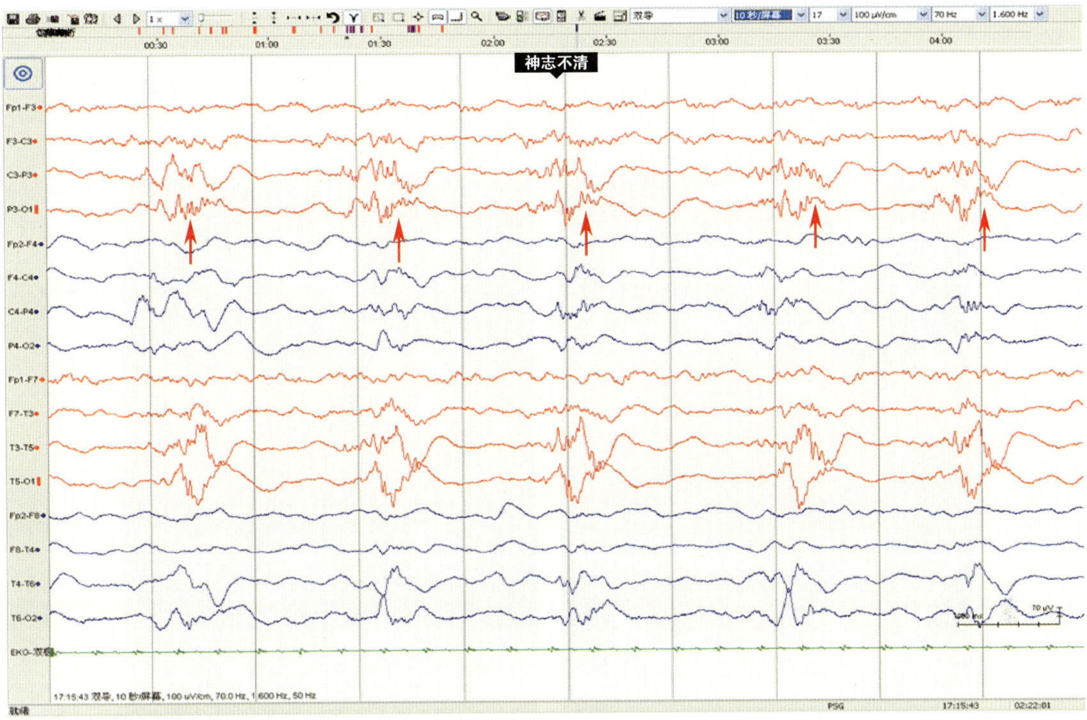

图 7-12　EEG

注：红色箭头所指 EEG 相应处为快波活动。

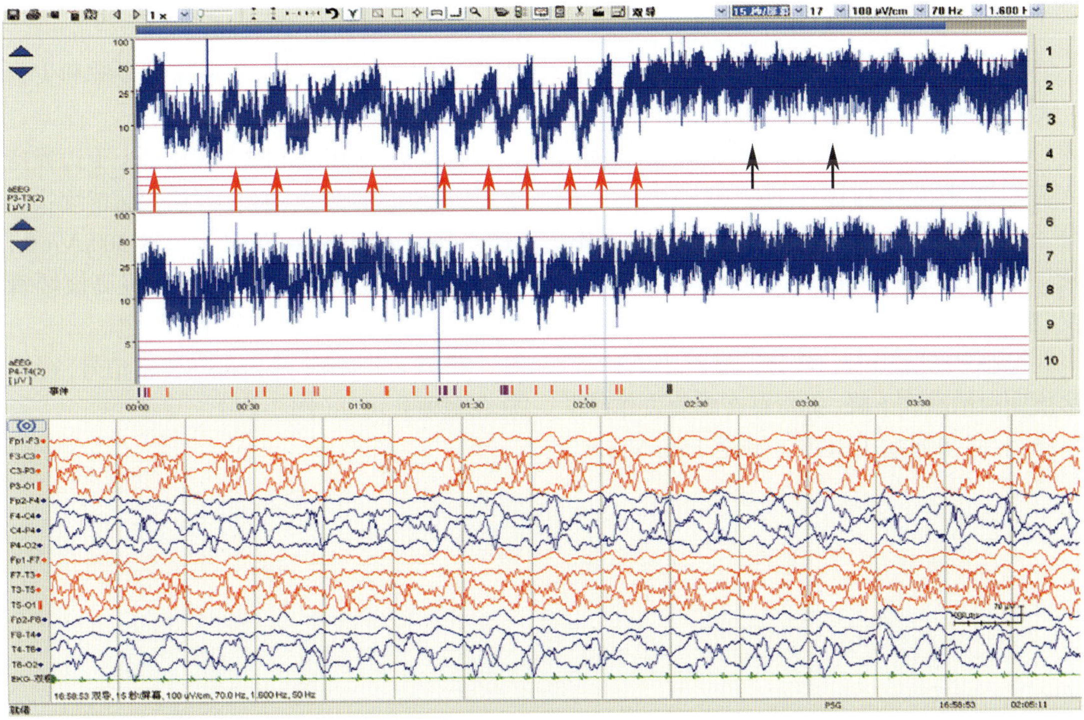

图 7-13　aEEG（P3-T3，P4-T4）

注：红色箭头所指 aEEG 相应处为上下边界反复同时抬高和下降；黑色箭头所指 aEEG 相应处为上下边界持续抬高。

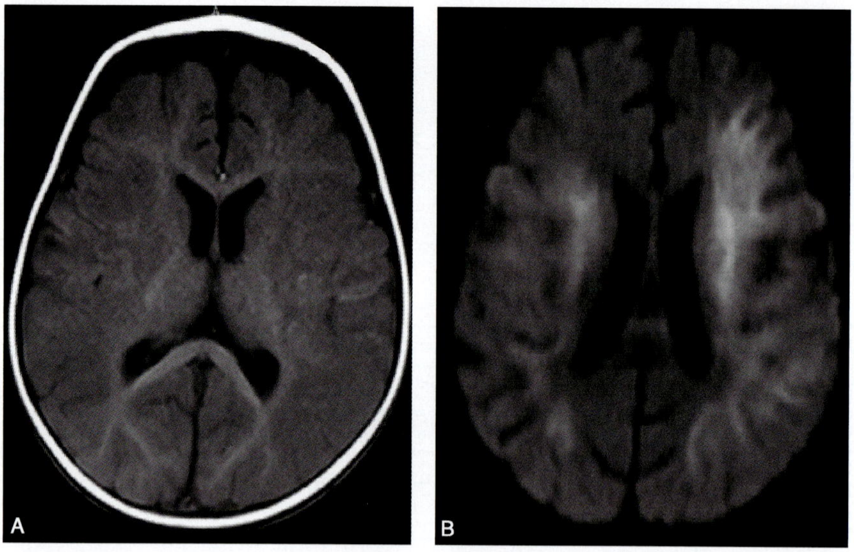

图 7-14　头颅 MRI

注：A 为 T_1WI；B 为 DWI。

案例 4：患儿，男，1 岁，因"发热，呕吐 4 天，精神差 1 天"入院。查体：精神反应差，四肢肌力、肌张力尚可，病理征阴性。入院第 4 天出现抽搐伴意识障碍，GCS 6 分。住院 3 周余自动出院，出院时神志不清。出院诊断：手足口病危重型、脑膜脑炎、脑梗死。

监测初期 aEEG（P3-P4）显示上下边界多次同时抬高和下降，提示存在癫痫发作（图 7-15）。同步原始 EEG（灵敏度 150μV/cm，走纸速度 20s/屏）显示右半球棘慢波和尖慢波节律性放电，顶区显著。

监测后期 aEEG（P3-P4）显示上下边界持续抬高 30 分钟以上，提示存在癫痫持续状态（图 7-16）。同步原始 EEG（灵敏度 300μV/cm，走纸速度 20s/屏）为右半球高 - 极高波幅棘慢波和多棘慢波持续性节律性放电。

头颅 MRI 显示颅内多发异常信号，提示急性脑梗死可能（图 7-17）。

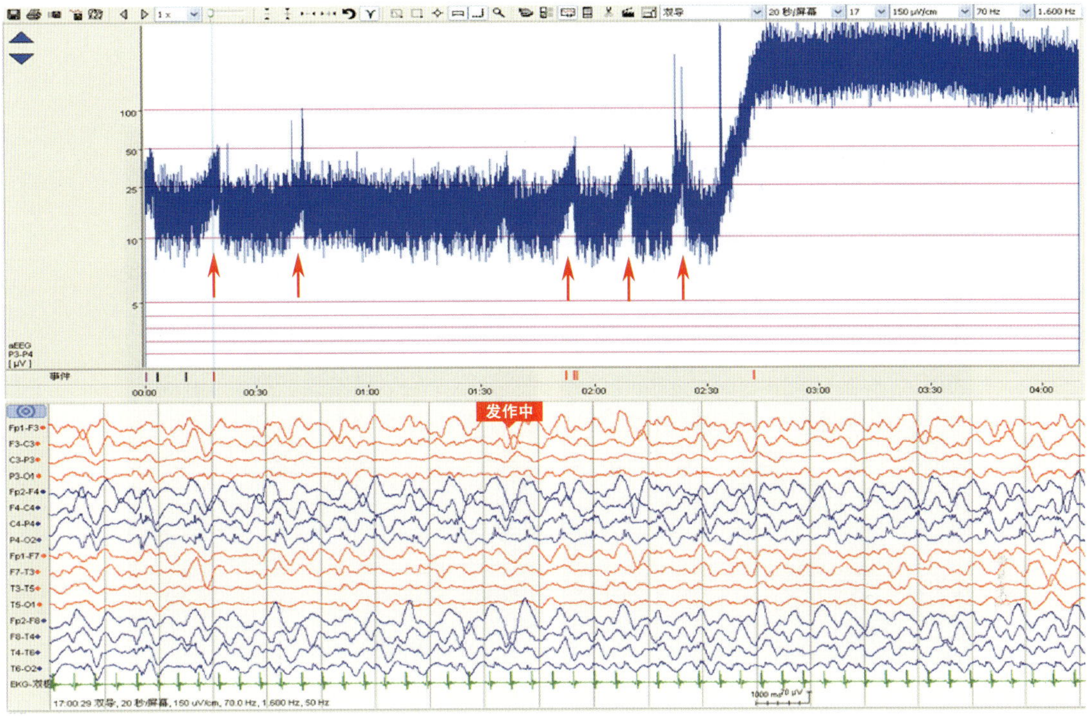

图 7-15　监测初期 aEEG（P3-P4）

注：红色箭头所指 aEEG 相应处为癫痫发作。

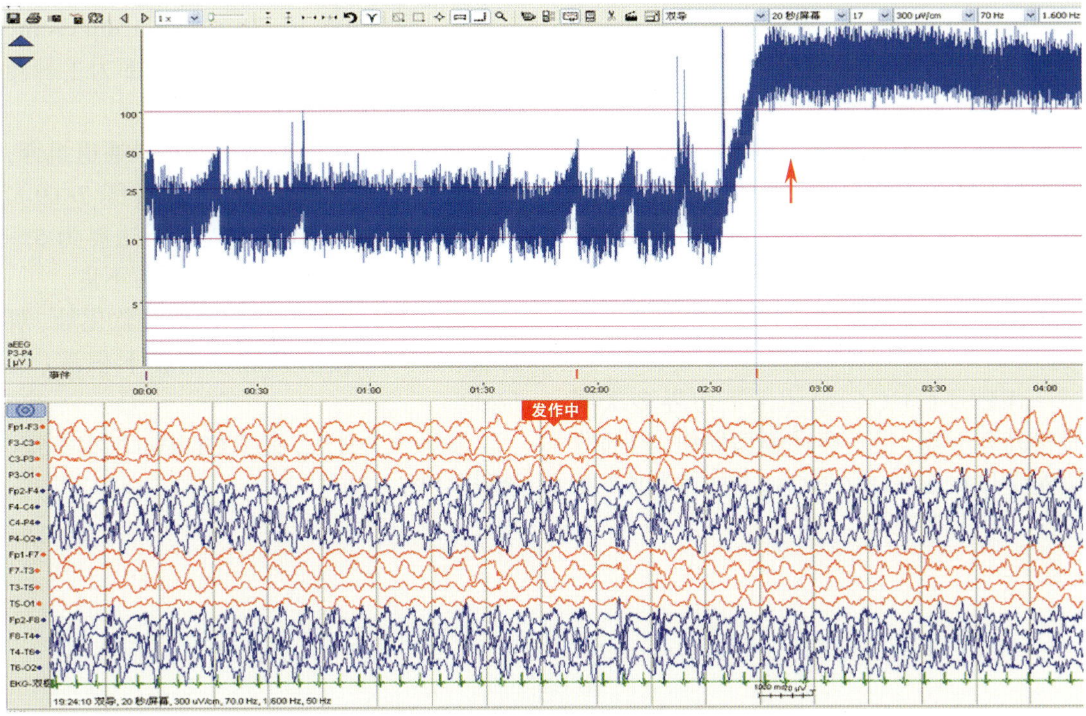

图 7-16　监测后期 aEEG（P3-P4）

注：红色箭头所指 aEEG 相应处为癫痫持续状态。

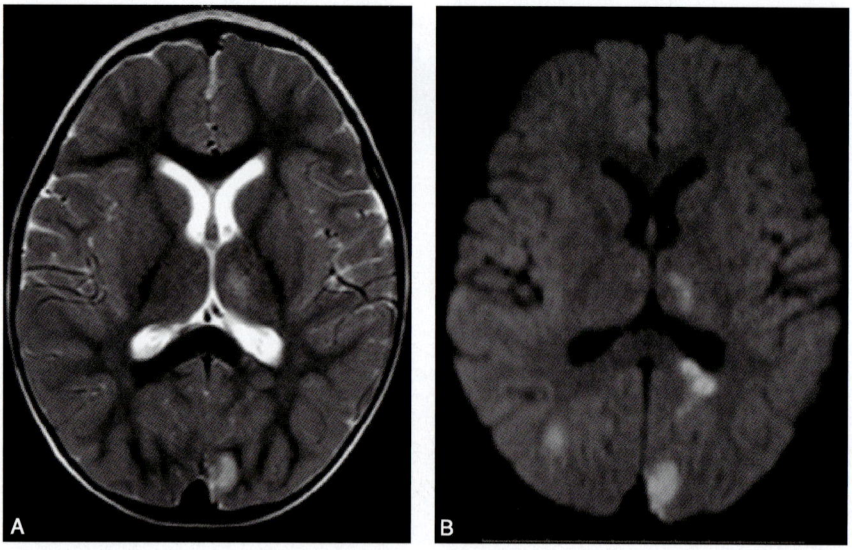

图 7-17　头颅 MRI
注：A 为 T_2WI；B 为 DWI。

案例 5：患儿，女，2 月龄，因“发热，精神差 3 天”入院。病程中出现反复呼吸节律不规则，呼吸暂停和心率下降，入院后出现抽搐。查体：神志不清，反应欠佳，前囟饱满，瞳孔等大等圆，病理征阴性，GCS 10 分。住院治疗 1 个月出院，出院诊断：细菌性脑膜炎，脓毒症。出院后 3 个月行脑积水手术。8 月龄随访，运动和智力发育落后。

aEEG（C3-C4）显示上下边界多次同时抬高和下降，提示存在癫痫发作，但部分癫痫发作在 aEEG（C3-C4）上较难判断（图 7-18）。同步原始 EEG（灵敏度 150μV/cm，走纸速度 20s/屏）显示右侧后头部为主棘慢波和尖慢波节律性和周期性放电。

通过调整 aEEG（O1-O2）记录通道组合，可以更好地显示每次癫痫发作（图 7-19）。同时，发作间期 aEEG 带宽上下边界为 5～10μV，属于低电压背景，提示预后不良。

头颅 CT 显示右侧颞顶枕叶软化灶，双侧脑室扩大，提示双侧硬脑膜下积液（图 7-20）。

发病 3 个月后，头颅 CT 提示脑室扩张、脑积水（图 7-21）。

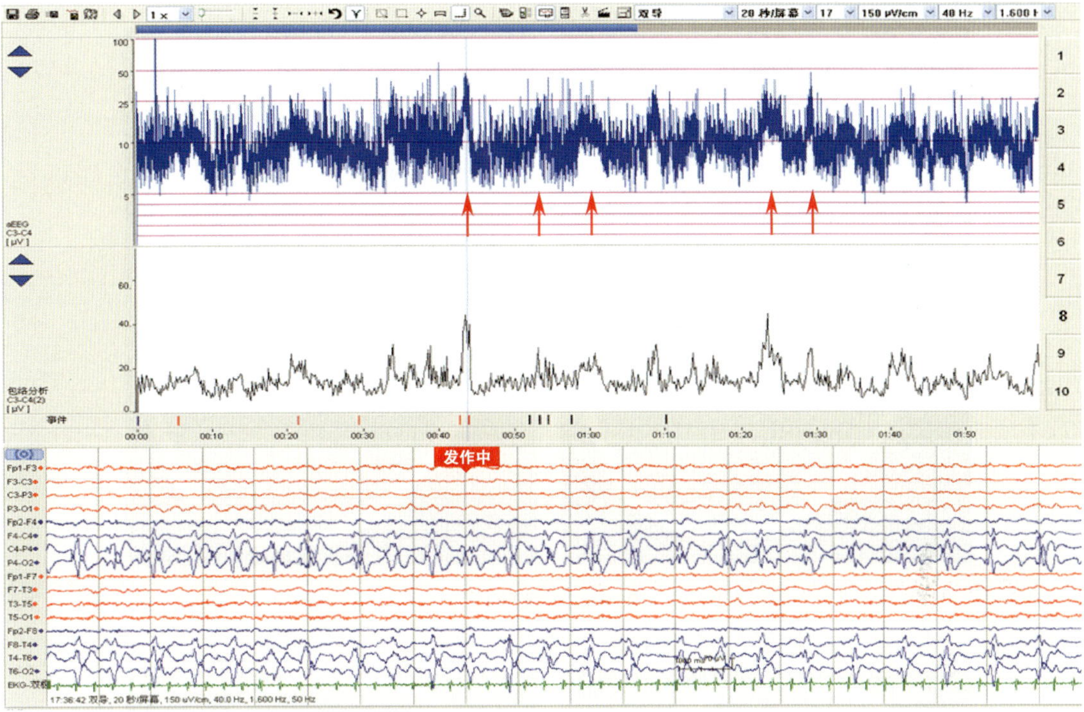

图 7-18　aEEG(C3-C4)

注：红色箭头所指 aEEG 相应处为癫痫发作。

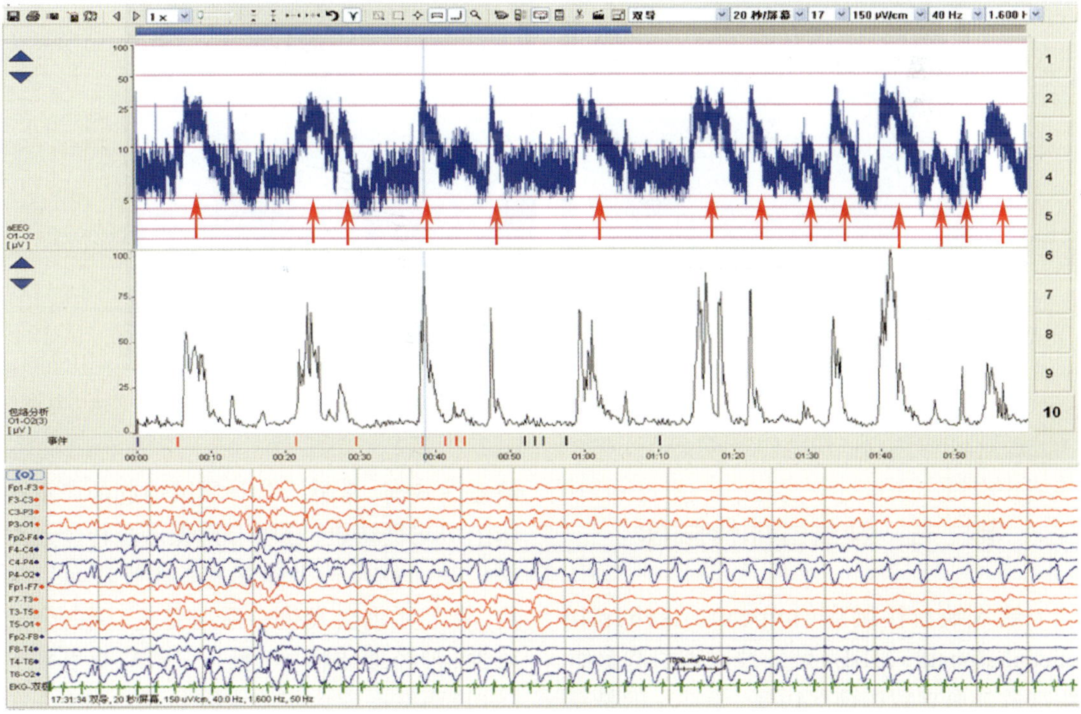

图 7-19　aEEG(O1-O2)

注：红色箭头所指 aEEG 相应处为癫痫发作。

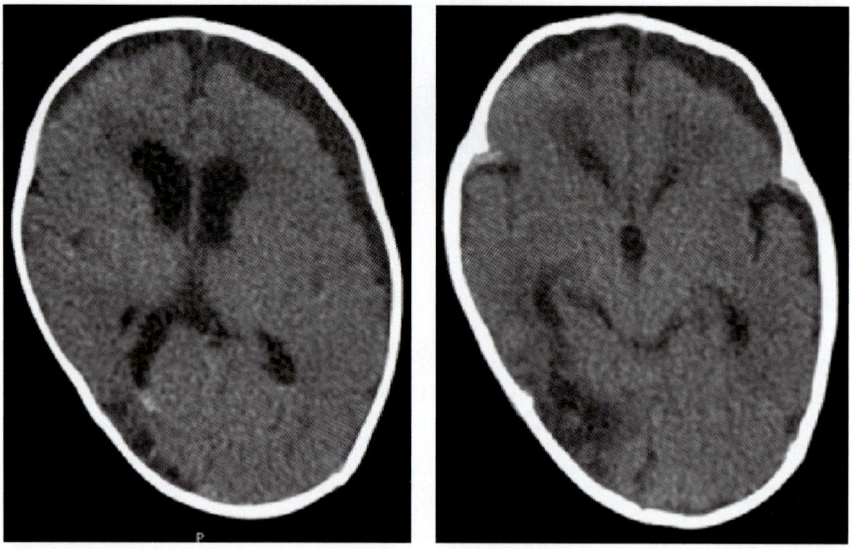

图 7-20　头颅 CT

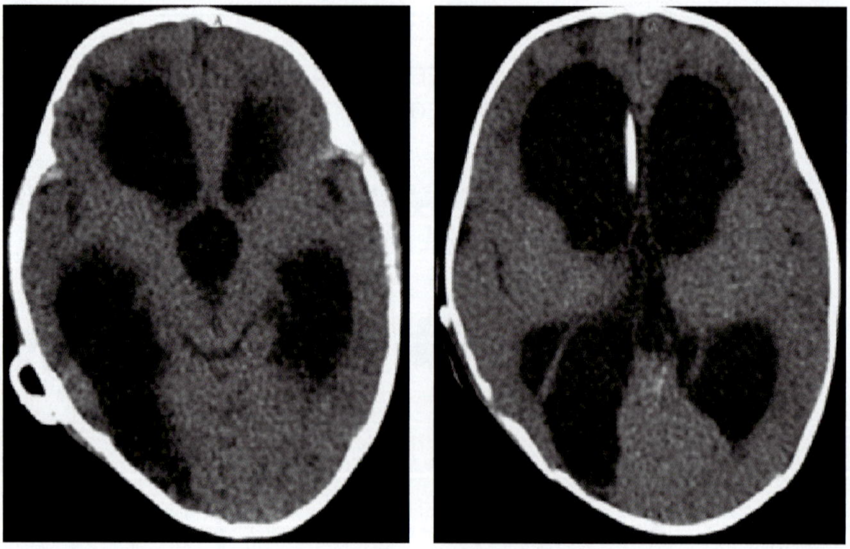

图 7-21　发病 3 个月后头颅 CT

第二节　缺氧缺血性脑病

缺氧缺血性脑病（hypoxic ischemic encephalopathy，HIE）是各种原因引起脑组织缺氧缺血导致的脑部病变，最常见的是新生儿缺氧缺血性脑病，而非新生儿期的缺氧缺血性脑病，常见于各种原因引起的严重的脑组织缺氧缺血，呼吸心搏骤停。神经元对缺氧缺血的反应非常敏感，缺氧缺血发生后，神经元内会发生一系列变化，蛋白合成减少、神经递质释放、腺苷三磷酸酶水平下降，进而发展成为细胞水肿和死亡，EEG 在缺氧缺血早期就可以出现异常改变，可以表现为背景节律衰减，有反应的弥漫性慢波、快波昏迷，无反应的弥漫性慢波，甚至发展成为暴发抑制、低电压和电静息。

部分患儿会合并癫痫的临床和临床下发作或非惊厥性癫痫持续状态，通过脑功能监测发现严重异常背景改变和癫痫持续状态可以预测远期神经不良结局，因此对 HIE 患儿需要进行持续或间断的 EEG 或脑功能监测，积极干预，从脑功能的变化，如背景活动的进行性加重或好转来判断预后。

案例 1：患儿，男，1 岁 5 个月，因“发现肝脏占位”入院。入院第 4 天哭闹后突发血氧饱和度和心率下降，给予心肺复苏，胸部 X 线检查提示左侧张力性气胸。抢救后查体：昏迷，双侧瞳孔 3mm，对光反射迟钝，四肢肌张力低下，GCS 3 分。住院 2 周后持续意识障碍，反应差，瞳孔对光反射差，四肢肌张力低下，自动出院，出院诊断：心肺复苏后，缺氧缺血性脑病。

aEEG（F3-F4，Fp1-Fp2）显示带宽下边界<5μV，缺乏可变性，上边界>100μV；每小时暴发次数<100 次，为 BS-。原始 EEG（灵敏度 200μV/cm，走纸速度 60s/屏）为长周期性暴发抑制图形（图 7-22）。

经治疗干预后，每小时暴发次数>100 次，为 BS+。原始 EEG（灵敏度 200μV/cm，走纸速度 60s/屏）为暴发间隔时间明显缩短（图 7-23）。

头颅 CT 提示脑灰白质分界不清，脑沟脑裂不清（图 7-24）。

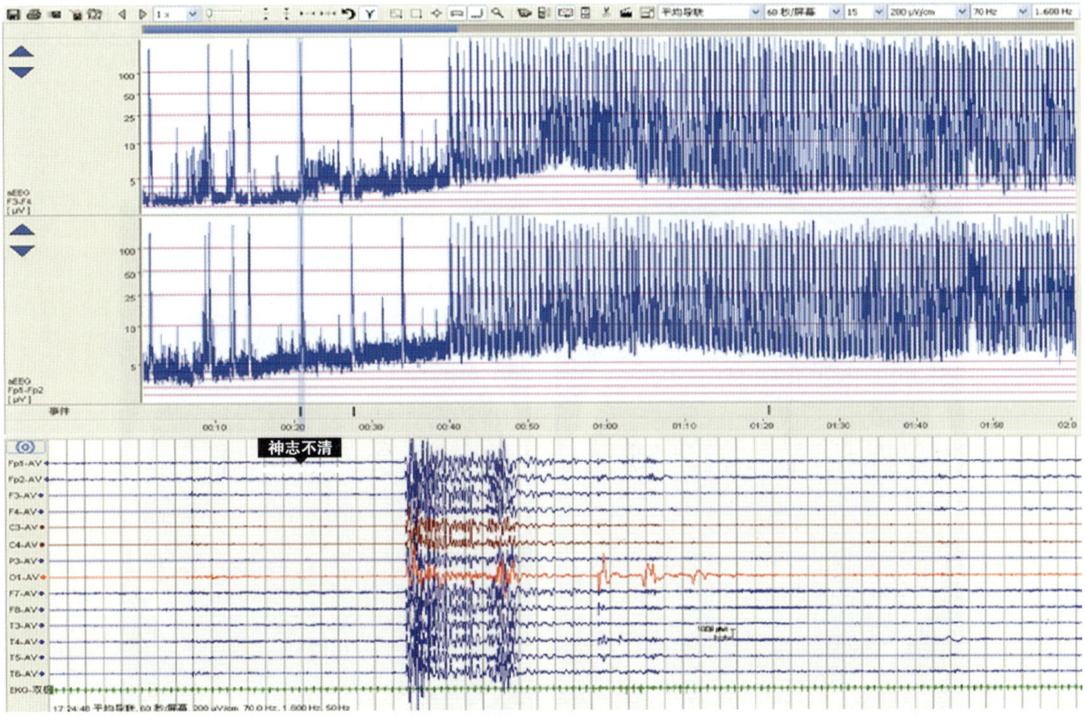

图 7-22　aEEG（F3-F4，Fp1-Fp2）

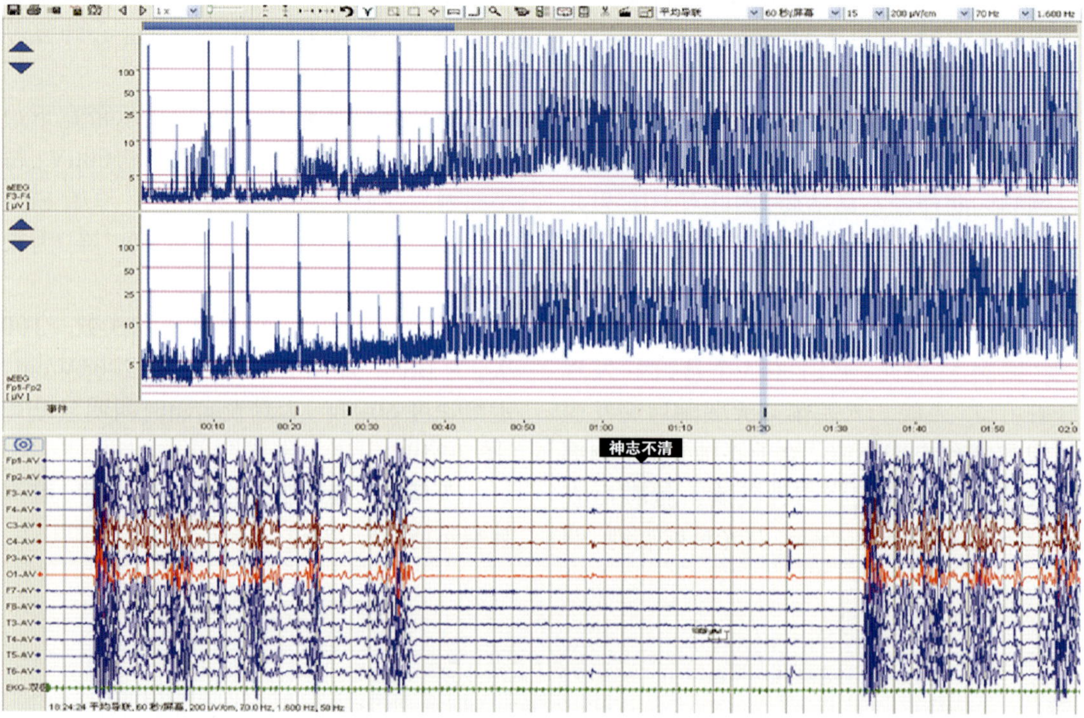

图 7-23　治疗后 aEEG（F3-F4，Fp1-Fp2）

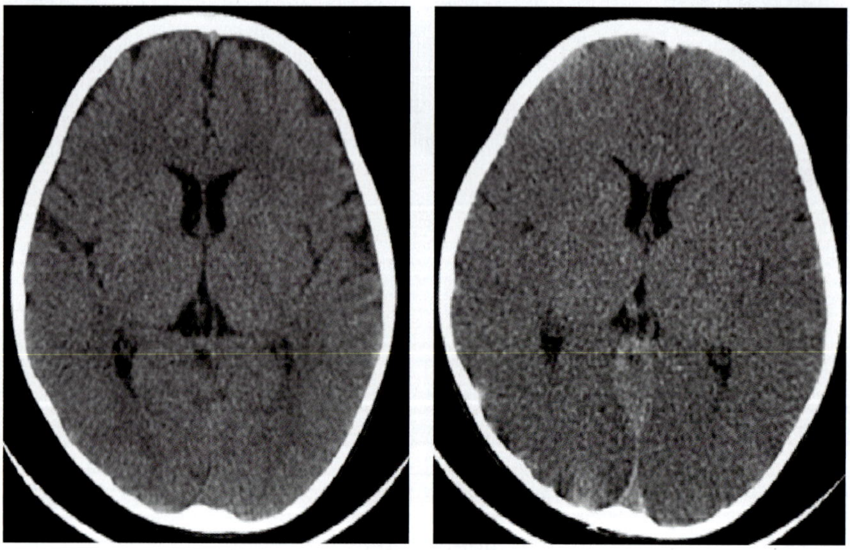

图 7-24　头颅 CT

案例 2：患儿，女，3 岁，因“窒息后 3 小时（颈部卡在栅栏处）”入院。入院查体：昏迷，四肢肌张力低下，生理反射消失。入院第 4 天出现双侧瞳孔散大固定，对光反射消失，GCS 3 分。

入院当天 aEEG（C3-C4）提示持续低电压背景，上下边界为 5～10μV，并且缺乏可变性和睡眠周期（图 7-25）。

光谱图（C3-C4）提示红色能量大的脑波主导频率为 3Hz 以下的 δ 波。原始 EEG 显示各导联弥漫性低波幅 δ 波（图 7-26）。

入院第 4 天，aEEG（C3-C4）显示持续电静息背景，上下边界＜2μV，并且缺乏可变性。光谱图（C3-C4）显示持续无可识别的能量大的脑电活动。原始 EEG（灵敏度 20μV/cm）显示各导联缺乏可识别的脑电活动，结合临床可以诊断脑死亡（图 7-27）。

头颅 CT 提示脑灰白质分界不清，双侧基底节低密度影（图 7-28）。

头颅 MRI 显示双侧大脑半球皮层肿胀，双侧额颞顶叶、基底节、丘脑和小脑异常高信号（图 7-29）。

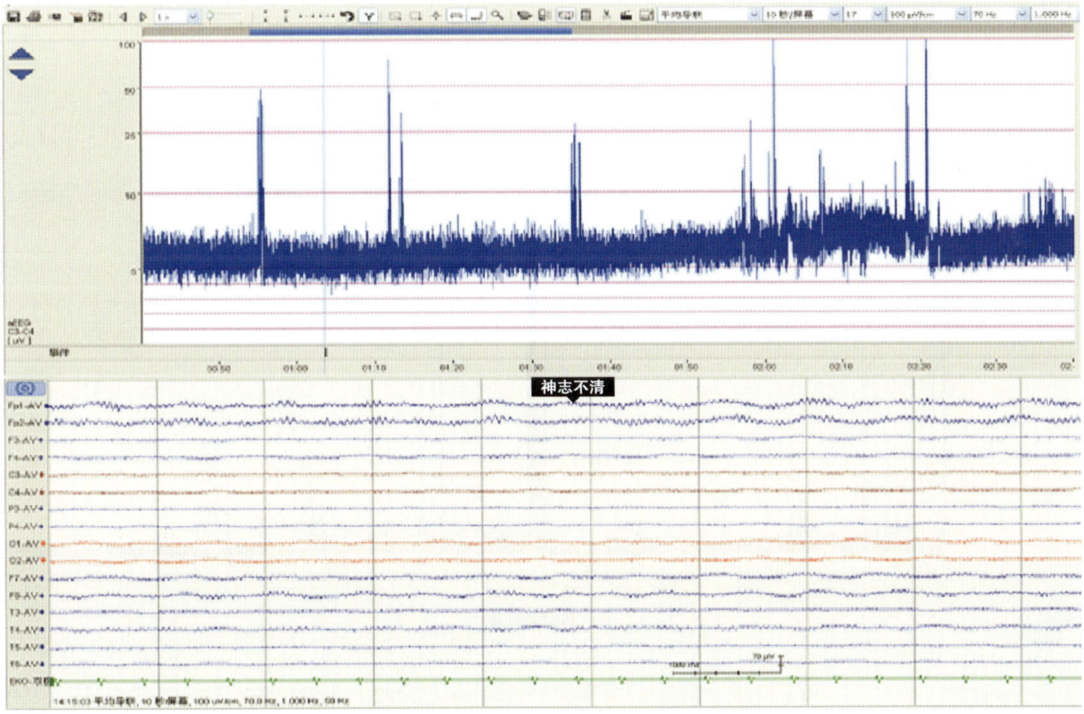

图 7-25　入院当天 aEEG（C3-C4）

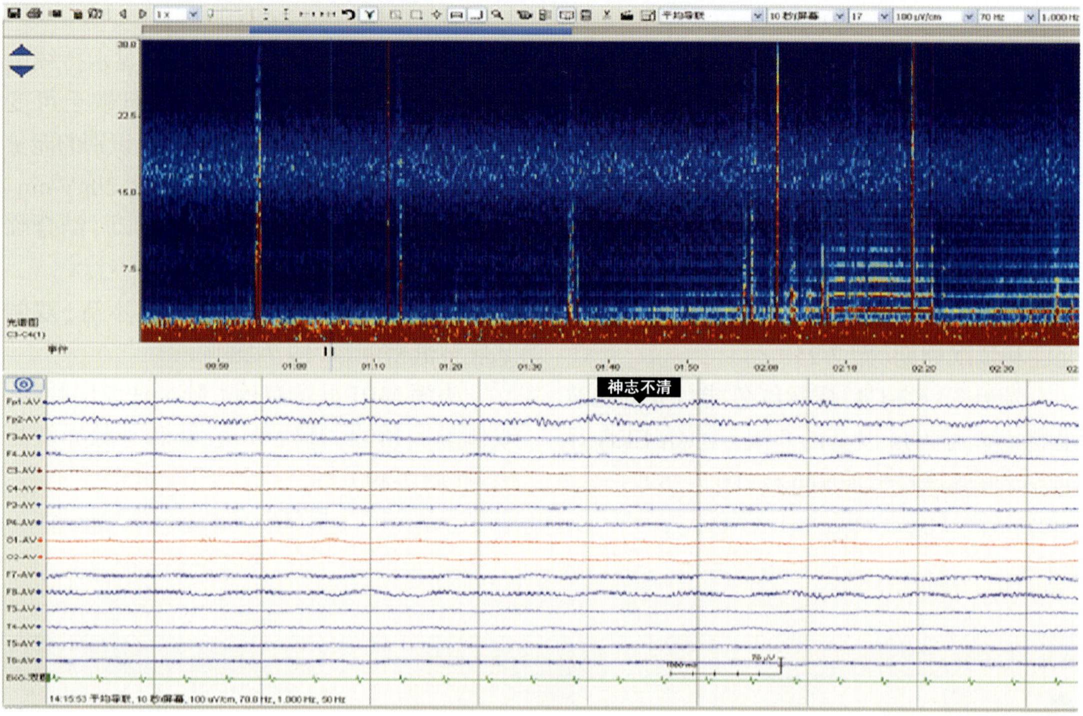

图 7-26　光谱图（C3-C4）

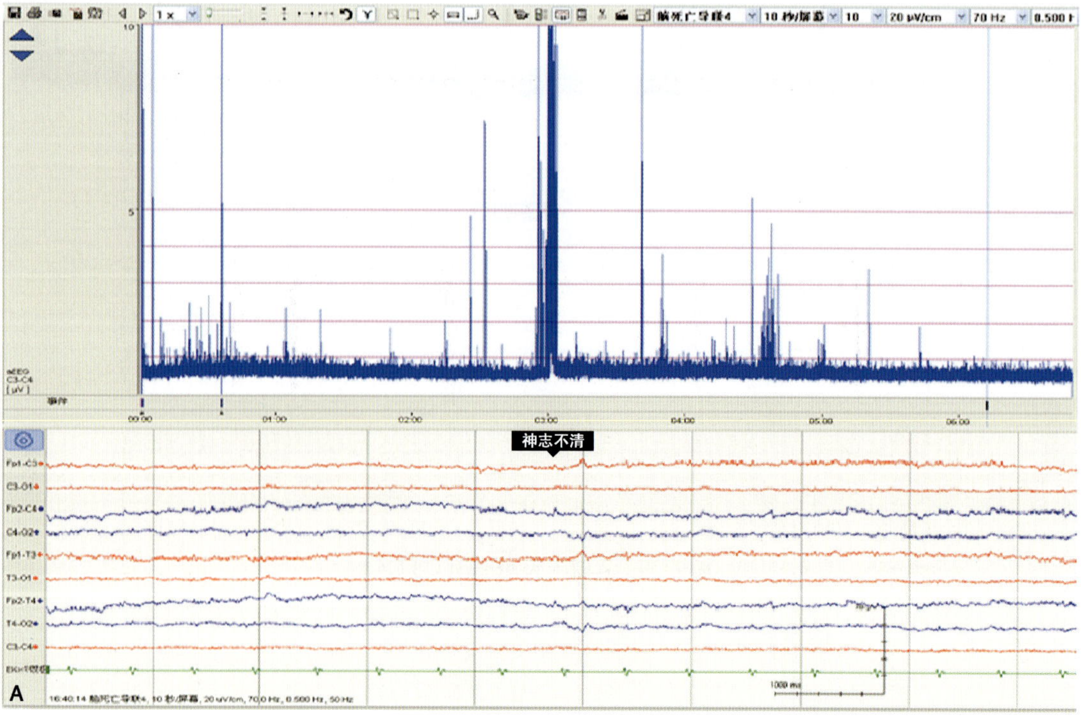

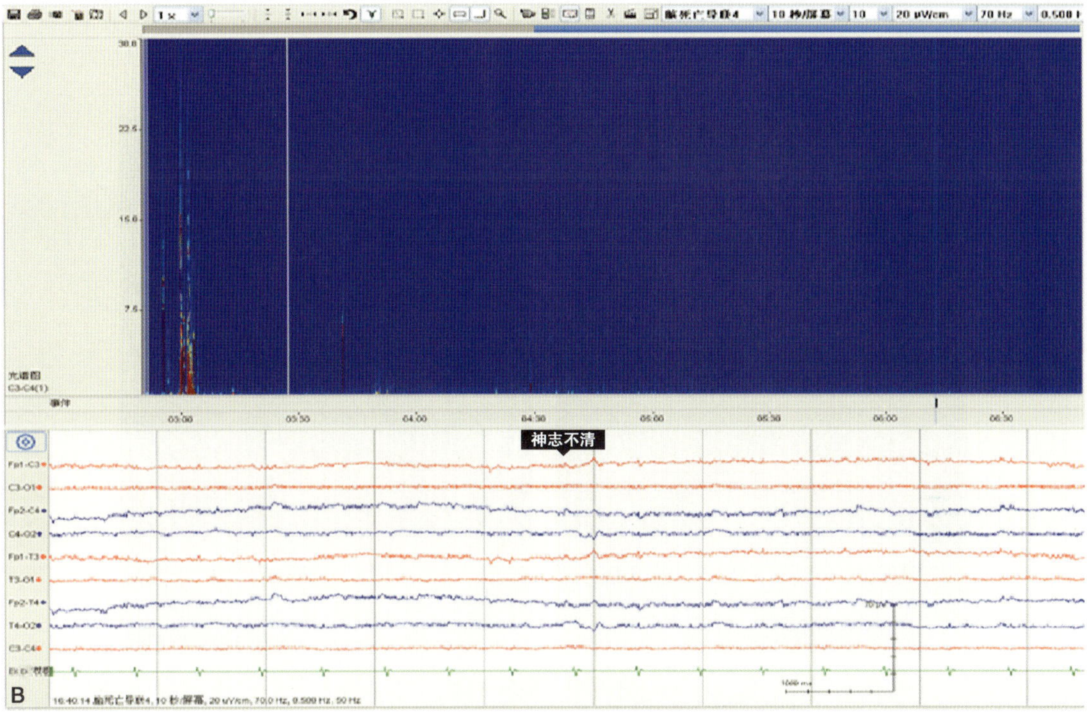

图 7-27　入院第 4 天 aEEG 和光谱图（C3-C4）

注：A. aEEG（C3-C4）；B. 光谱图（C3-C4）。

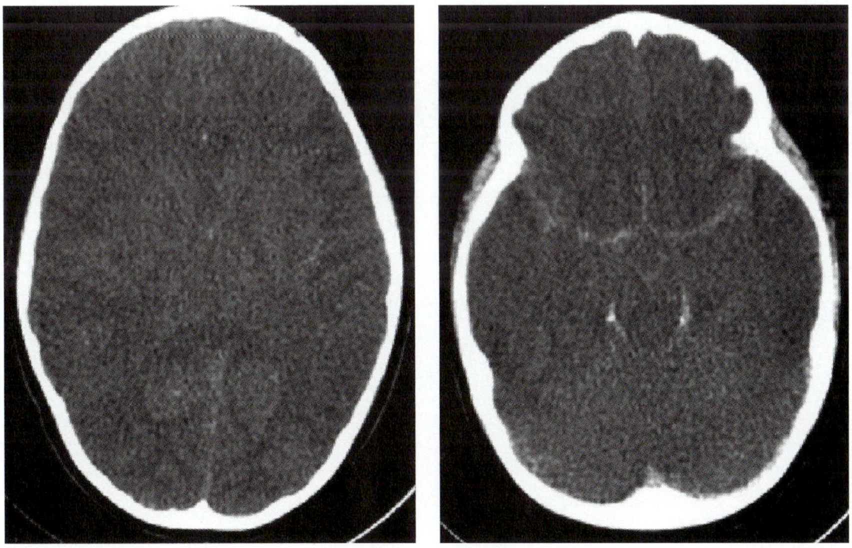

图 7-28　头颅 CT

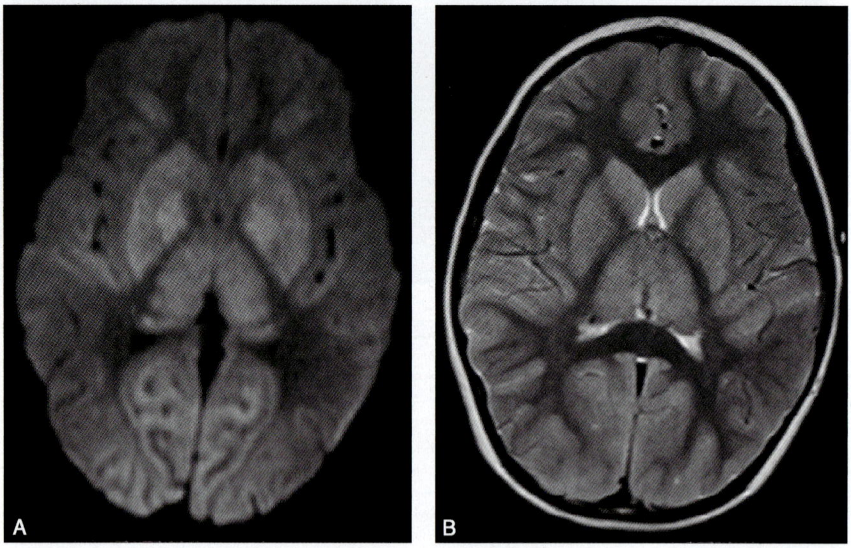

图 7-29　头颅 MRI

注：A 为 T_2WI；B 为 DWI。

案例 3：患儿，男，2 岁，因“纳差 3 天，抽搐 1 次”入院。查体：神志不清，瞳孔等大等圆，对光反射存在，心音低钝，肝大，肋下 6cm，GCS 7 分。入院后血压不能维持稳定后抢救无效死亡，死亡诊断：急性心力衰竭、心源性休克。

原始 EEG 提示周期性广泛性癫痫样放电，间歇期为弥漫性低 - 中波幅慢波，持续 1～2 秒。aEEG（P3-T3，P4-T4）显示下边界 10μV 以上，上边界在 25～50μV 以上，缺乏可变性和睡眠周期（图 7-30）。

相对功率谱（P3-T3，P4-T4）显示双侧半球红色 δ 波占优势比例，对于这种间歇期非弥漫性电压抑制的短周期性广泛性癫痫样放电，从 aEEG 和相对功率谱识别相对困难，还是要结合原始 EEG 来判断是否存在严重的异常背景（图 7-31）。

头颅 CT 提示双侧大脑半球和脑干密度普遍性减低，脑沟回及脑池变浅（图 7-32）。

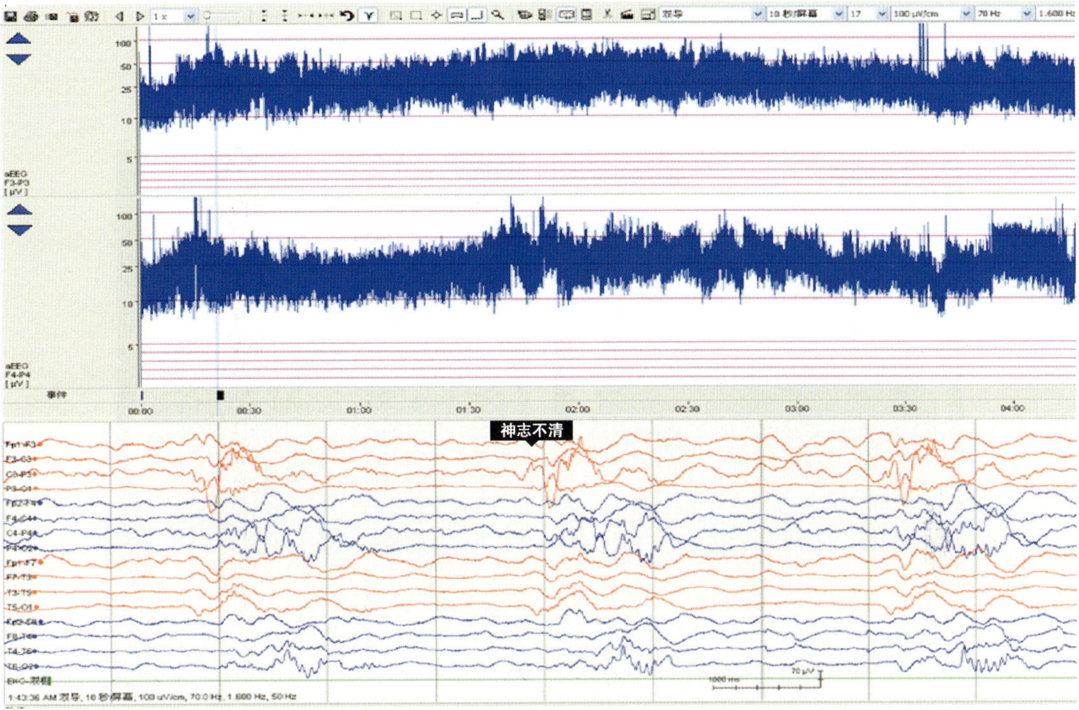

图 7-30　原始 EEG 和 aEEG(P3-T3，P4-T4)

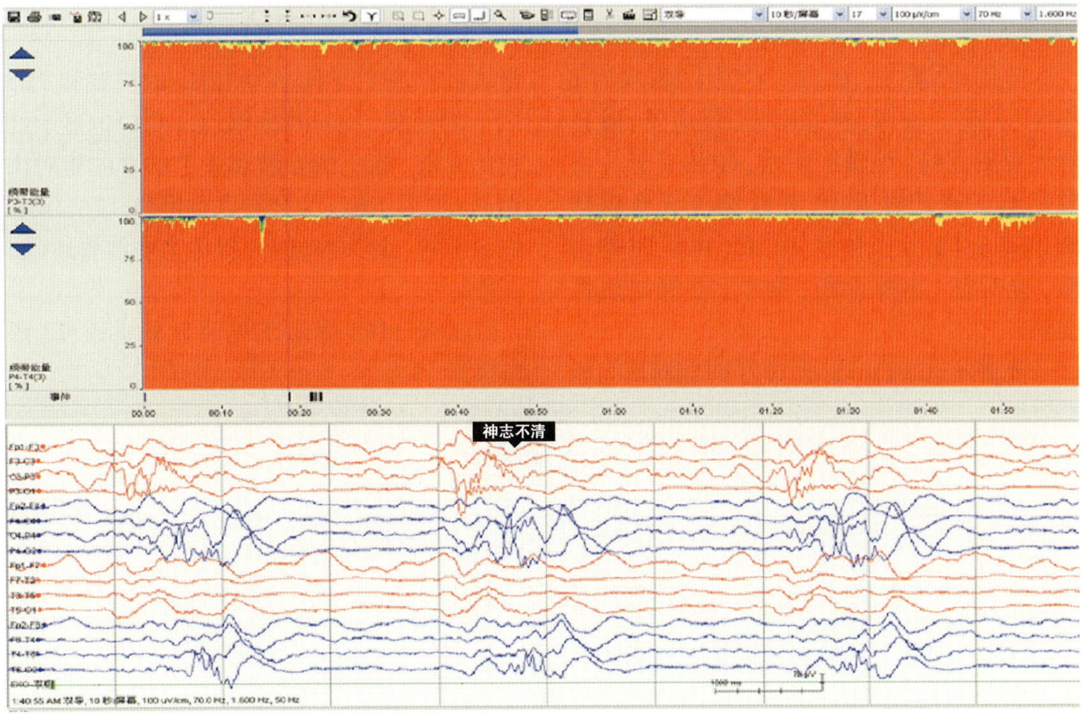

图 7-31　相对功率谱(P3-T3，P4-T4)

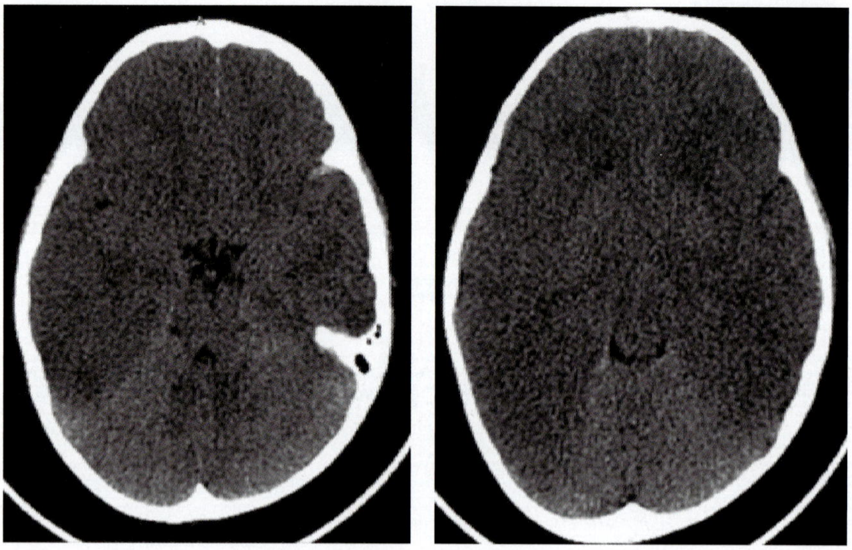

图 7-32　头颅 CT

案例 4：患儿，女，10 岁，因“溺水后 6 小时”入院。查体：神志不清，反应差，瞳孔对光反射迟钝，病理征阴性，GCS 7 分。入院后给予亚低温治疗，住院第 5 天意识转清，GCS 13 分。住院 10 天，出院时神志清，能对答，出院诊断：溺水、缺氧缺血性脑病。

光谱图（C3-C4）显示 10 小时监测期间能量大的脑波主导频率为 12Hz 的快波和 7Hz 以下的慢波；相对功率谱（C3-C4）也显示红色的 δ 波、绿色的 α 波和蓝色的 β 波相对比例高；原始 EEG 为全导联弥漫性 12～14Hz 快波节律，前头部显著，提示为 β 波昏迷（图 7-33）。

头颅 MRI 提示未见明显异常改变（图 7-34）。

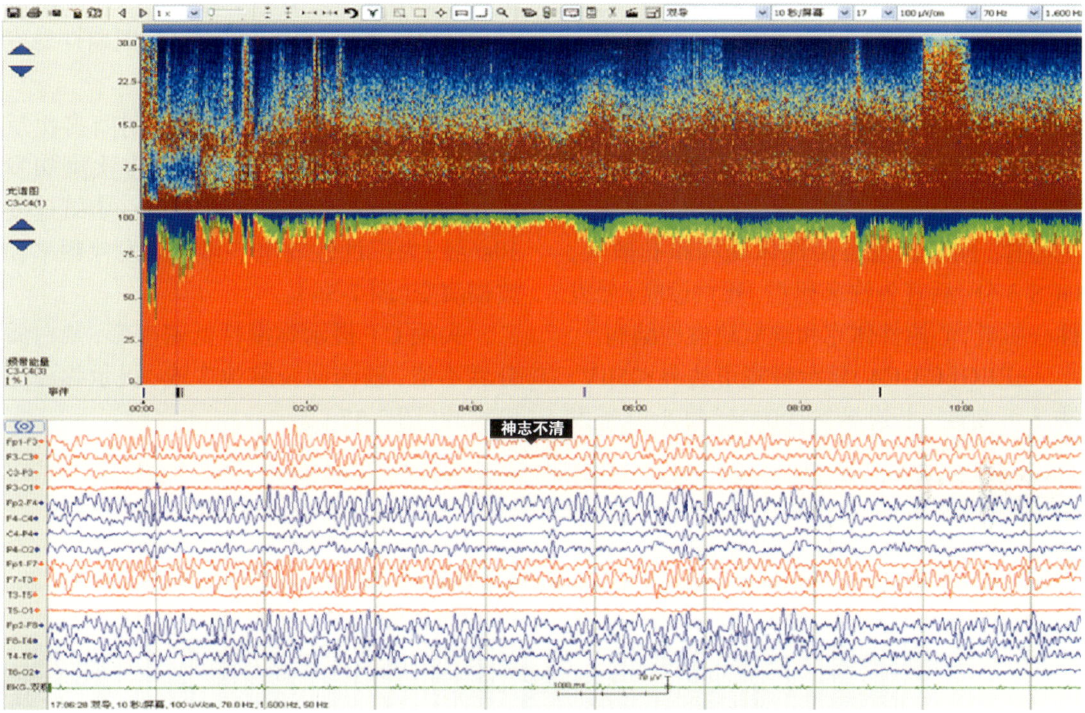

图 7-33 光谱图和相对功率谱(C3-C4)

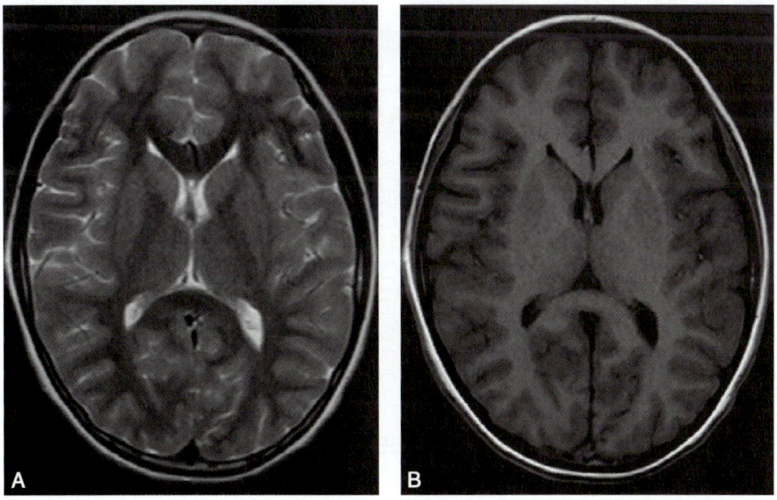

图 7-34 头颅 MRI

注:A 为 T_2WI;B 为 T_1WI。

案例5：患儿，女，9岁，因“发热、乏力伴呕吐3天，加重1天”入院。入院前出现一次晕厥发作，表现为四肢瘫软、面色苍白和四肢湿冷。查体：精神萎靡，心音低钝，四肢循环差，血压65/50mmHg。入院后现心搏骤停，给予体外膜氧合等治疗，仍不能恢复自主心律，同时出现难治性休克和瞳孔散大，GCS 3分，后宣告临床死亡，死亡诊断：暴发性心肌炎、心源性休克和缺氧缺血性脑病。

aEEG（C3-C4）显示带宽下边界＜5μV，缺乏可变性，上边界＞100μV，每小时暴发次数＞100次，为BS+；原始EEG（灵敏度15μV/mm，走纸速度30s/屏）为周期性暴发抑制图形（图7-35）。

aEEG（C3-C4）显示监测期间多次反复的上下边界抬高，提示存在多次癫痫发作；原始EEG（灵敏度15μV/mm，走纸速度30s/屏）为广泛性放电节律性阵发伴频率和波幅演变（图7-36）。

头颅CT提示弥漫性低密度影，灰白质分界不清，脑沟回及脑池变浅，提示弥漫性脑水肿（图7-37）。

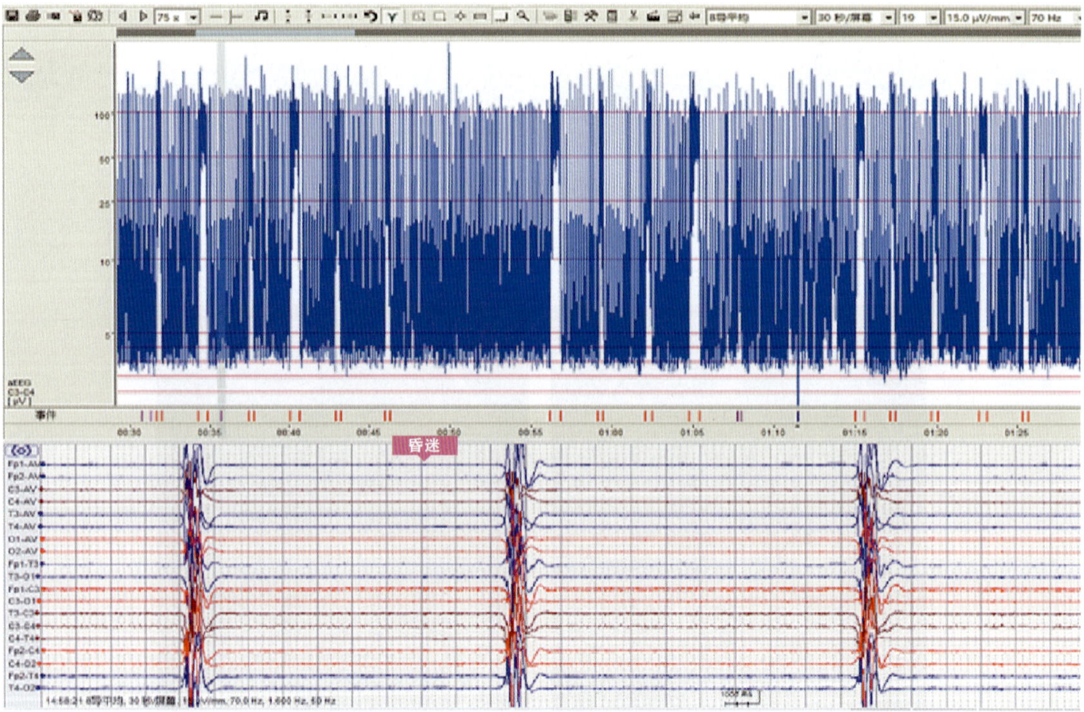

图7-35　aEEG（C3-C4）

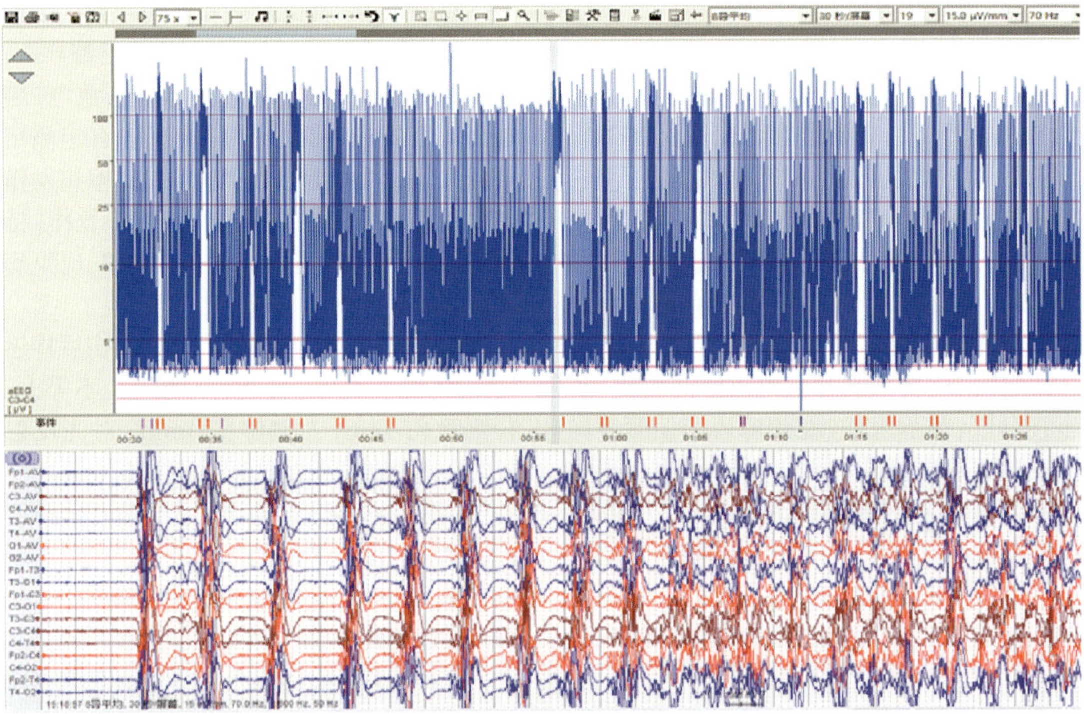

图 7-36　aEEG(C3-C4)

注：红色箭头所指 aEEG 相应处为上下界抬高。

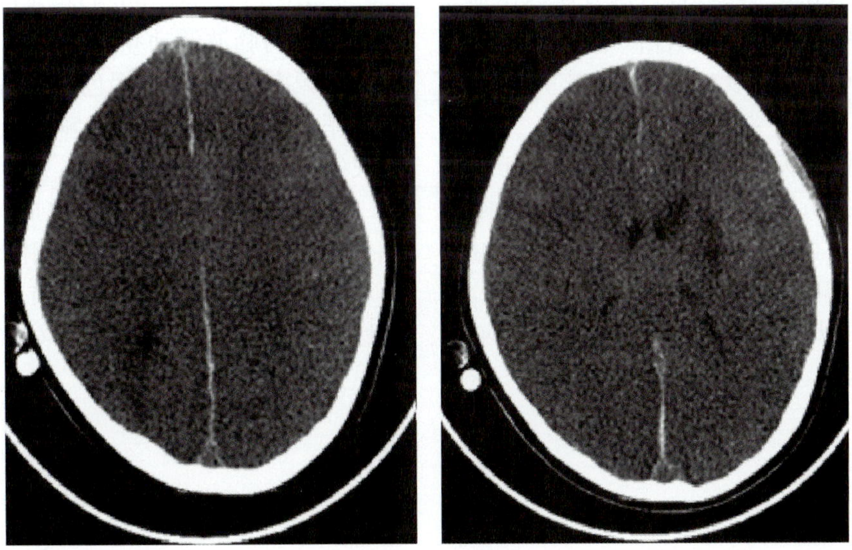

图 7-37　头颅 CT

第三节　脑血管病和外伤性脑损伤

脑血管病是指脑血管病变所引起的脑功能障碍，包括出血性和梗死性脑血管病。出血性脑血管病也称颅内出血，主要包括脑出血、蛛网膜下腔出血、硬膜下出血和硬膜外出血，儿童颅内出血常见病因包括脑血管畸形、凝血功能障碍和高血压等。临床常急性起病，主要表现为颅内压增高症状（头痛、呕吐）、癫痫发作、意识障碍和偏瘫等局灶性神经系统受累症状和体征，严重出现昏迷甚至脑疝。EEG 可表现为局部、一侧性或弥漫性慢波增多，一侧性周期性癫痫样放电，也可出现局部和广泛性周期性或节律性癫痫样放电伴或不伴局灶性或全面性癫痫发作。

梗死性脑血管病包括脑血栓和脑栓塞导致的脑梗死，儿童脑梗死的常见病因包括脑血管畸形、感染、高凝状态和先天性心脏病等。临床起病急，多表现为偏瘫、癫痫发作、头痛以及意识障碍等，也可继发颅内出血。EEG 表现为局部或一侧性低电压和低波幅慢波，生理节律的衰减和消失，严重者会出现弥漫性 EEG 异常。

外伤性脑病是指因外伤导致的大脑组织的实质性损伤，包括脑震荡、脑挫伤、轴索损伤和颅内出血。临床可表现为头痛、呕吐、意识障碍、偏瘫和癫痫发作。EEG 可表现为正常，也可出现弥漫性、局部或一侧性脑电异常活动。

总的来说，脑血管病和外伤导致的脑损伤，EEG 表现也多种多样，多数缺乏特异性，恒定的局部或一侧性周期性癫痫样放电、脑电活动衰减或电压低平对脑损伤有定侧定位意义，同时由于重症病情存在，癫痫发作多表现为非惊厥性癫痫发作或微小发作，持续或间断脑功能监测有助于及时发现癫痫发作。

案例 1：患儿，男，6 岁，因“外伤后昏迷 1 天”入院。查体：昏迷，双侧瞳孔不等大，右侧瞳孔 5cm，左侧瞳孔 4mm，对光反射消失，双侧巴宾斯基征阳性，GCS 6 分。于 PICU 住院 40 天，自动出院，出院时仍持续意识障碍，压眶时下肢伸直，上肢屈曲，右侧瞳孔散大，对光反射消失，左侧瞳孔 2mm，对光反射迟钝。

aEEG（Fp1-O1，Fp2-O2）显示双侧半球振幅持续不对称，左半球振幅明显低于右半球，左半球上边界＜10μV，缺乏可变性和睡眠周期。原始 EEG 显示左半球电压衰减，提示左半球存在脑功能障碍（图 7-38）。

光谱图（Fp1-O1，Fp2-O2）显示右半球褐色占优势的脑波活动频率＜7.5Hz，而左半球脑电频率明显衰减，褐色占优势的脑波活动频率＜4Hz，且双侧半球睡眠生理节律均消失（图 7-39）。

头颅 CT 提示左侧颅骨缺损，部分脑组织外突，大脑左半球和右额顶叶低密度影；头颅 MRI 提示左侧大脑灰白质分界不清和广泛性异常信号，中线结构左移（图 7-40）。

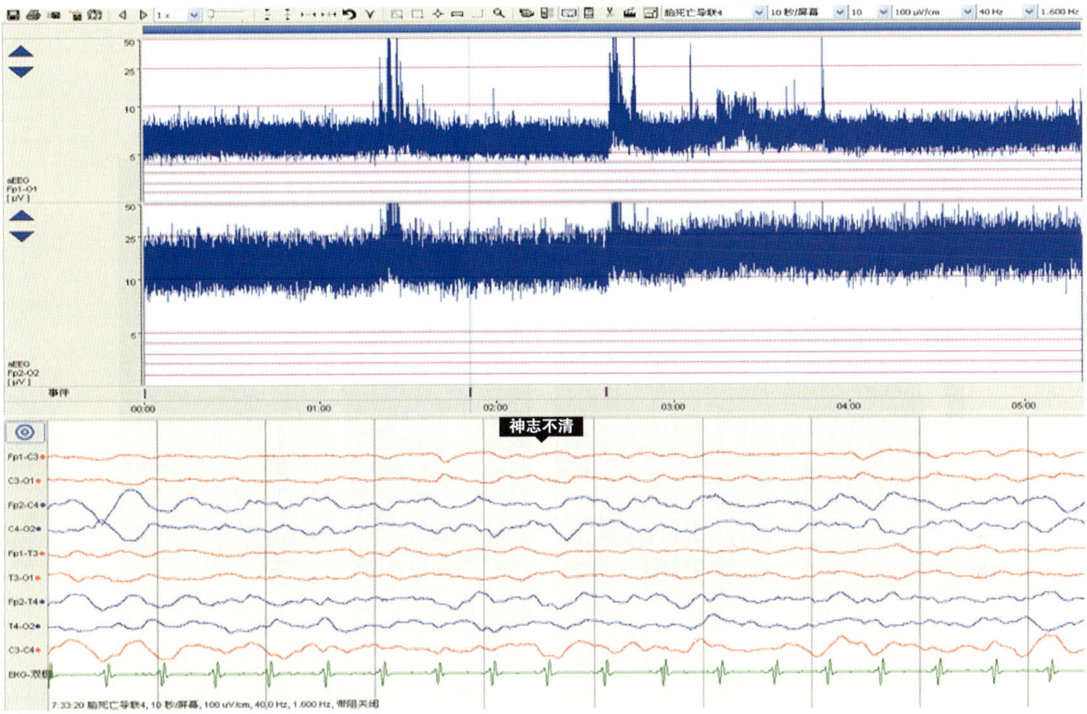

图 7-38　aEEG(Fp1-O1，Fp2-O2)

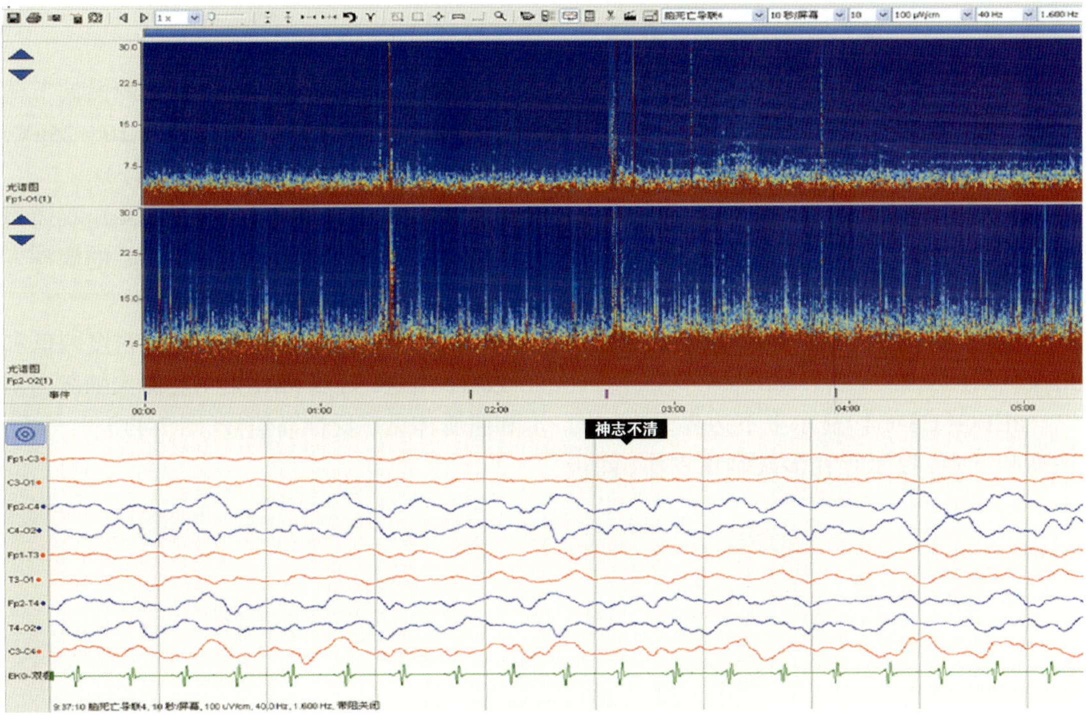

图 7-39　光谱图(Fp1-O1，Fp2-O2)

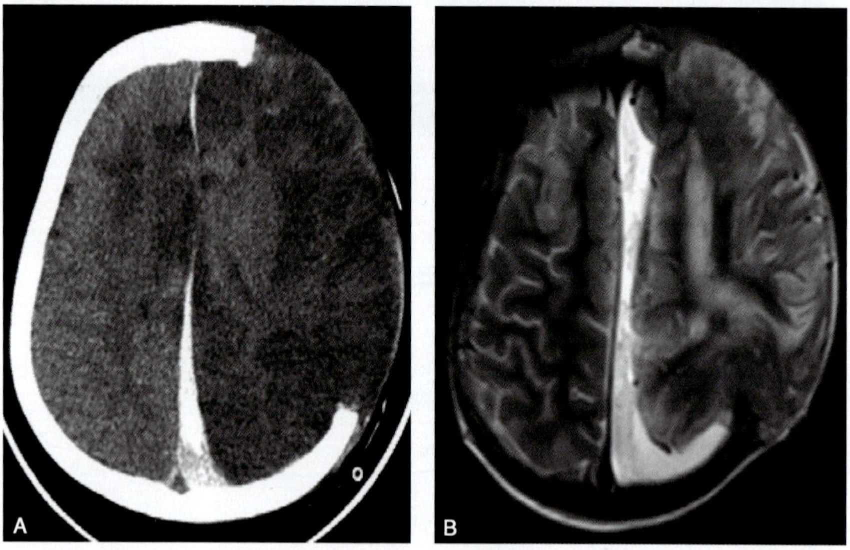

图 7-40　头颅影像学检查

注：A. 头颅 CT；B. 头颅 MRI（T_2WI）。

案例 2：患儿，男，1 月龄，因“呕吐 2 天，抽搐 1 天”入院。查体：精神反应差，前囟张力略高，球结膜水肿，病理征阳性，肌张力偏高，GCS 10 分。入院后的四肢反复抖动，右侧显著，持续约 1 分钟，咪唑安定维持 1 周。出院时神志清，四肢肌张力偏高，病理征阳性，出院诊断：晚发型维生素 K_1 缺乏性颅内出血、脑梗死。

aEEG（C3-C4）显示上下边界多次同时抬高和下降，提示存在多次癫痫发作，同步原始 EEG 为左半球棘慢波和多棘慢波节律发放。发作间期带宽上下边界为 10～25μV，且缺乏可变性和睡眠周期（图 7-41）。

相对于单通道 aEEG（C3-C4），双通道 aEEG 可以更好地显示左半球起始的癫痫发作（图 7-42）。

头颅 CT 提示左侧颞顶枕叶密度减低和硬膜下出血；头颅 MRI 提示左侧大脑灰白质和胼胝体见广泛性高信号（图 7-43）。

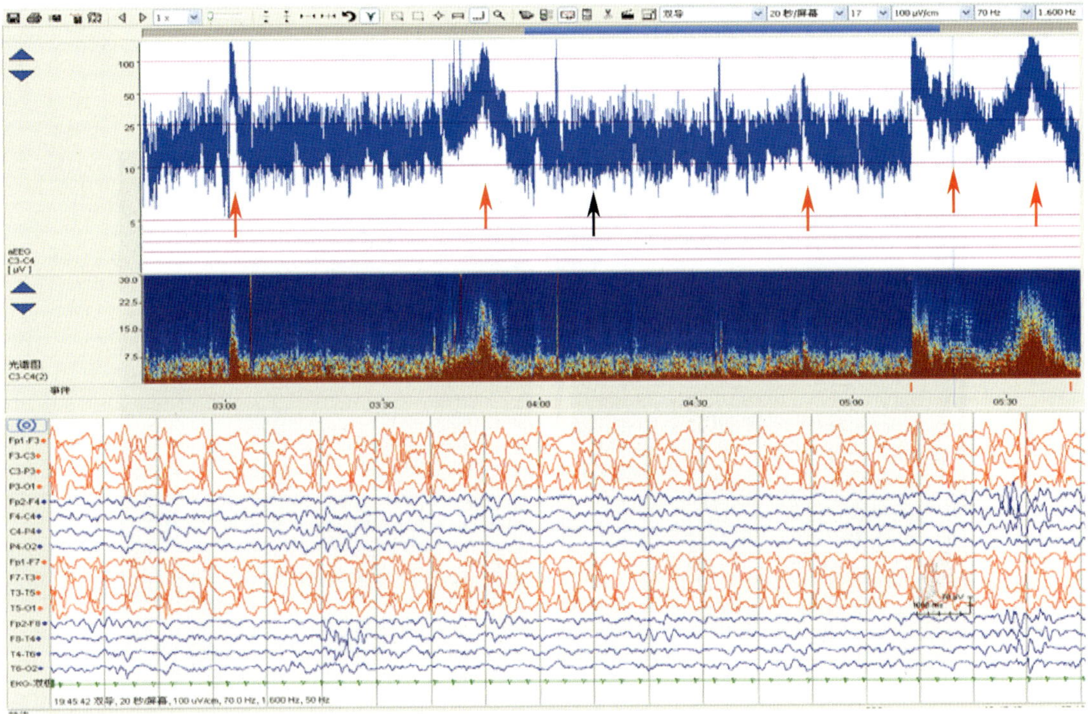

图 7-41　aEEG（C3-C4）

注：红色箭头所指 aEEG 相应处为多次癫痫发作；黑色箭头所指 aEEG 相应处为发作间期。

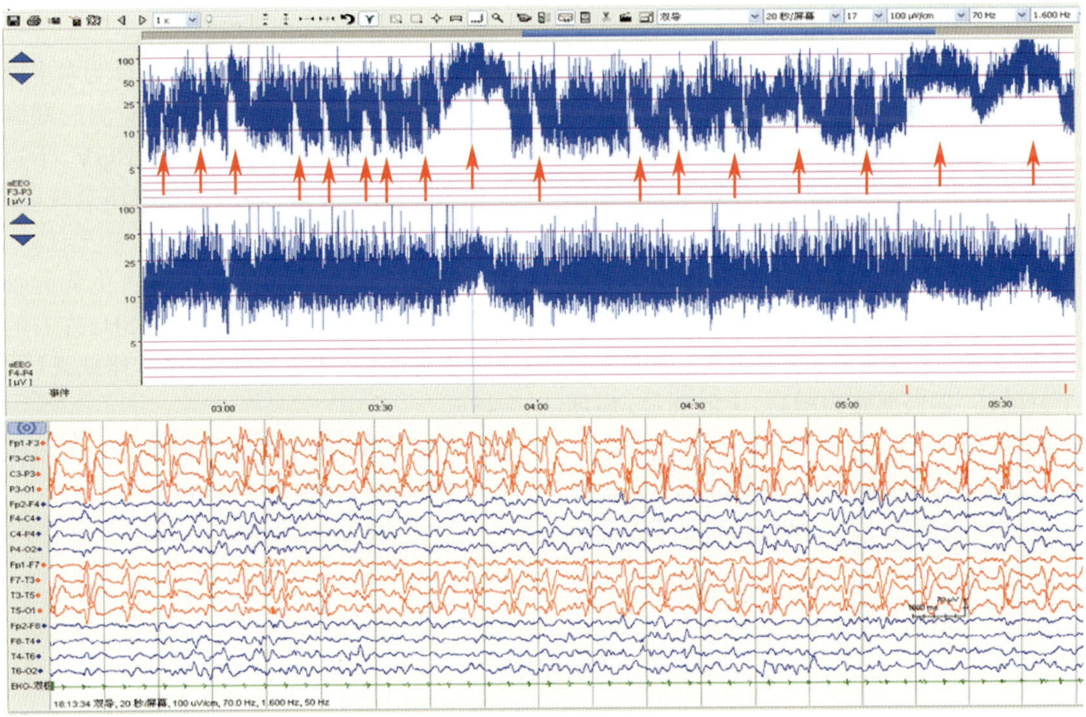

图 7-42　aEEG（F3-P3，F4-P4）

注：红色箭头所指 aEEG 相应处为癫痫发作。

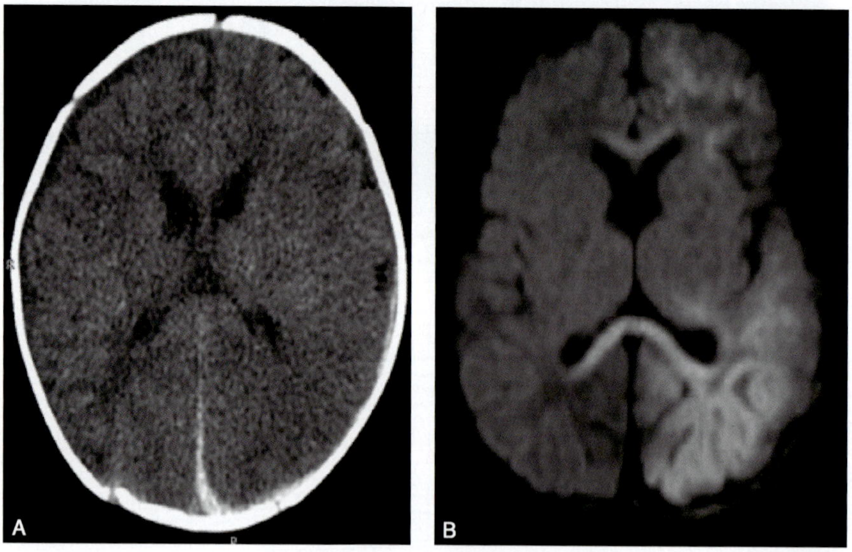

图 7-43 头颅影像学检查

注：A. 头颅 CT；B. 头颅 MRI（DWI）。

案例 3： 患儿，女，11 月龄，因“呕吐半天伴抽搐”入院。查体：浅昏迷，双侧瞳孔等大等圆，对光反射存在，病理征阴性。入院第 3 天出现瞳孔不等大，右侧 4mm，左侧 3mm，对光反射迟钝，GCS 4 分。给予保守治疗，入院第 3 周行颅内血肿清除术。出院时神志模糊，四肢肌张力偏高，右下肢肌张力 2～3 级，出院诊断：颅内出血。出院后 1 个月随访，四肢肌张力增高，上肢明显，病理征阳性。

aEEG（C3-C4）显示监测初期上下边界反复同时抬高和下降，呈锯齿样改变，提示存在癫痫持续状态，同步原始 EEG 为右半球棘慢波和多棘慢波节律发放。监测后期癫痫发作基本控制，带宽上边界<10μV，下边界在 5μV 上下波动，显示存在电压衰减（图 7-44）。

光谱图（C3-C4）显示红色占优势的脑波活动频率<4Hz，同时未显示 15Hz 左右的睡眠生理活动，提示睡眠生理节律缺乏（图 7-45）。

入院时头颅 CT 提示左侧脑室后下角积血和左侧颞叶血肿（图 7-46）。

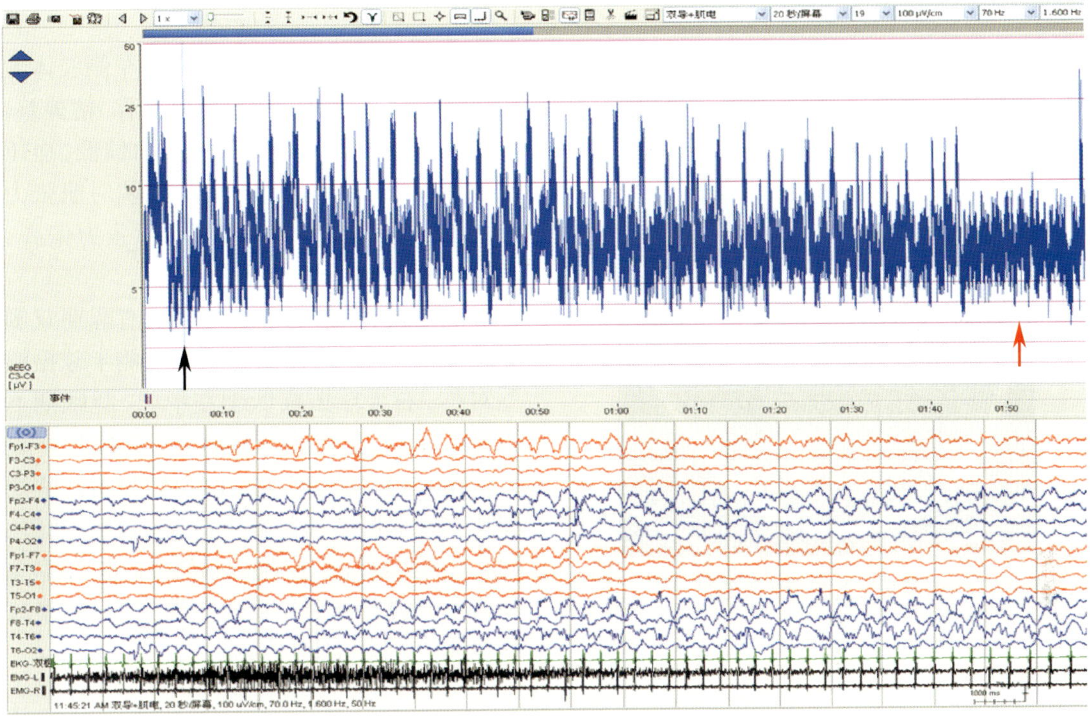

图 7-44　aEEG(C3-C4)

注：黑色箭头所指 aEEG 相应处为锯齿样改变；红色箭头所指 aEEG 相应处为监测后期带宽的上下边界。

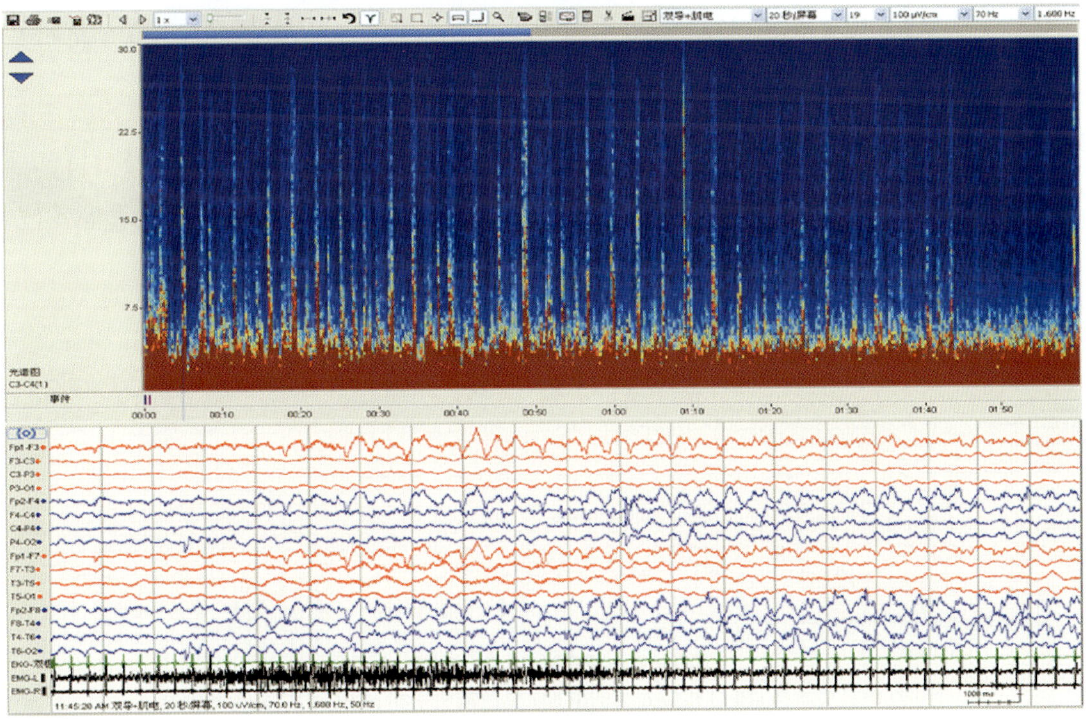

图 7-45　光谱图(C3-C4)

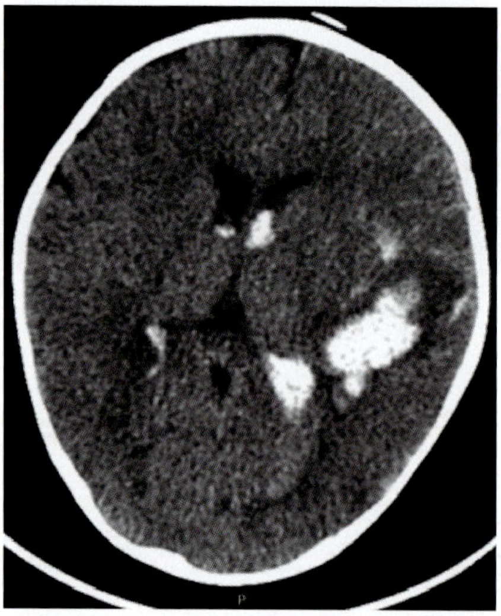

图 7-46 入院时头颅 CT

案例 4: 患儿，男，5 岁，因“左侧肢体无力 10 天”入院。入院查体：神志清，精神差，左侧肢体肌张力 2～4 级，肌张力偏低，血压 207/132mmHg，GCS 15 分。出院时肌张力 4～5 级，左侧肢体活动障碍，肌张力偏高，出院诊断：高血压、脑梗死。

aEEG（F3-P3，F4-P4）显示清醒期双侧半球振幅基本对侧，而睡眠期双侧半球振幅不对称，右半球振幅低于左半球，睡眠期下边界<25μV，上边界<50μV（图 7-47）。

相对功率谱（F3-P3，F4-P4）显示清醒期和睡眠期双侧半球频率不对称，右半球红色 δ 波比例明显高于左侧，且黄色 θ 波、绿色 α 和蓝色 β 波比例明显低于左侧，提示右半球存在脑功能障碍（图 7-48）。

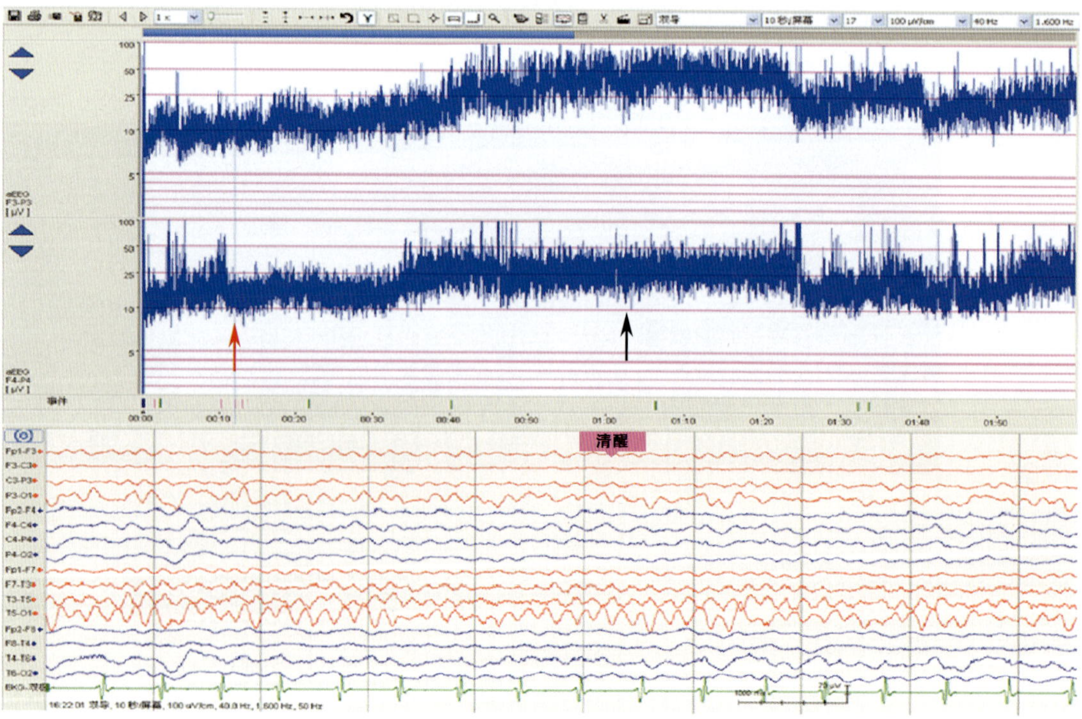

图 7-47 aEEG（F3-P3，F4-P4）

注：红色箭头所指 aEEG 相应处为清醒期；黑色箭头所指 aEEG 相应处为睡眠期。

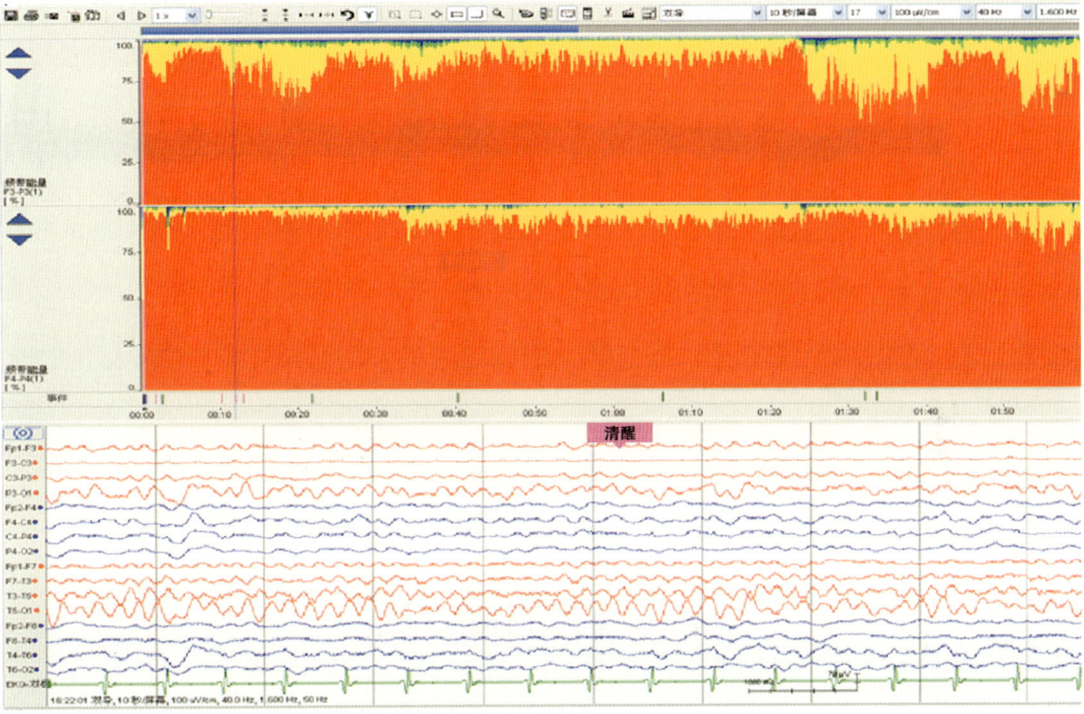

图 7-48 相对功率谱（F3-P3，F4-P4）

案例 5： 患儿，女，3 岁，因“发热 3 天伴抽搐 3 次”入院，抽搐表现为左侧上肢杰克逊发作。查体：精神软，双侧瞳孔不等大，左侧 2mm，右侧 3.5mm，对光反射迟钝，左侧上肢肌张力 0～1 级，下肢肌张力 1～2 级，右侧肢体肌力正常，病理征阴性，GCS 10 分。入院后行去颅骨骨瓣减压术，出院时可完成简单指令，左侧上肢肌张力 3 级，下肢肌张力 4 级，出院诊断：脑梗死。

aEEG（F3-P3，F4-P4）显示双侧半球振幅持续不对称，右半球振幅明显低于左半球，下边界<10μV，上边界<25μV，缺乏可变性和睡眠周期。原始 EEG 显示右半球电压衰减（图 7-49）。

光谱图（F3-P3，F4-P4）显示双侧半球脑电频率持续不对称，右半球脑电频率小于左半球，褐色占优势的脑波活动频率<5Hz，15Hz 左右的睡眠纺锤波也明显衰减（图 7-50）。

头颅 MRI 提示右半球、脑干和基底节弥漫性异常信号（图 7-51）。

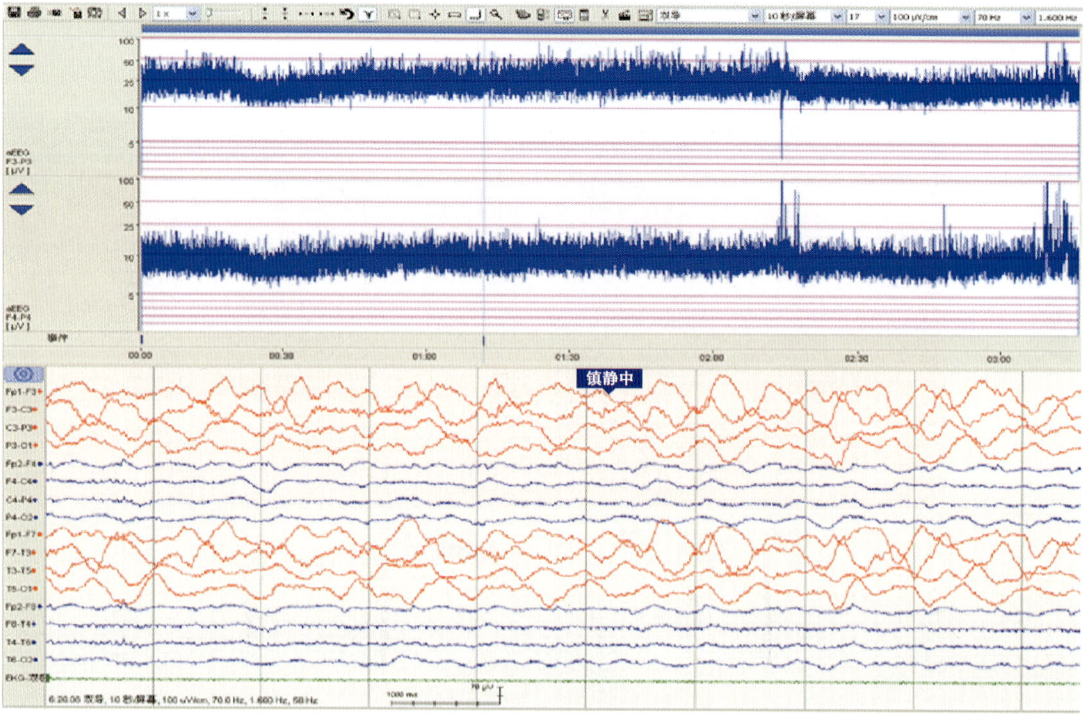

图 7-49　aEEG(F3-P3，F4-P4)

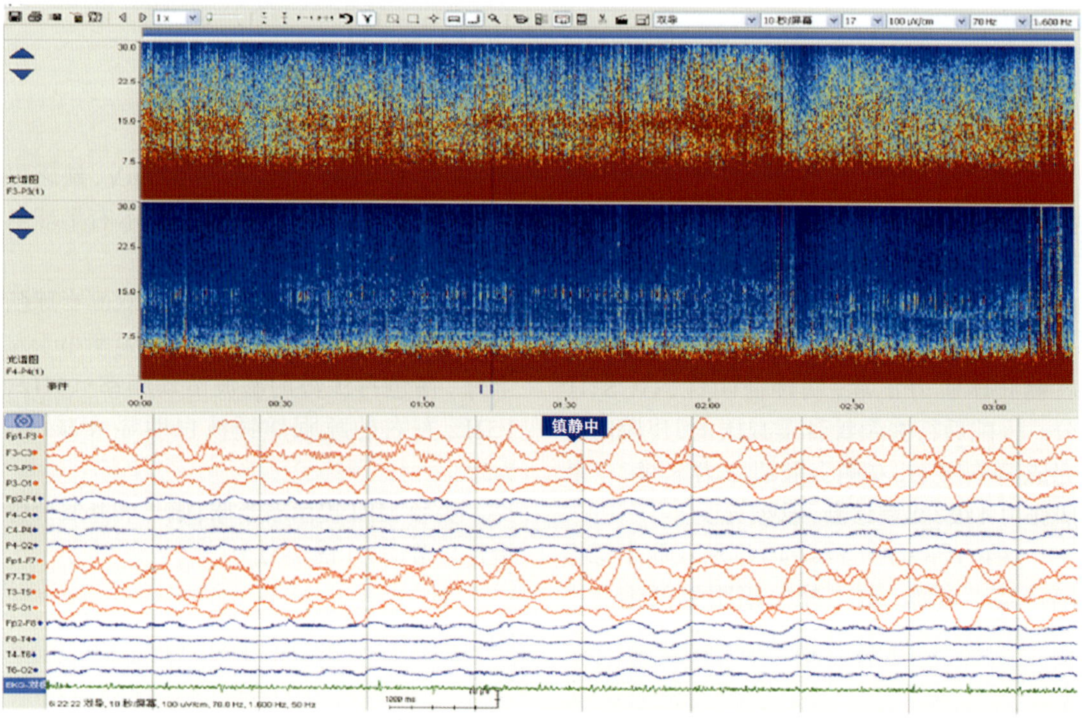

图 7-50　光谱图(F3-P3，F4-P4)

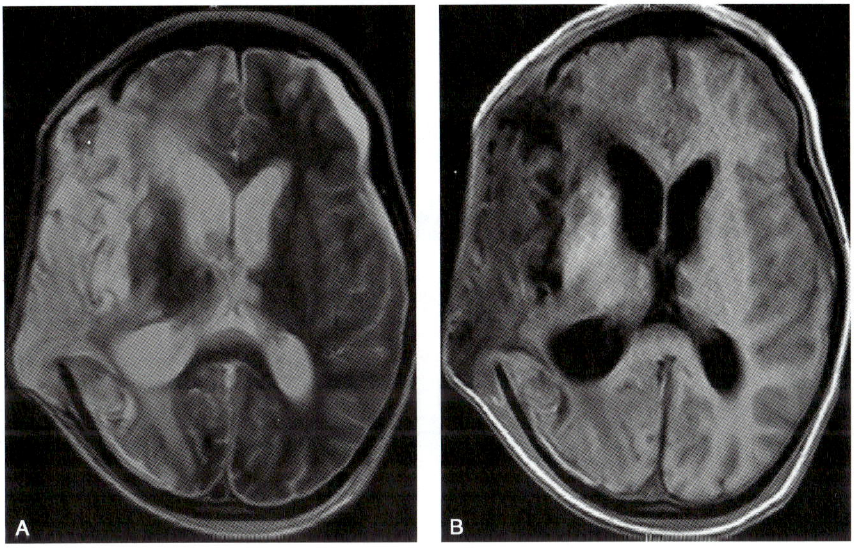

图 7-51　头颅 MRI
注：A 为 T_2WI；B 为 T_1WI。

案例 6：患儿，女，11 岁，因"车祸外伤后 1 个月伴反复发热"入院。查体：昏迷，双侧瞳孔不等大，右侧瞳孔 3cm，左侧瞳孔 5mm，对光反射消失，无自主呼吸，四肢肌张力高，病理征阳性，GCS 4 分。治疗 6 周后出院，出院时神志不清，瞳孔不等大，右侧瞳孔 3cm，左侧瞳孔 5mm，对光反射消失，四肢肌张力高。

aEEG（Fp1-O1，Fp2-O2）显示双侧半球振幅持续不对称，右半球振幅明显低于左半球，右半球上边界＜5μV，左半球上边界＜10μV，均缺乏可变性和睡眠周期。原始 EEG 显示右半球持续低电压（图 7-52）。

光谱图（Fp1-O1，Fp2-O2）显示左半球红色占优势的脑波活动频率＜6Hz，而右半球脑电频率明显衰减，红色占优势的脑波活动频率＜1Hz，且双侧半球睡眠生理节律均消失；通过双通道脑功能监测提示双侧半球均存在脑功能障碍，右半球存在严重脑功能障碍（图 7-53）。

头颅 CT 提示右侧部分颅骨缺损，局部脑组织外突，双侧大脑半球多发低密度影，脑室不对称扩张；头颅 MRI 提示脑内弥漫性异常信号伴部分软化（图 7-54）。

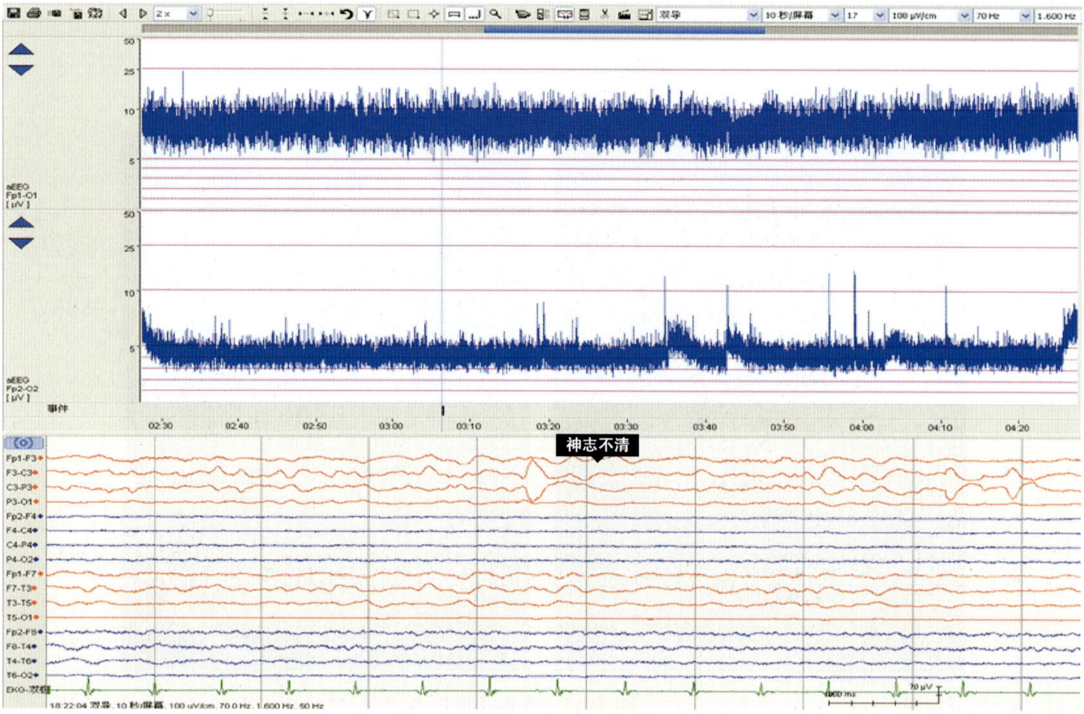

图 7-52 aEEG(Fp1-O1, Fp2-O2)

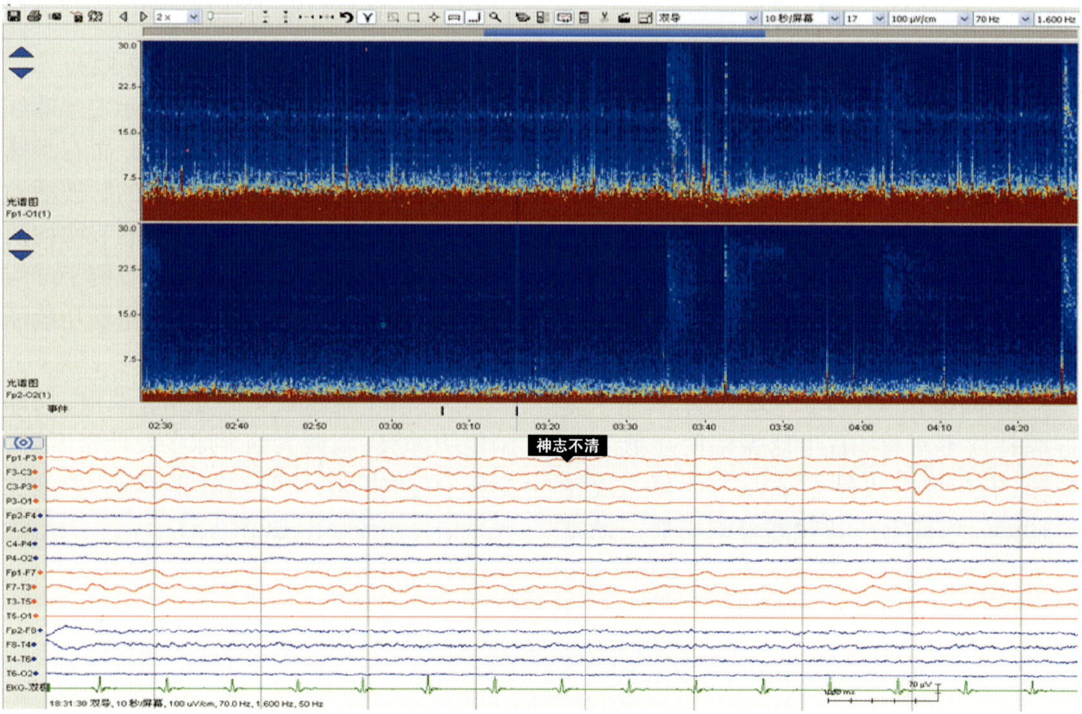

图 7-53 光谱图(Fp1-O1, Fp2-O2)

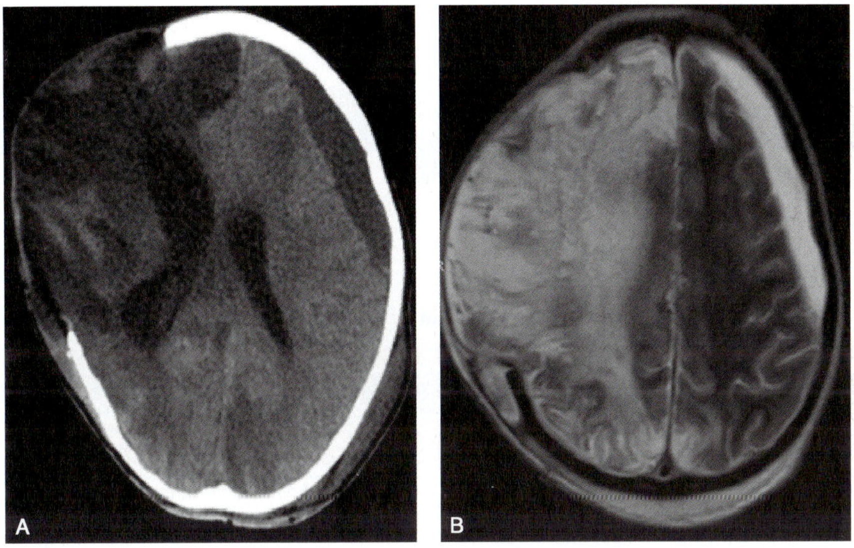

图 7-54　头颅影像学检查

注：A. 头颅 CT；B. 头颅 MRI（T_2WI）。

案例 7： 患儿，男，16 月龄，因“走路不稳跌倒后致枕部着地，后出现呕吐伴意识障碍”入院。查体：神志欠清，瞳孔反射存在，左侧肢体肌张力 3～4 级，病理征阴性，GCS 13 分。出院后存在左侧肢体运动障碍。

aEEG（P3-T3，P4-T4）显示双侧半球振幅基本对称，双侧半球上下边界为 10～25μV；原始 EEG（灵敏度 150μV/cm）显示双侧半球波幅基本对称，但右半球慢波明显多于左半球，且快波活动明显减少（图 7-55）。

相对功率谱（P3-T3，P4-T4）能很好地显示双侧半球频率不对称，右半球红色 δ 波比例明显高于左半球，且黄色 θ 波、绿色 α 和蓝色 β 波比例明显低于左半球，提示右半球存在脑功能障碍，因此针对双侧振幅对称而频率不对称，功率谱图能很好地显示双侧频率不对称（图 7-56）。

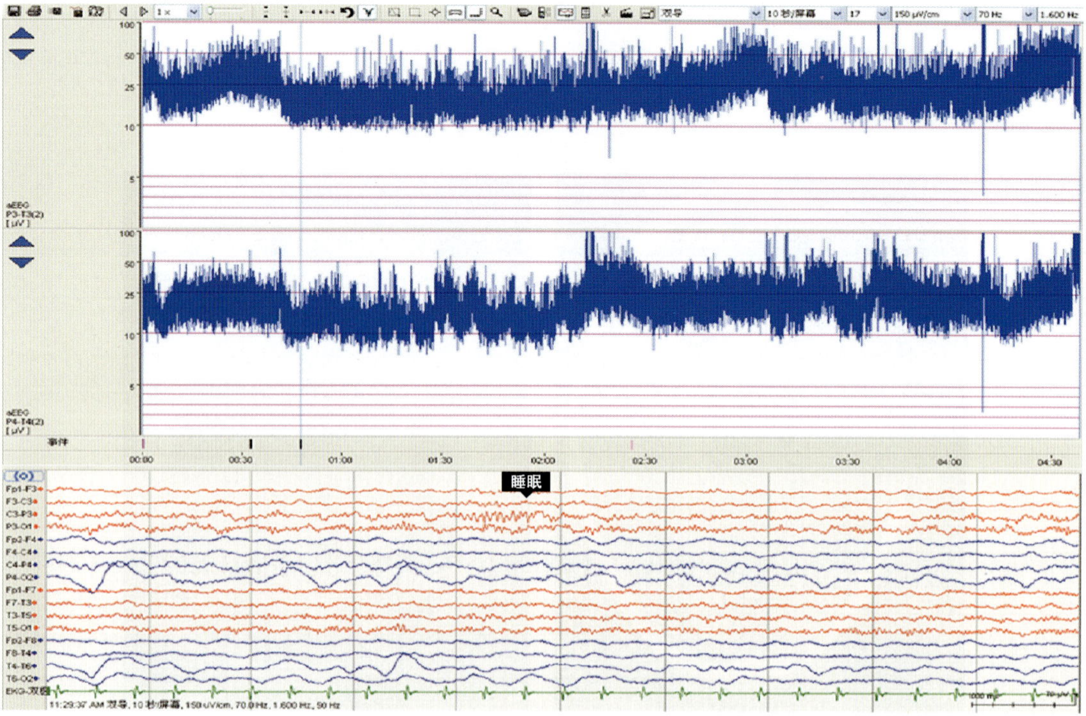

图 7-55　aEEG（P3-T3，P4-T4）

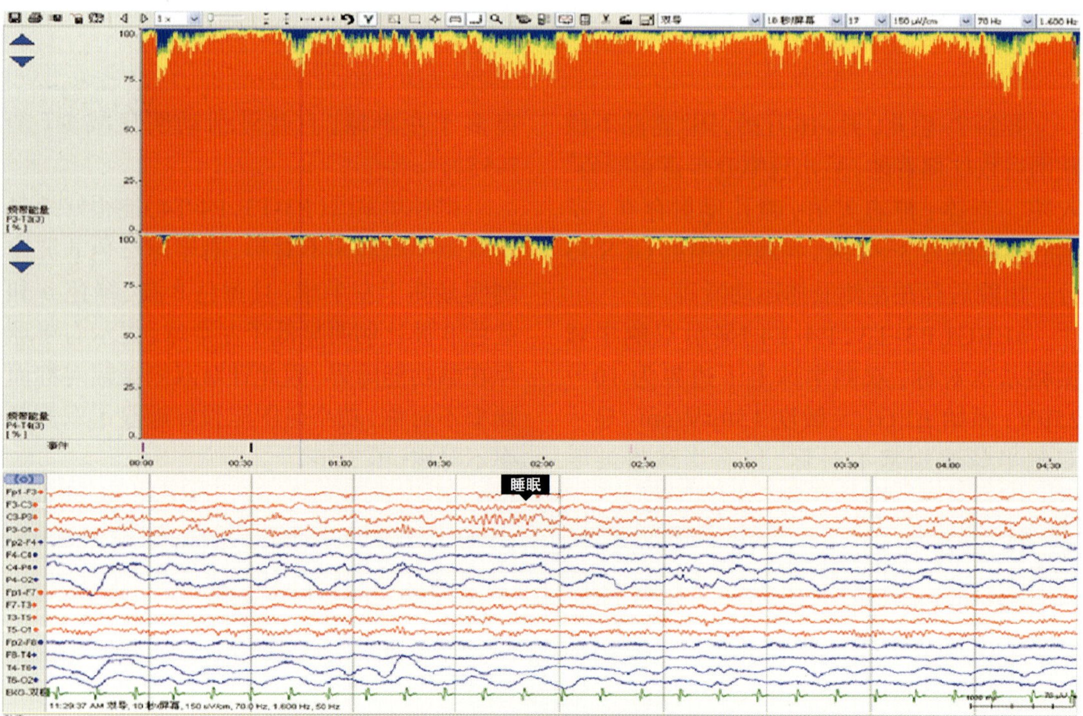

图 7-56　相对功率谱（P3-T3，P4-T4）

案例 8：患儿，男，12 岁，因“车祸外伤后 6 小时”入院。查体：昏迷，反应差，瞳孔对光反射消失，肢体肌张力减低，生理反射消失，病理反射阳性，GCS 4 分。出院诊断：颅骨骨折、颅内出血、脑水肿。出院时为植物人状态。

aEEG（C3-C4）显示振幅下边界<10μV，上边界<25μV，均缺乏可变性和睡眠周期；光谱图（C3-C4）红色占优势的脑波频率<7.5Hz（图 7-57）。

aEEG（Fp1-O1，Fp2-O2）显示双侧半球振幅不对称，左半球振幅明显低于右半球，左半球上边界<10μV，下边界>5μV，右半球上边界>10μV，均缺乏可变性和睡眠周期；原始 EEG 显示左半球弥漫性电压衰减，右半球弥漫性慢波，提示双侧半球均存在脑功能障碍，左半球更严重（图 7-58）。

光谱图（Fp1-O1，Fp2-O2）显示左半球红色占优势的脑波活动频率<3Hz，右半球红色占优势的脑波频率<7.5Hz，且双侧半球睡眠生理节律均消失；通过双通道脑功能监测提示双侧半球均存在脑功能障碍，左半球更严重（图 7-59）。

头颅 MRI 提示脑内皮层、皮层下和基底节区多发异常信号，左侧显著（图 7-60）。

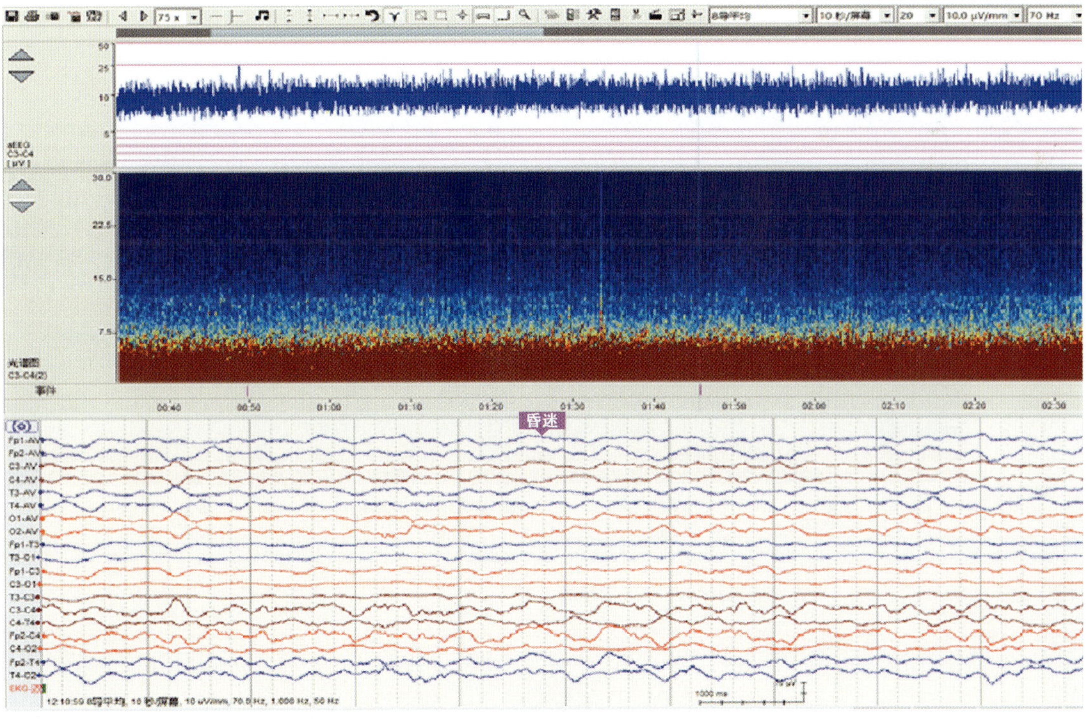

图 7-57　aEEG（C3-C4）

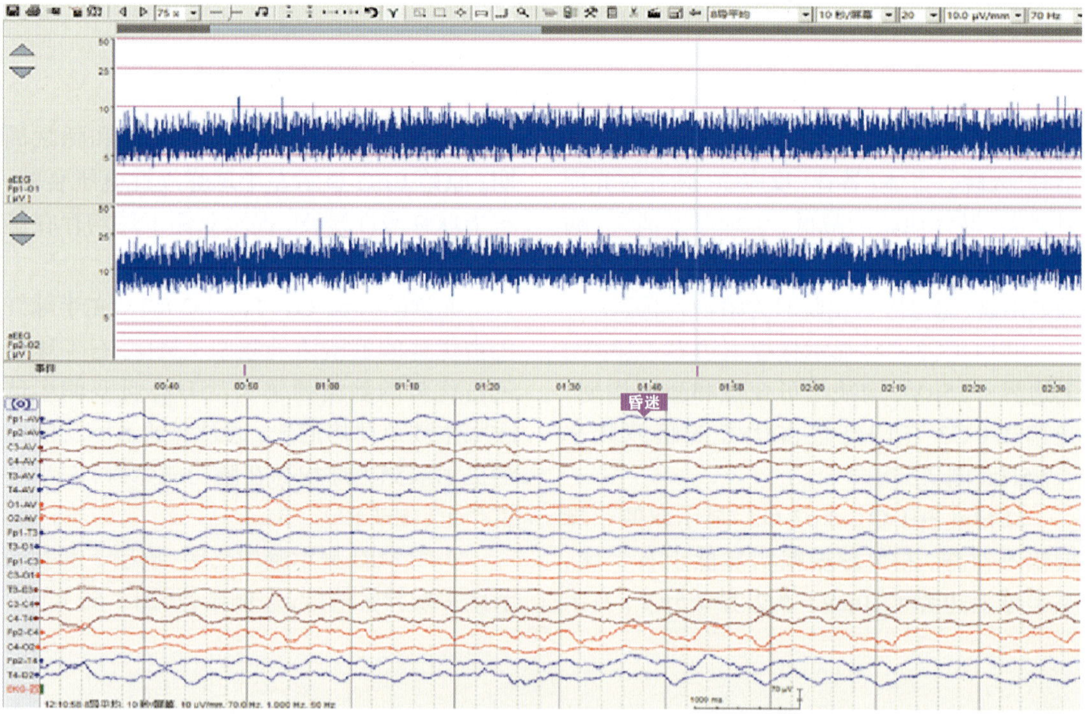

图 7-58　aEEG（Fp1-O1，Fp2-O2）

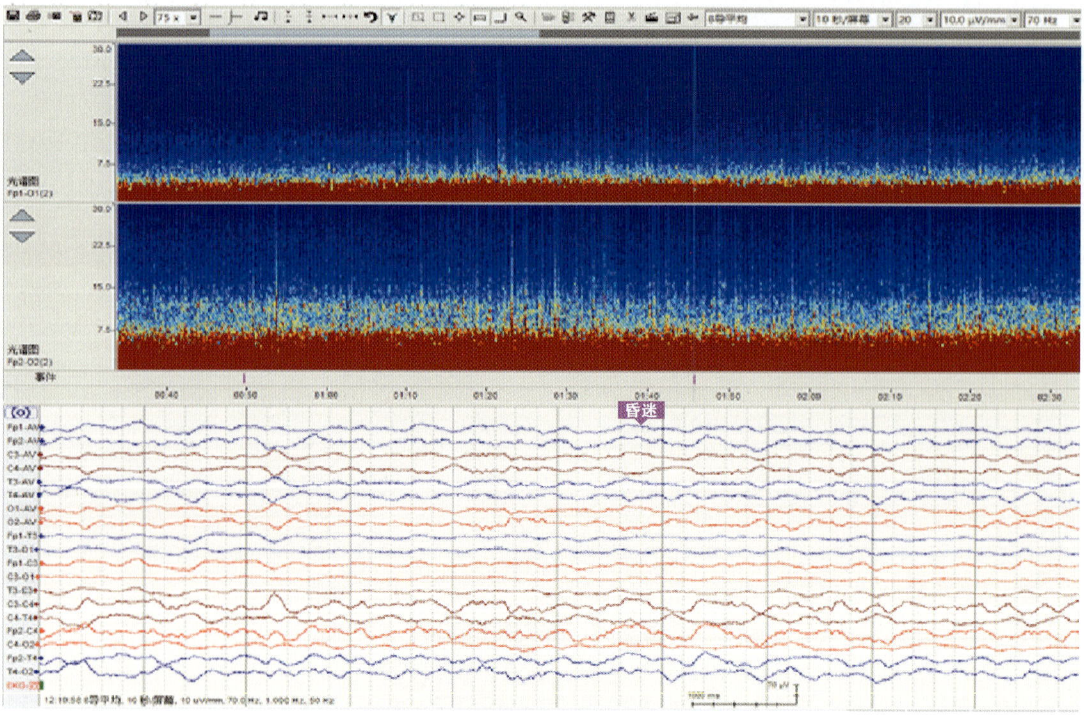

图 7-59　光谱图（Fp1-O1，Fp2-O2）

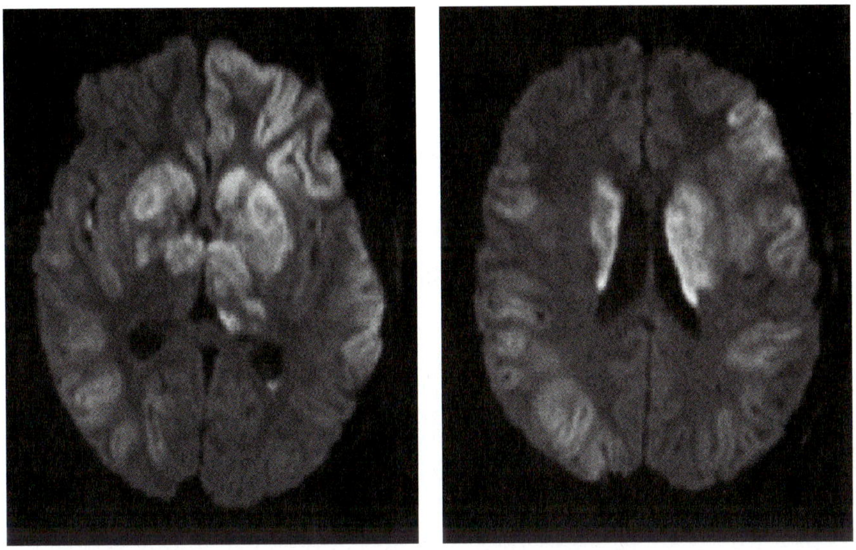

图 7-60 头颅 MRI（T_2 FLAIR）

第四节 其他系统性感染、炎症和代谢性等原因导致的脑病

在 PICU，除外常见的中枢神经系统感染、脑血管病以及缺氧缺血性脑病，其他系统或全身系统感染、炎症、代谢或遗传等因素累及神经系统也可导致急性局灶性或弥漫性脑器质性损伤或神经功能障碍的发生，也可以是反复癫痫发作或癫痫样活动导致的脑功能障碍。常见的如脓毒症相关性脑病、肝性脑病、肾性脑病和癫痫性脑病等。

1. 脓毒症相关性脑病是中枢神经系统以外感染导致的脓毒血症而引起的弥漫性脑功能障碍，发病机制与神经系统炎症反应、血脑屏障破坏、神经递质改变和线粒体功能障碍等有关。急性期临床可以表现为谵妄、意识障碍、昏迷、癫痫发作，多数严重脓毒症相关性脑病的 EEG 表现为弥漫性慢波、三相波、癫痫样放电、电压衰减甚至电压抑制，且 EEG 严重程度与临床严重和不良预后有良好的相关性。

2. 肝性脑病或肾性脑病是严重肝功能不全或肾功能不全引起的代谢紊乱，如血氨或氮质潴留和电解质代谢障碍，从而导致中枢神经系统功能出现脑功能障碍或失调。急性期表现为意识障碍、嗜睡、谵妄或者昏迷，部分患者出现幻觉或者妄想状态、震颤和癫痫发作。通常来说，肝性脑病或肾性脑病的 EEG 改变常早于临床表现，EEG 改变与病情轻重具有良好的相关性，从广泛性慢波、背景节律变慢、弥漫性慢波、三相波、局灶性或广泛性癫痫样放电甚至电压抑制，其中三相波是肝性脑病特征性 EEG 改变。

3. 川崎病是一种以全身性血管炎为主要病变的急性发热性疾病，严重者可引起心血管系统外多系统损害，累及中枢神经系统损害可表现为烦躁不安、嗜睡、癫痫发作、癫痫持续状态甚至昏迷。EEG 可表现为背景节律变慢，局灶性或弥漫性慢波或癫痫样放电。

4. 癫痫性脑病是指反复的癫痫发作和癫痫样放电导致的脑功能障碍，癫痫性脑病在儿童更常见，多数情况与遗传基因变异和脑结构发育有关，临床主要表现为反复的癫痫发作和认知功能障碍，因感染、发热或抗癫痫药服药不规律可出现癫痫持续状态甚至难治性癫痫持续状态而导致意识障碍。EEG 可以表现为周期性广泛性放电或暴发抑制等。

5. 热性感染相关性癫痫综合征属于一种特殊且罕见的癫痫性脑病，主要发生在儿童和青少年，会导致新发难治性癫痫持续状态，常表现为超难治性癫痫持续状态，急性期频繁癫痫发作，持续数周，绝大多数存活患儿发展成为药物难治性癫痫，并有不同程度的智力和认知障碍。EEG 主要表现为多灶性或广泛性放电，多灶起始的反复癫痫发作或癫痫持续状态。

案例 1：患儿，女，5 岁，因“发热 10 天，咳嗽 10 天”入院。住院期间突发烦躁，意识障碍转入 PICU。查体：神志不清，瞳孔等大等圆，左侧对光反射略迟钝，GCS 10 分，痰病原学检测提示腺病毒阳性。住院 2 个月出院，出院诊断：重度腺病毒肺炎、中毒性脑病。出院后 1 年接受抗癫痫药治疗下无癫痫发作，无运动和认知障碍。

aEEG（F3-P3，F4-P4）显示双侧半球振幅持续不对称，右半球振幅低于左半球，右半球下边界＜10μV，缺乏可变性和睡眠周期；原始 EEG 显示右半球电压轻度衰减，右侧枕区棘慢波和多棘慢波节律性发放（图 7-61）。

光谱图（T3-P3，T4-P4）显示与左半球相比，右半球红色能量高的 15～25Hz 快波活动衰减（图 7-62）。

aEEG 和光谱图（O1-O2）可以更好地显示枕区存在上下边界反复抬高和下降，呈锯齿样改变，提示右侧枕区存在局灶性癫痫性持续状态（图 7-63）。

头颅 MRI 提示右侧枕叶局部皮层变薄（图 7-64）。

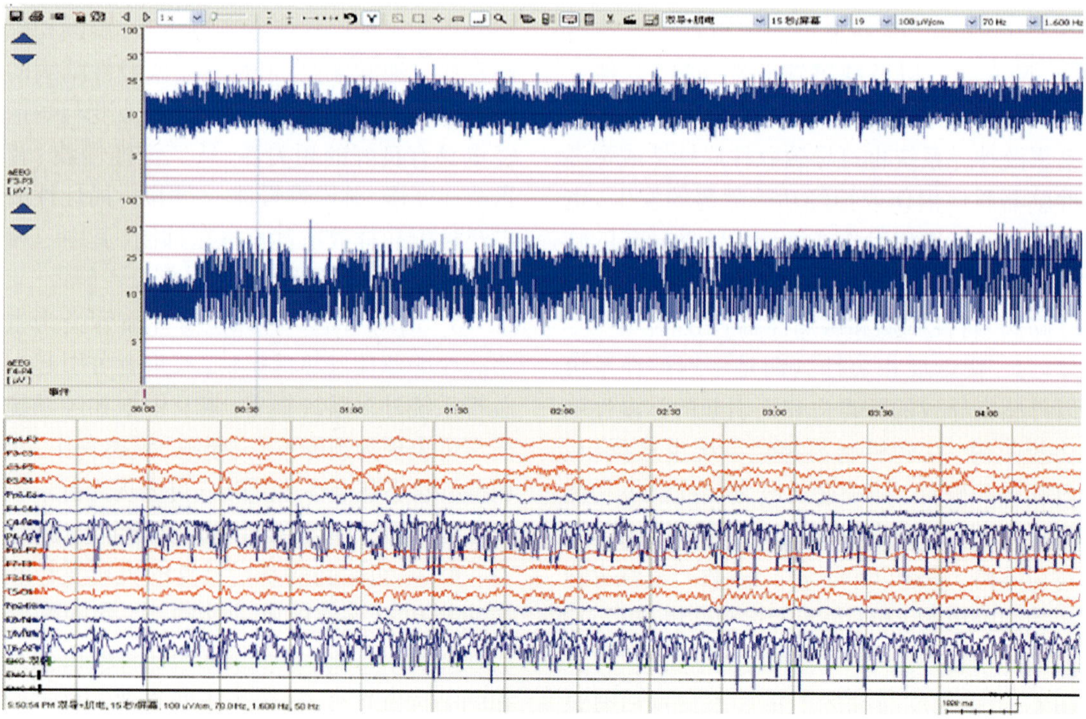

图 7-61　aEEG（F3-P3，F4-P4）

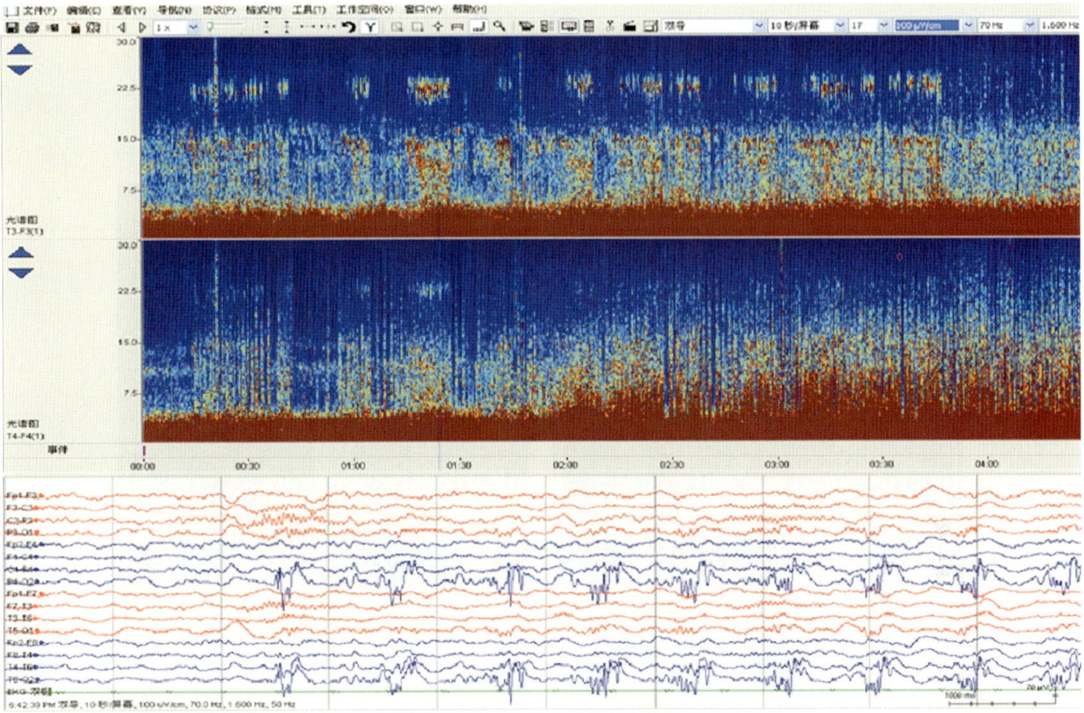

图 7-62　光谱图（T3-P3，T4-P4）

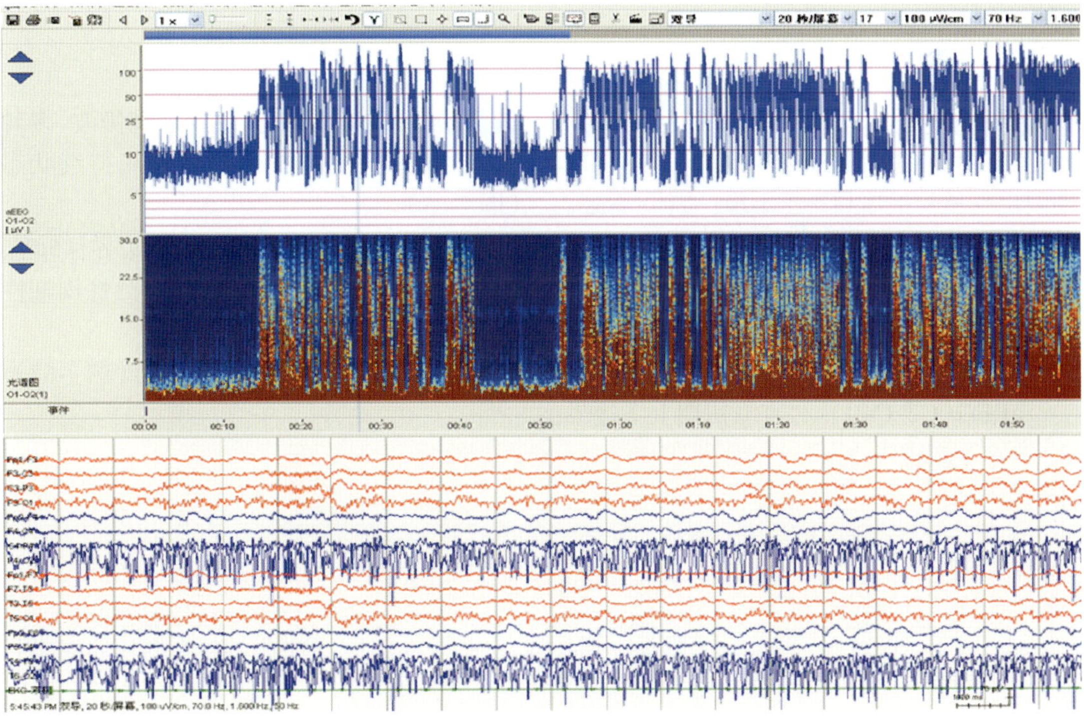

图 7-63　aEEG 和光谱图（O1-O2）

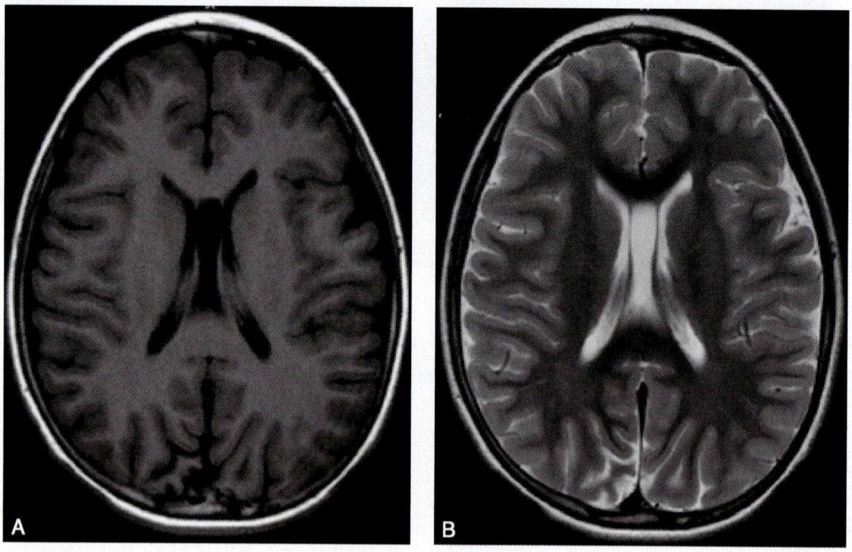

图 7-64　头颅 MRI

注：A 为 T_1WI；B 为 T_2WI。

案例 2：患儿，女，6 岁，因“反复发热伴皮疹 1 个月余，肌力下降 4 天”入院。住院期间出现反复抽搐和血压不稳；查体：昏迷，刺激无反应，球结膜水肿，瞳孔对光反射消失，GCS 3 分。后放弃治疗自动出院，出院诊断：皮肌炎、脓毒血症（感染性休克）、中毒性脑病。

aEEG（C3-C4）显示监测初期上下边界持续抬高；原始 EEG 为左半球棘慢波、多棘慢波节律性发放，提示存在癫痫持续状态（图 7-65）。

监测后期 aEEG（C3-C4）下边界<5μV，上边界>25μV；原始 EEG 为广泛性周期性放电附加快波活动（图 7-66）。

头颅 MRI 未见明显异常信号（图 7-67）。

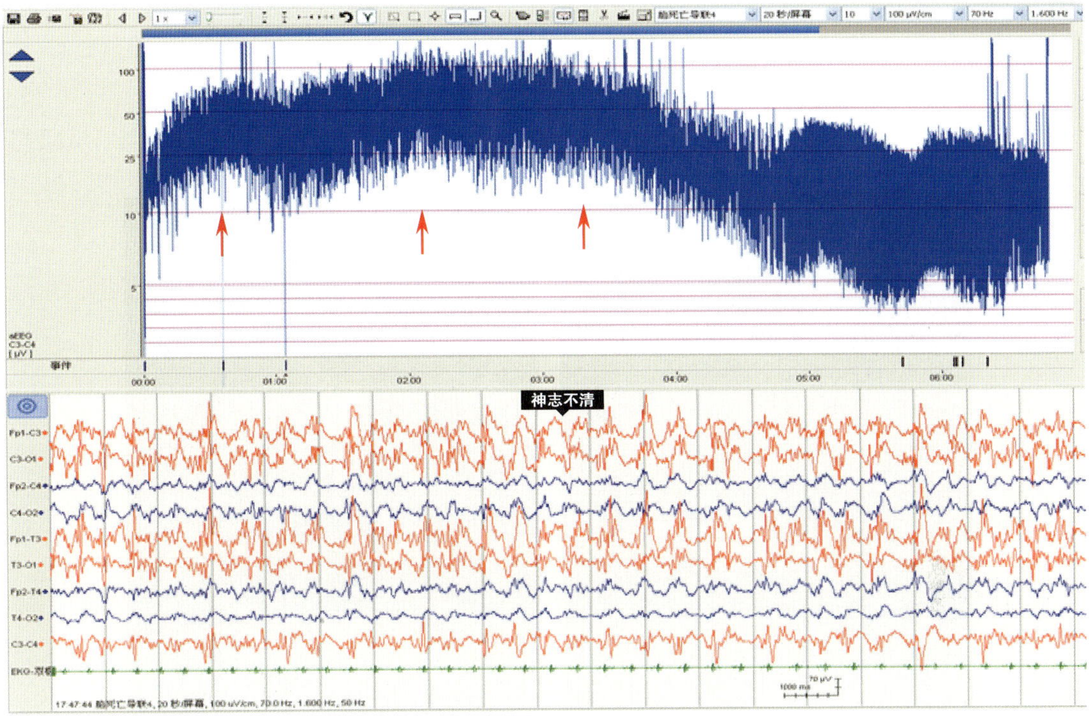

图 7-65　监测初期 aEEG（C3-C4）

注：红色箭头所指 aEEG 相应处为上下边界持续抬高。

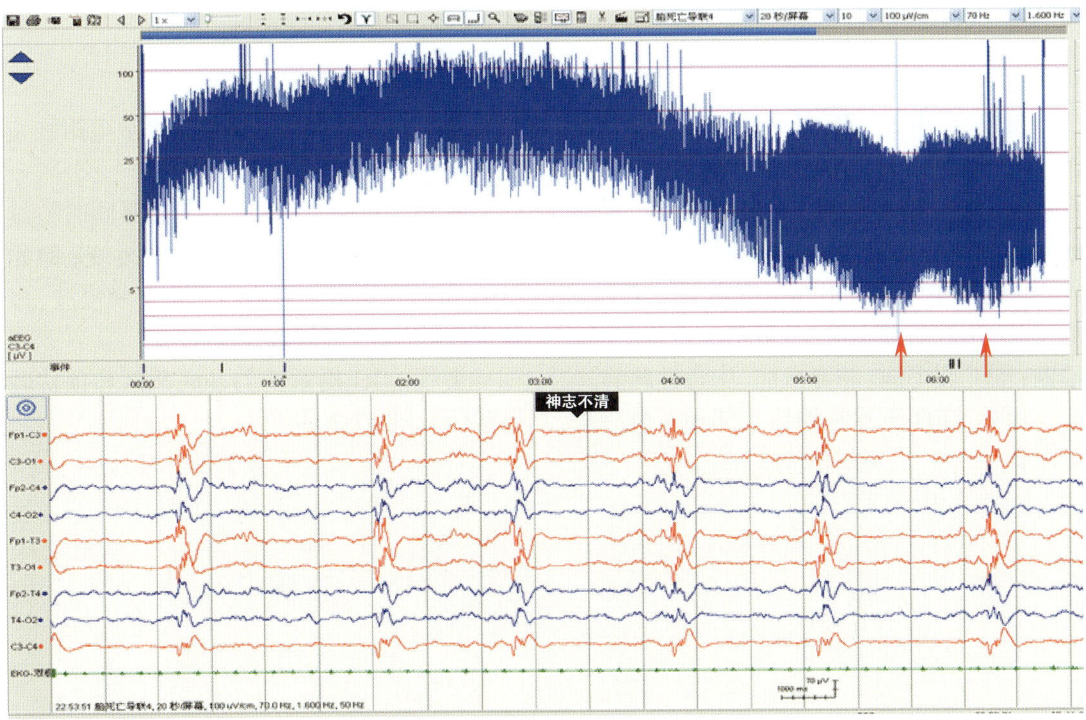

图 7-66　监测后期 aEEG（C3-C4）

注：红色箭头所指 aEEG 相应处为上下边界变化。

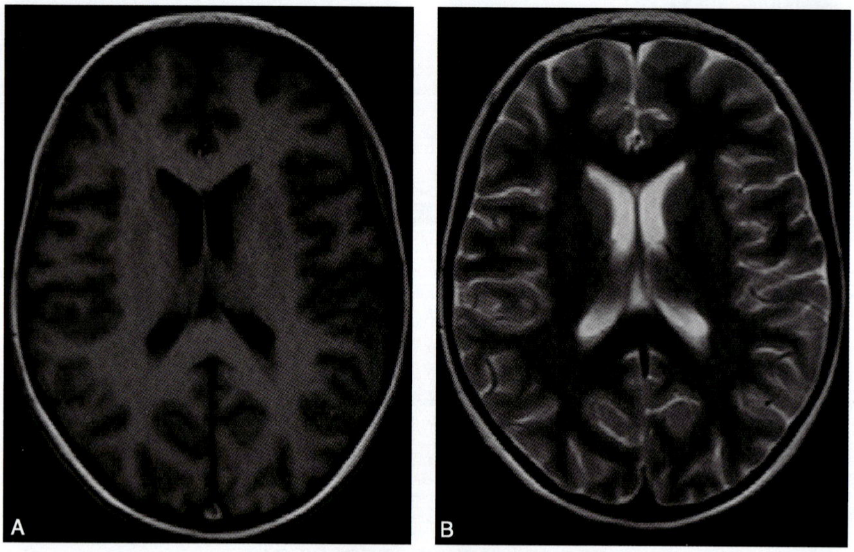

图 7-67　头颅 MRI

注：A 为 T_1WI；B 为 T_2WI。

案例 3：患儿，男，4 月龄，因“发热、腹泻 1 天，抽搐 2 次”入院。查体：神志模糊，反应差，瞳孔等大等圆，对光反射存在，四肢肌张力尚可。入院后临床观察到抽搐发作，给予咪达唑仑和苯巴比妥止惊处理。住院 2 周出院，出院时神志清，一般情况良好，出院诊断：婴儿腹泻病、脓毒血症、中毒性脑病。

原始 EEG 显示左侧后头部和右侧后头部双侧不同步周期性一侧癫痫样放电附加快波活动（图 7-68）。

aEEG（C3-C4）显示上下边界同时持续抬高或反复抬高下降呈锯齿样改变；原始 EEG 显示左半球和右半球后头部棘慢波、多棘慢波近节律性发放（图 7-69）。

头颅 MRI 提示双侧基底节区和顶枕叶异常信号（图 7-70）。

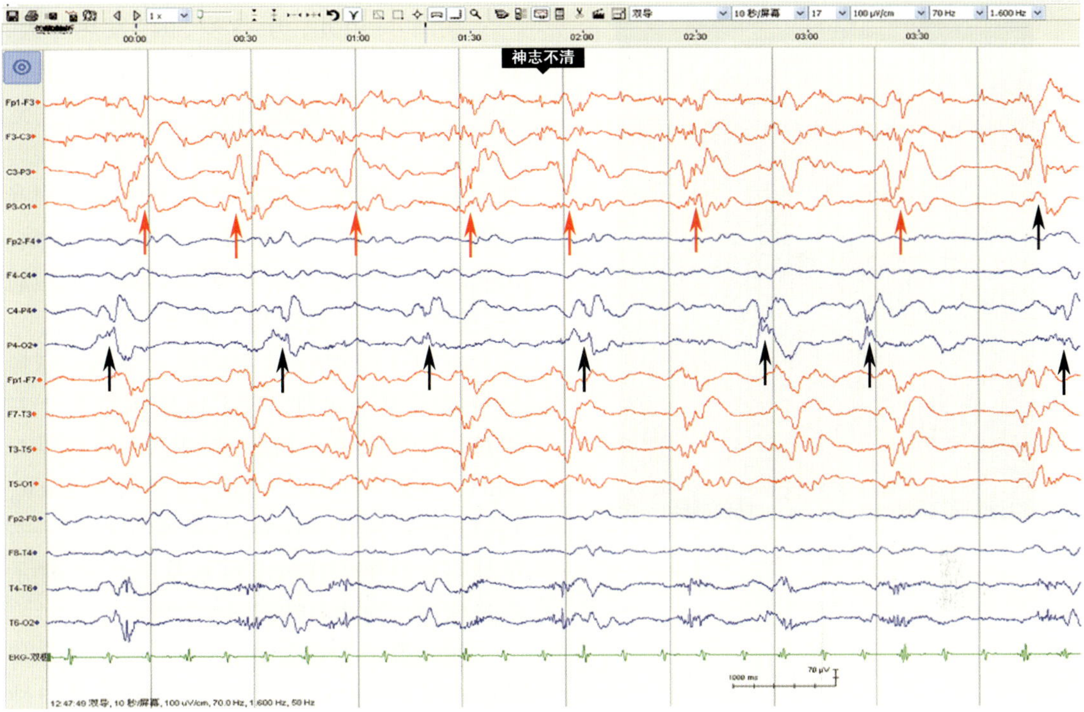

图 7-68　原始 EEG

注：红色箭头为左侧后头部；黑色箭头为右侧后头部。

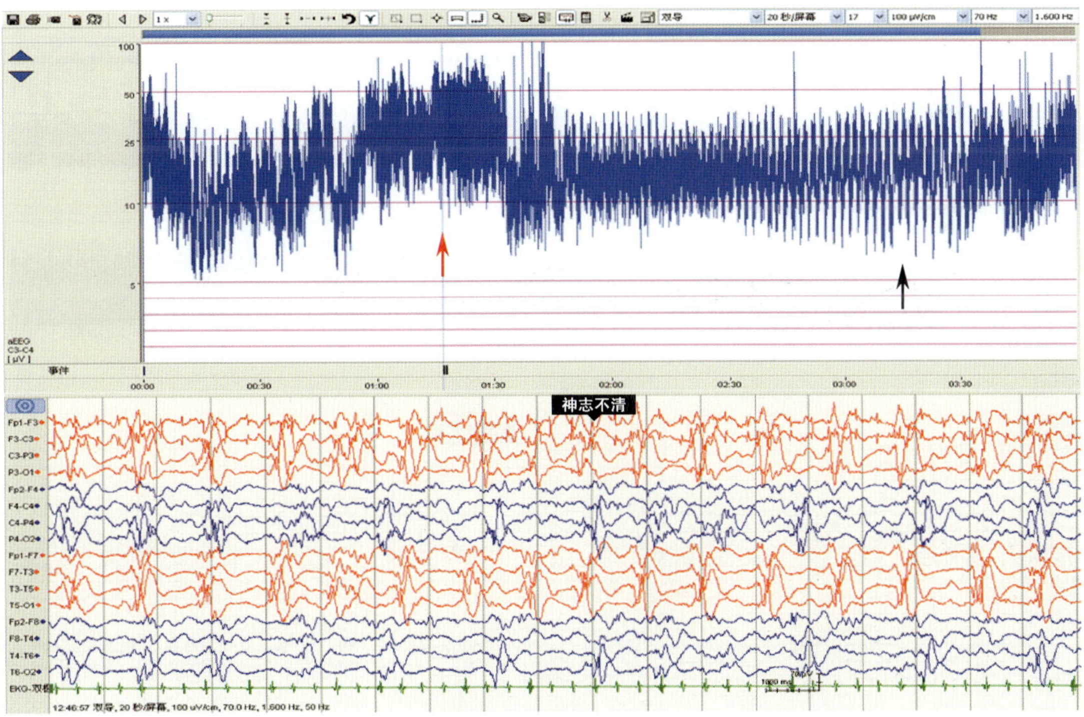

图 7-69　aEEG（C3-C4）

注：红色箭头所指 aEEG 相应处为上下界抬高；黑色箭头所指 aEEG 相应处为锯齿样改变。

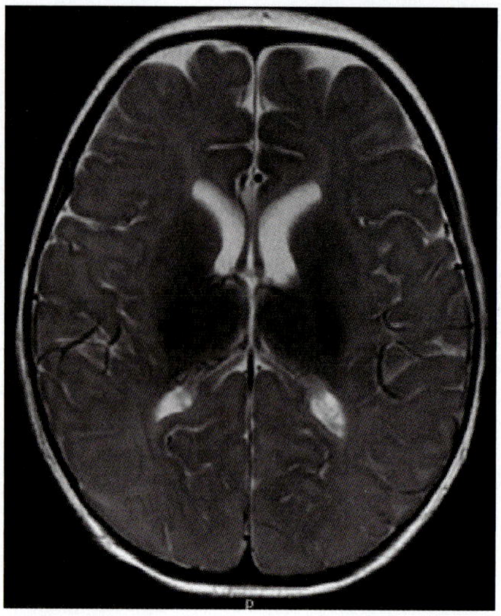

图 7-70 头颅 MRI(T_2WI)

案例 4: 患儿,男,3 岁,因"发热 4 天,意识障碍半天,抽搐 1 次"入院。查体:神志不清,反应差,双侧瞳孔不等大,对光反射迟钝,左侧巴宾斯基征阳性,GCS 4 分。出院时神志不清,刺激后面部有疼痛表情,瞳孔对光反射迟钝,出院诊断:脓毒血症、中毒性脑病。出院后 6 个月随访,认知障碍伴抽搐,四肢肌力、肌张力低下,复查 EEG 提示电压低平。

aEEG(F3-P3,F4-P4)显示双侧半球振幅持续轻度不对称,右半球振幅略高于左半球,右侧振幅下边界<10μV,上边界>50μV,左侧下边界<10μV,上边界>25μV,均缺乏可变性和睡眠周期;原始 EEG 显示右半球周期性癫痫样放电可累及左半球,提示右半球存在脑功能障碍(图 7-71)。

住院第 2 周复查 aEEG(C3-C4),显示持续低电压背景,上下边界为 2~5μV,并且缺乏可变性和睡眠周期改变;原始 EEG 显示各导联弥漫性低波幅慢波(图 7-72)。

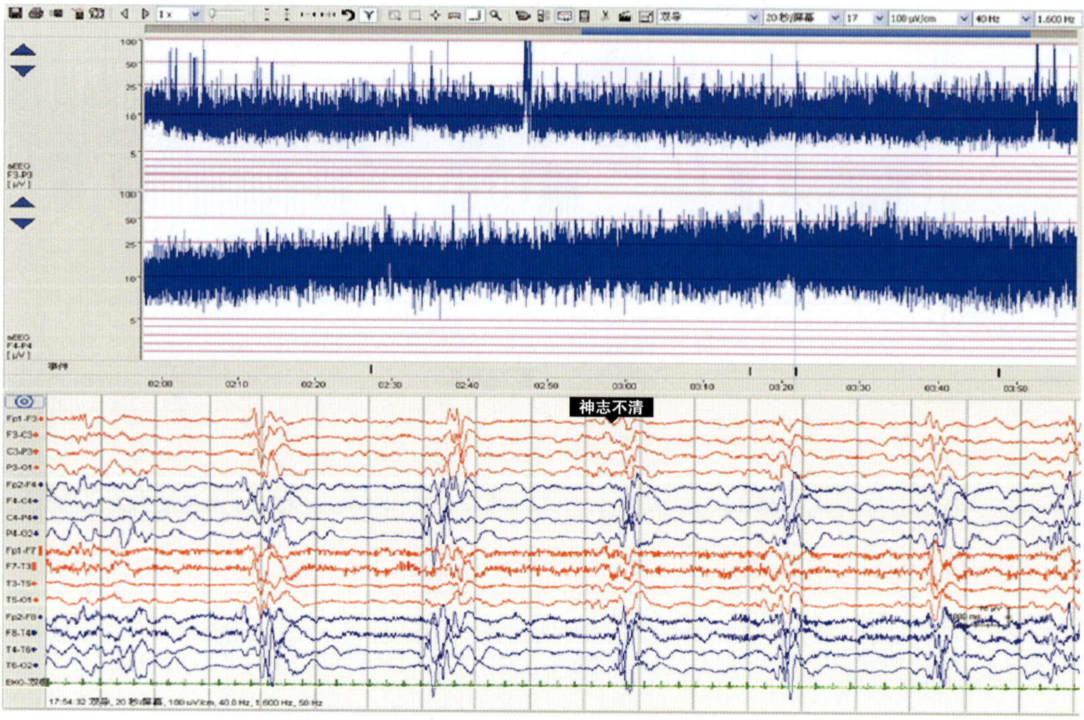

图 7-71 aEEG(F3-P3,F4-P4)

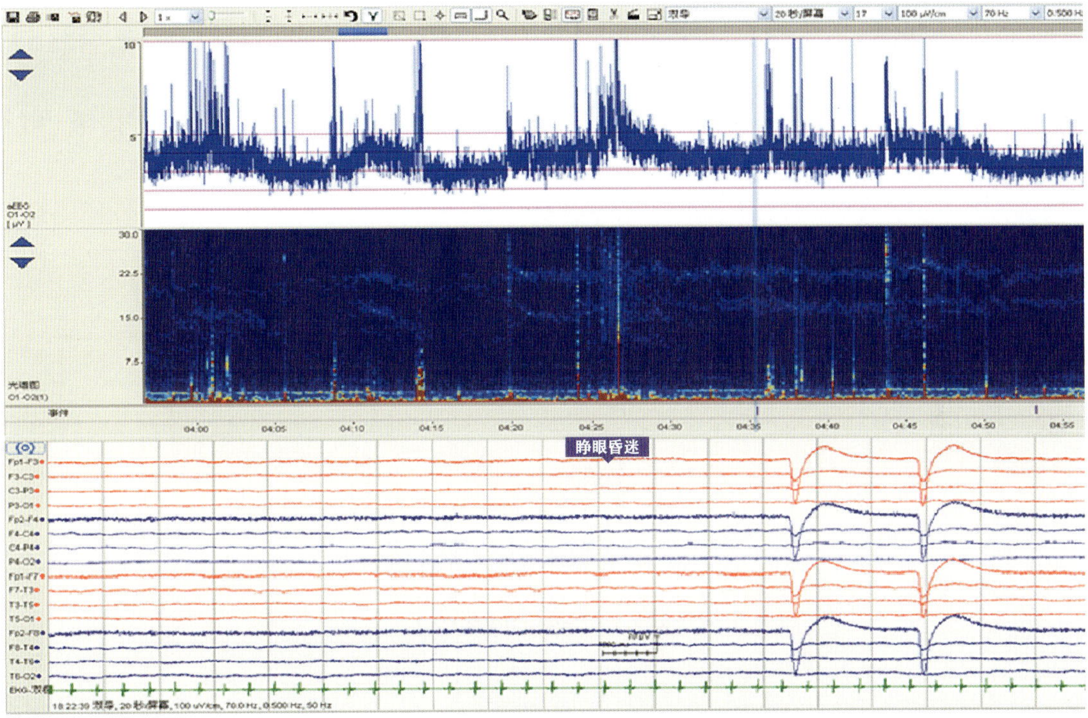

图 7-72 住院第 2 周复查 aEEG(C3-C4)

案例 5：患儿，女，5 岁，因“发热 2 天，意识障碍 1 天，抽搐 45 分钟”入院。查体：神志模糊，瞳孔对光反射稍迟钝，病理征阴性，GCS 5 分。肝功能：谷丙转氨酶 3 875IU/L，血氨 144μmol/L。出院时一般情况好，出院诊断：急性肝功能衰竭、肝性脑病。

aEEG(C3-C4)显示上下边界为 5～10μV，且缺乏可变性和睡眠周期改变；原始 EEG 显示各导联弥漫性慢波，电压较低平(图 7-73)。

光谱图(C3-C4)显示红色占优势的脑波活动频率<5Hz，缺乏睡眠生理节律(图 7-74)。

头颅 MRI 未见明显异常改变(图 7-75)。

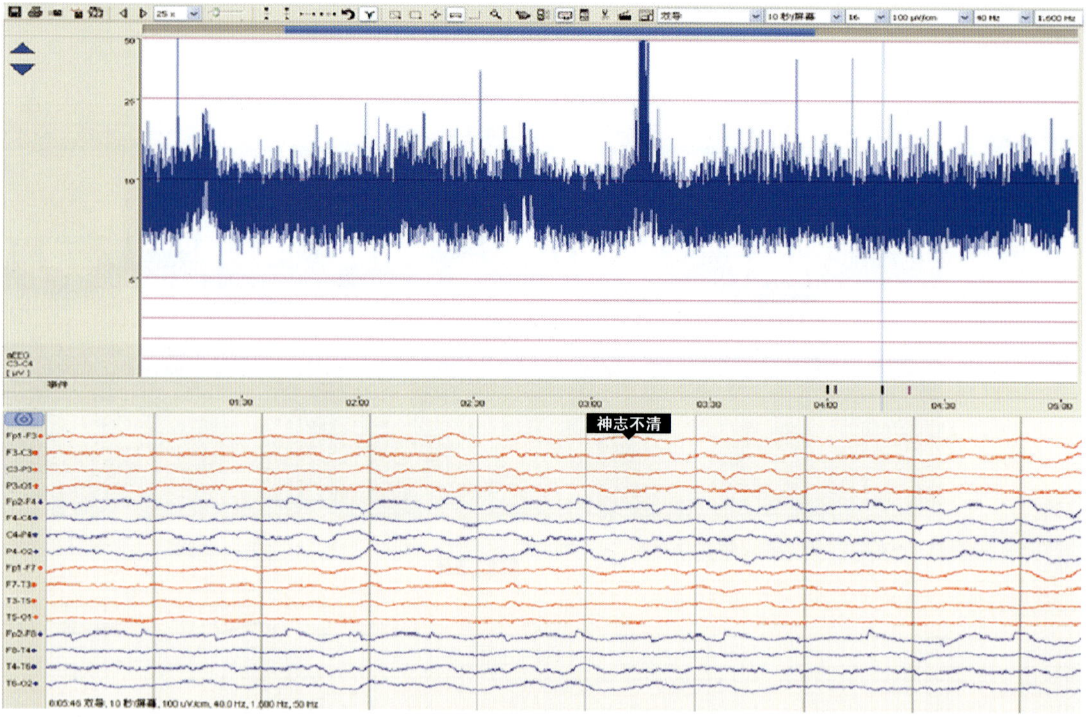

图 7-73 aEEG(C3-C4)

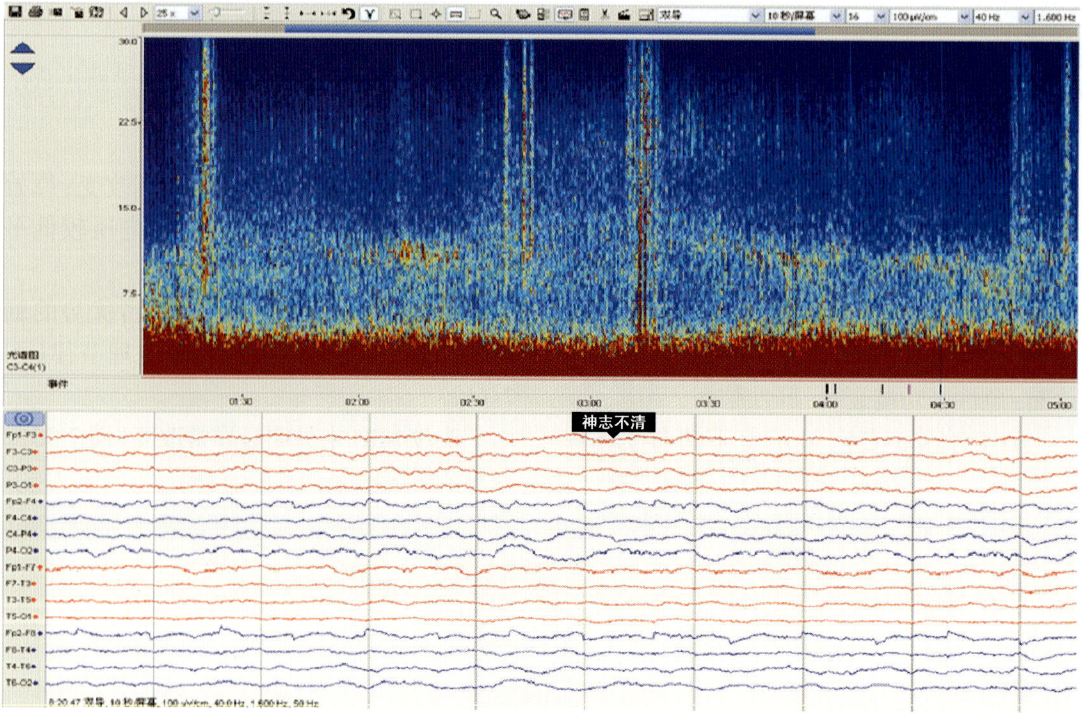

图 7-74 光谱图(C3-C4)

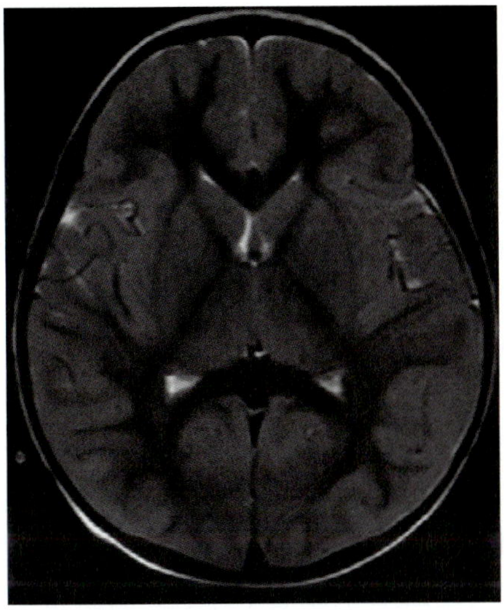

图 7-75　头颅 MRI（T_2WI）

案例 6：患儿，男，14 月龄，因“发热 6 天，无尿 5 天，抽搐 1 天”入院。查体：神志不清，反应差，四肢强直，肌张力高，巴宾斯基征阳性，GCS 4 分。住院 1 天后自动出院，出院诊断：急性肾功能衰竭、肾性脑病。

aEEG（C3-C4）带宽上下边界为 10～50μV，且缺乏可变性和睡眠周期；原始 EEG 显示双侧半球棘慢波、多棘慢波近节律性发放（图 7-76）。

头颅 CT 显示大脑灰白质分界不清，部分脑沟显著（图 7-77）。

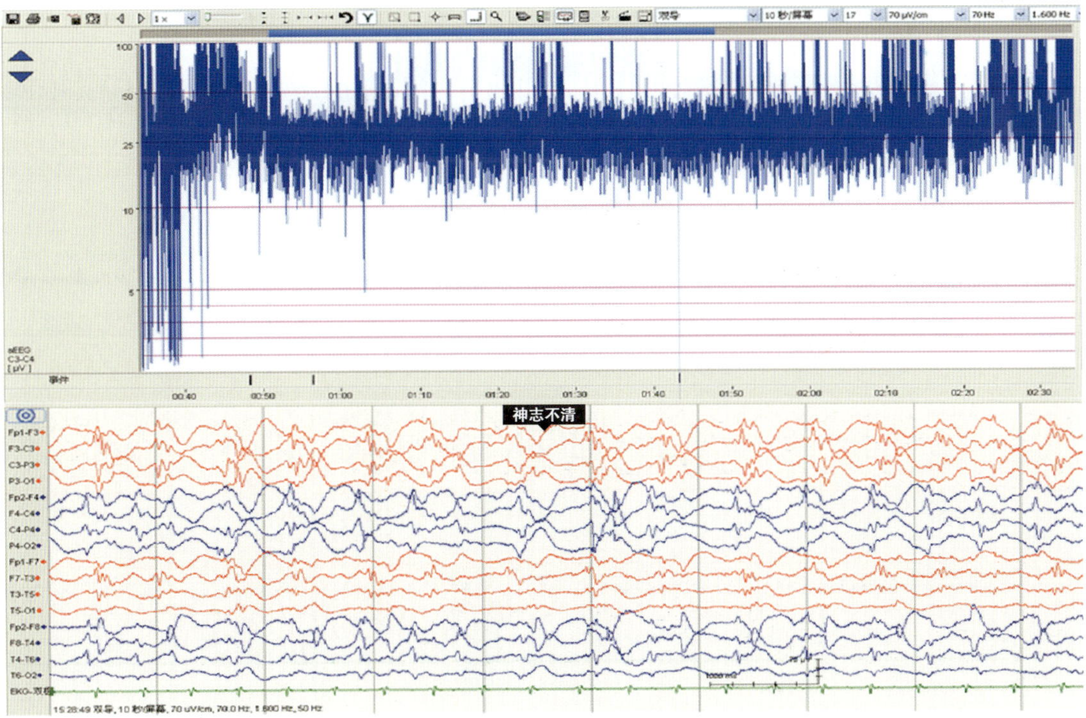

图 7-76　aEEG（C3-C4）

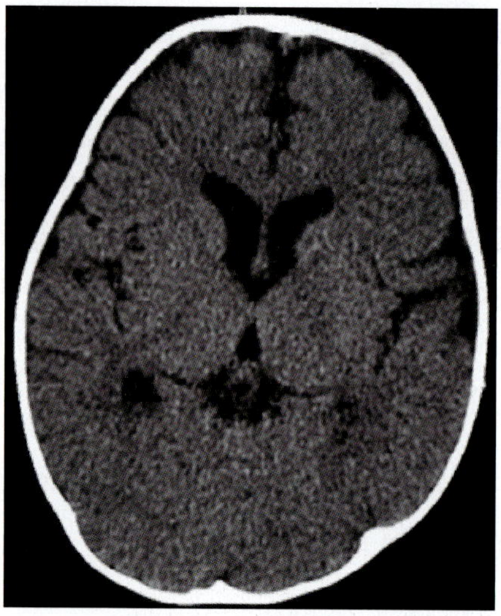

图 7-77 头颅 CT

案例 7：患儿，女，1 岁，因“发热，发现心影增大 1 个月”入院。外院治疗期间发现冠状动脉瘤样扩张和频繁抽搐，查体：神志欠清，瞳孔等大等圆，对光反射迟钝，四肢肌张力低下，病理征阳性，GCS 10 分。出院时存在意识障碍伴癫痫发作，查体：反应差，瞳孔对光反射迟钝，病理征阳性，出院诊断：川崎病、川崎病脑病。

aEEG（C3-C4）显示监测初期和后期上下边界为 10～25μV，缺乏可变性和睡眠周期改变；监测中期上下边界反复同时抬高和下降，呈锯齿样改变，提示存在癫痫持续状态；原始 EEG 显示右半球起始的癫痫发作扩散至左半球（图 7-78）。

头颅 MRI 提示脑实质弥漫性异常信号（图 7-79）。

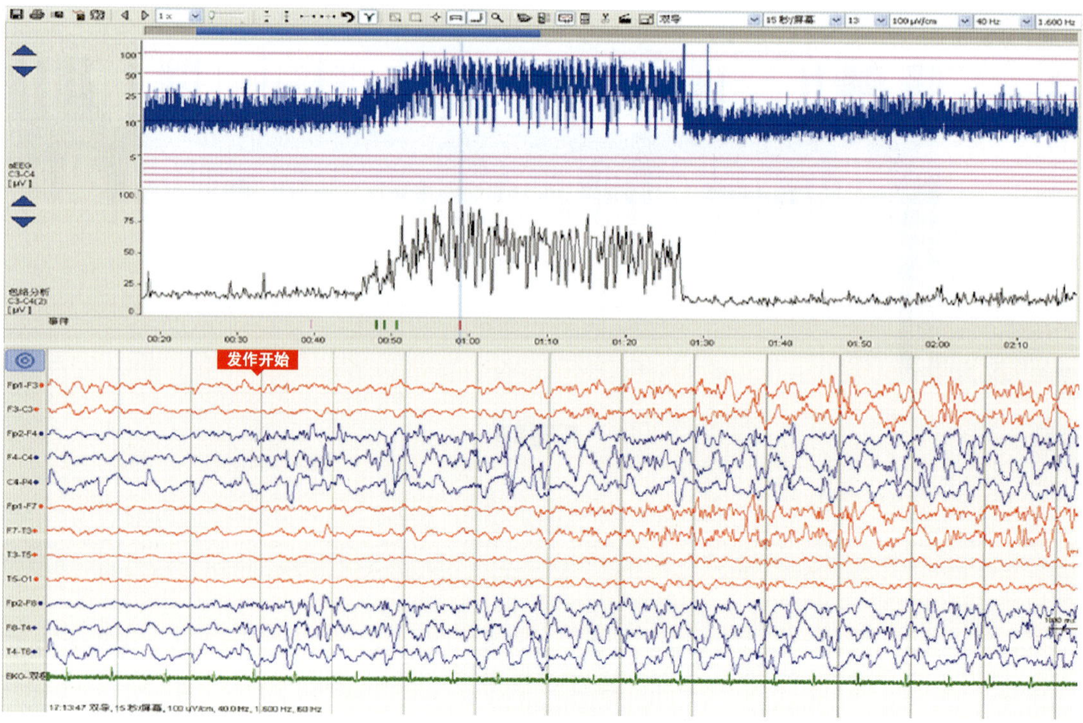

图 7-78 aEEG（C3-C4）

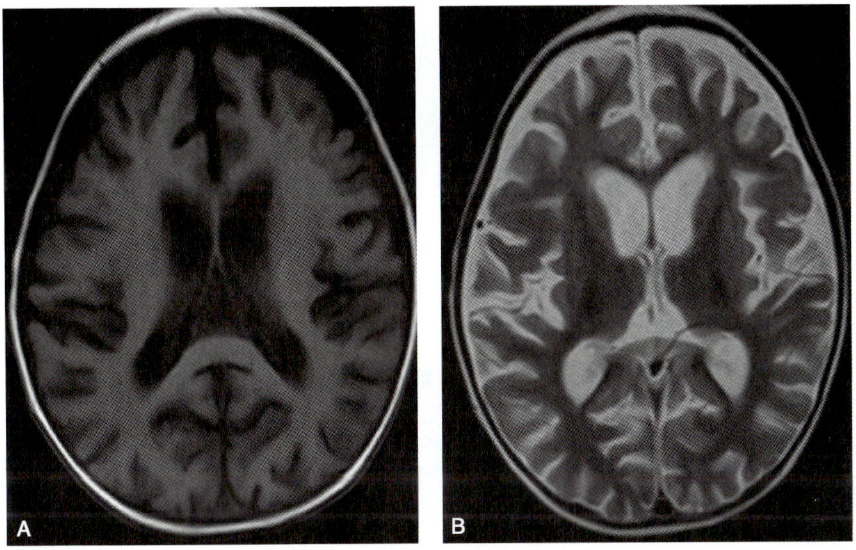

图 7-79　头颅 MRI

注：A 为 T_1WI；B 为 T_2WI。

案例 8：患儿，男，2 岁，因“精神差嗜睡 3 天，发热半天”入院。查体：昏迷，瞳孔对光反射迟钝，四肢肌张力低下。治疗 2 个月后出院，出院诊断：脑干病变。发病后 9 个月随访，存在认知障碍，能扶走。

aEEG（C3-C4）显示下边界＜10μV，上边界＞50μV，缺乏可变性；原始 EEG 显示短周期性暴发抑制（图 7-80）。

1 周后复查，aEEG（O1-O2）显示背景上下边界为 10～25μV，且缺乏可变性和睡眠周期（图 7-81）；aEEG（O1-O2）也显示部分下边界＜5μV；原始 EEG 显示右侧后头部近暴发抑制（图 7-82）。

1 个月后复查，aEEG（P3-T3，P4-T4）显示双侧半球背景振幅上下边界为 5～10μV，且缺乏可变性和睡眠周期，左侧上边界或上下边界略抬高；原始 EEG 显示左侧后头部周期性癫痫样放电（图 7-83）。

头颅 MRI 提示脑内（脑干、小脑、颞额叶、岛叶和基底节区）多发异常信号，脑萎缩样改变（图 7-84）。

3 个月后复查，头颅 MRI 提示脑内（脑干、小脑、颞额叶、岛叶和基底节区）多发大片状异常信号，脑室扩张和脑萎缩样改变（图 7-85）。

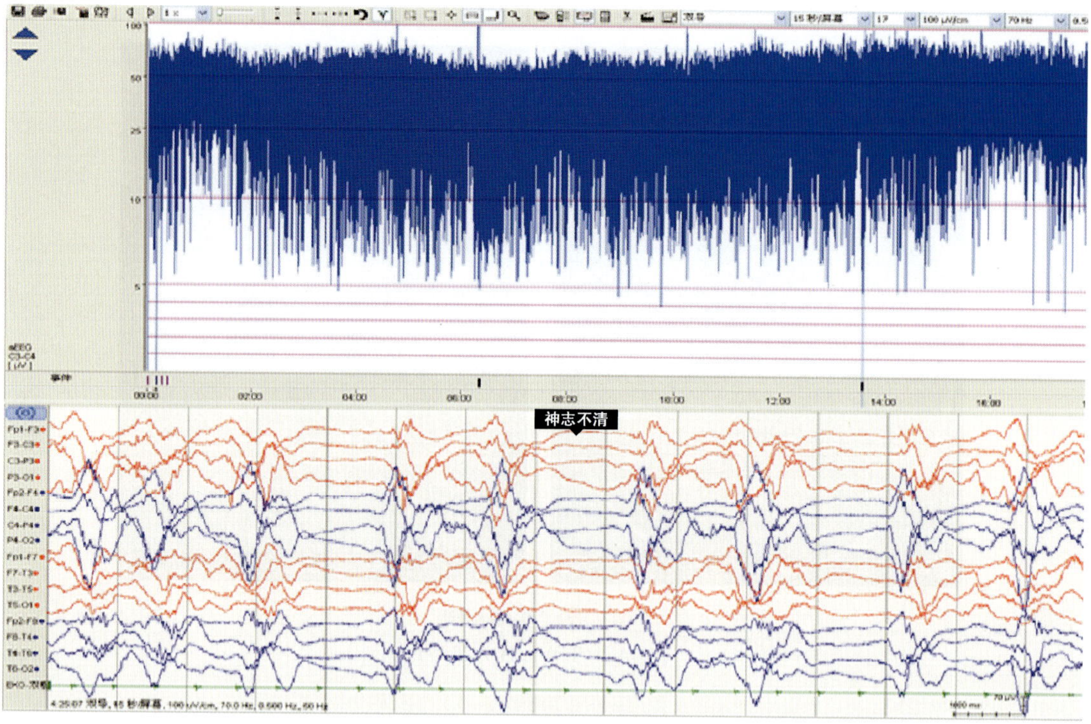

图 7-80　aEEG(C3-C4)

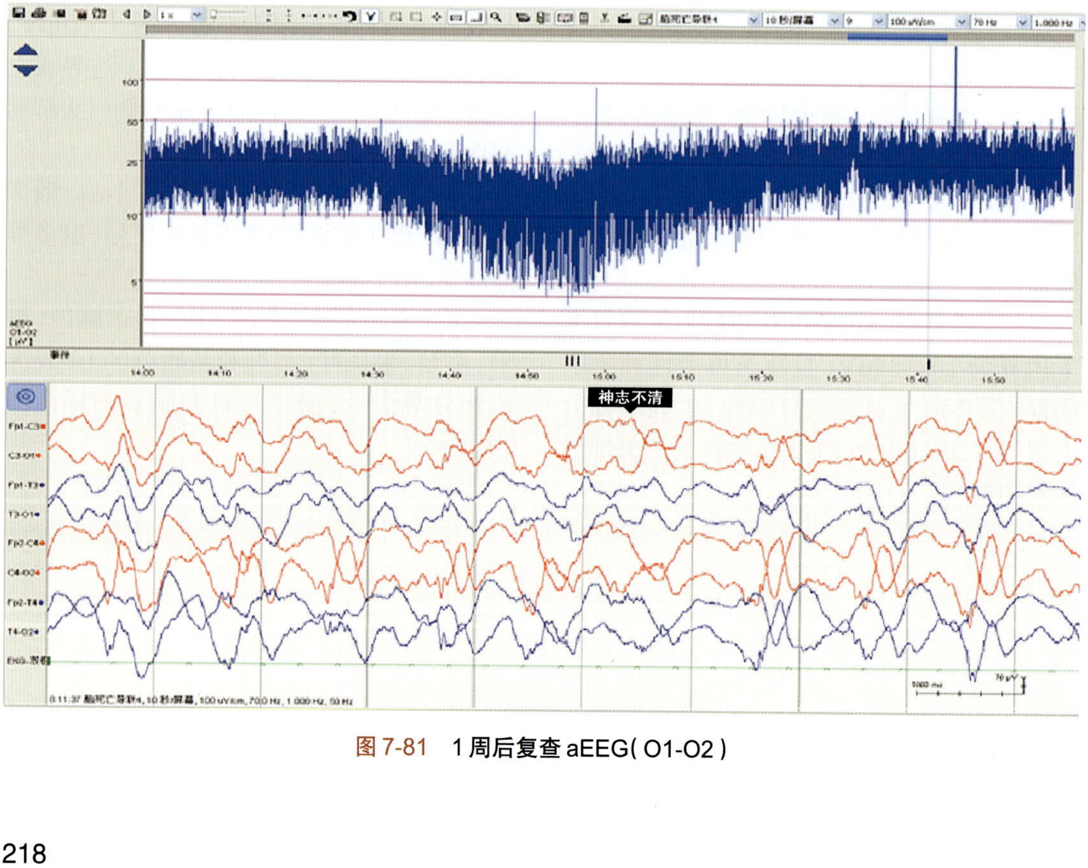

图 7-81　1 周后复查 aEEG(O1-O2)

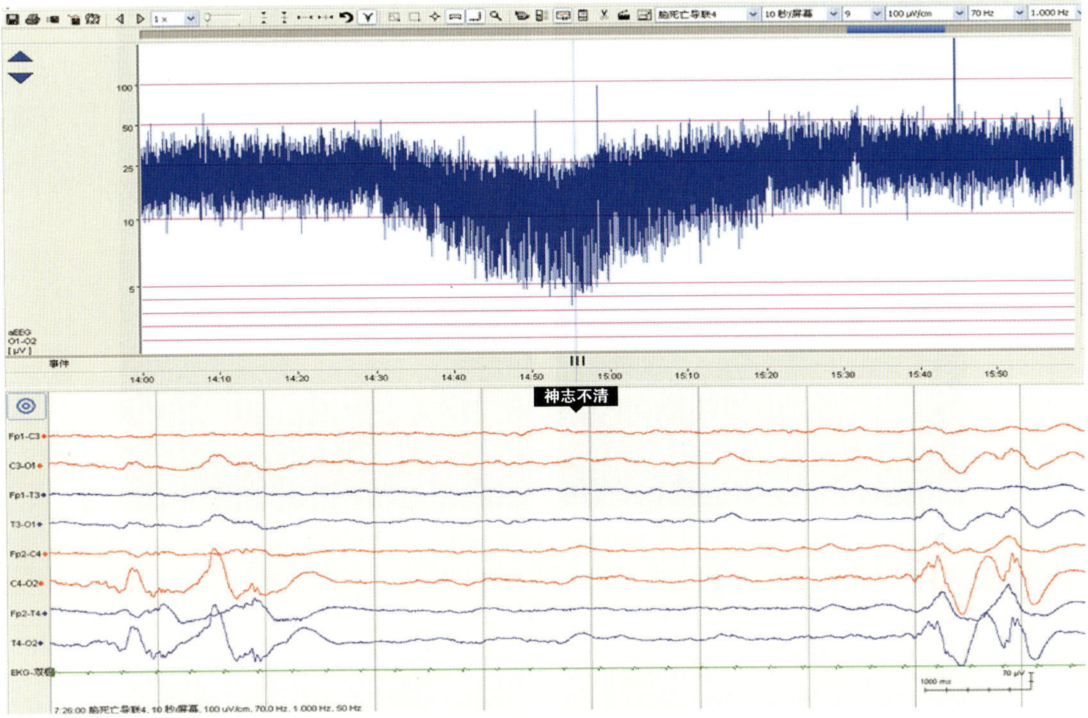

图 7-82　1 周后复查 aEEG(O1-O2)

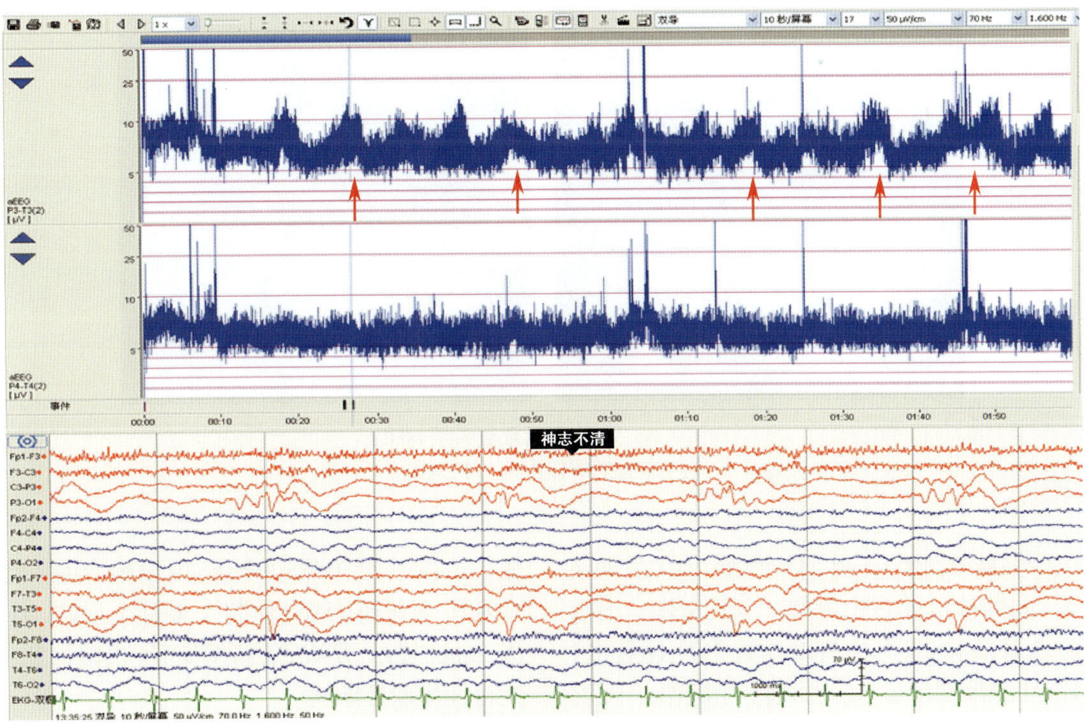

图 7-83　1 个月后复查 aEEG(P3-T3，P4-T4)

注：红色箭头所指 aEEG 相应处为边界抬高。

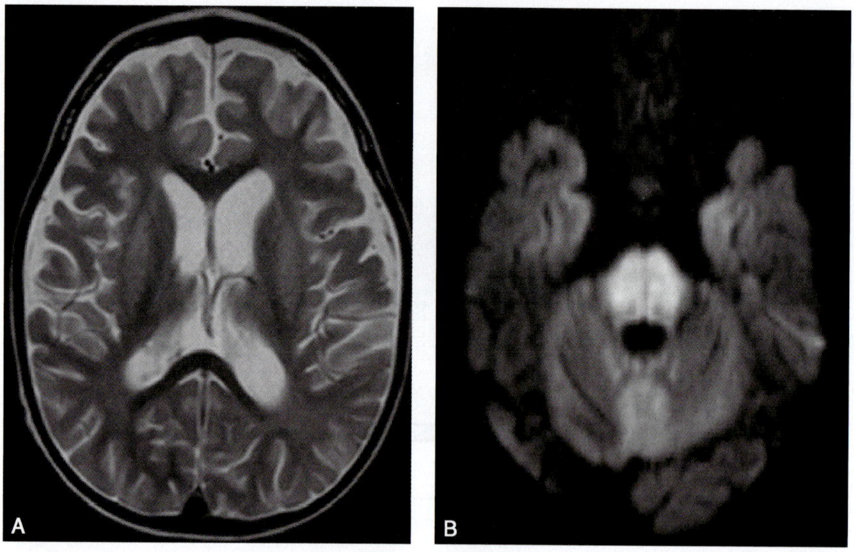

图 7-84 头颅 MRI
注：A 为 T_2WI；B 为 DWI。

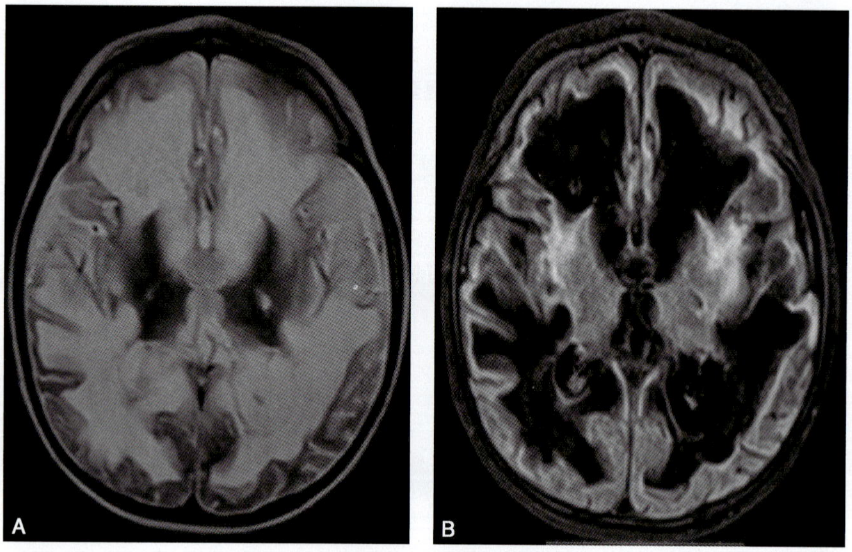

图 7-85 3 个月后复查头颅 MRI
注：A 为 T_2WI；B 为 T_2 FLAIR。

案例 9：患儿，男，18 月龄，因“发热 6 天，间断抽搐伴意识障碍 4 天”入院。出生后 7 月龄和 11 月龄有 2 次发热性惊厥史，16 月龄出现反复无热抽搐，外院给予丙戊酸钠治疗后来笔者医院。查体：昏迷，刺激肢体有收缩反应，瞳孔等大等圆，对光反射迟钝，四肢肌张力低下，病理征阴性，GCS 4 分。入院后给予咪达唑仑、丙泊酚、生酮饮食和抗癫痫药治疗，住院 2 个月余出院，基因 Panel 提示 *STXBP1* 新发变异，出院诊断：发育性癫痫性脑病。

aEEG（F3-F4）显示背景下边界＜10μV，上边界＞50μV，缺乏可变性；原始 EEG 显示广泛性周期性癫痫放电，间歇性暴发抑制

（图 7-86）。

头颅 MRI 提示大脑皮层及皮层下白质多发异常信号，脑萎缩样改变（图 7-87）。

半年后复查头颅 MRI，提示脑萎缩较前明显，幕上脑室扩张（图 7-88）。

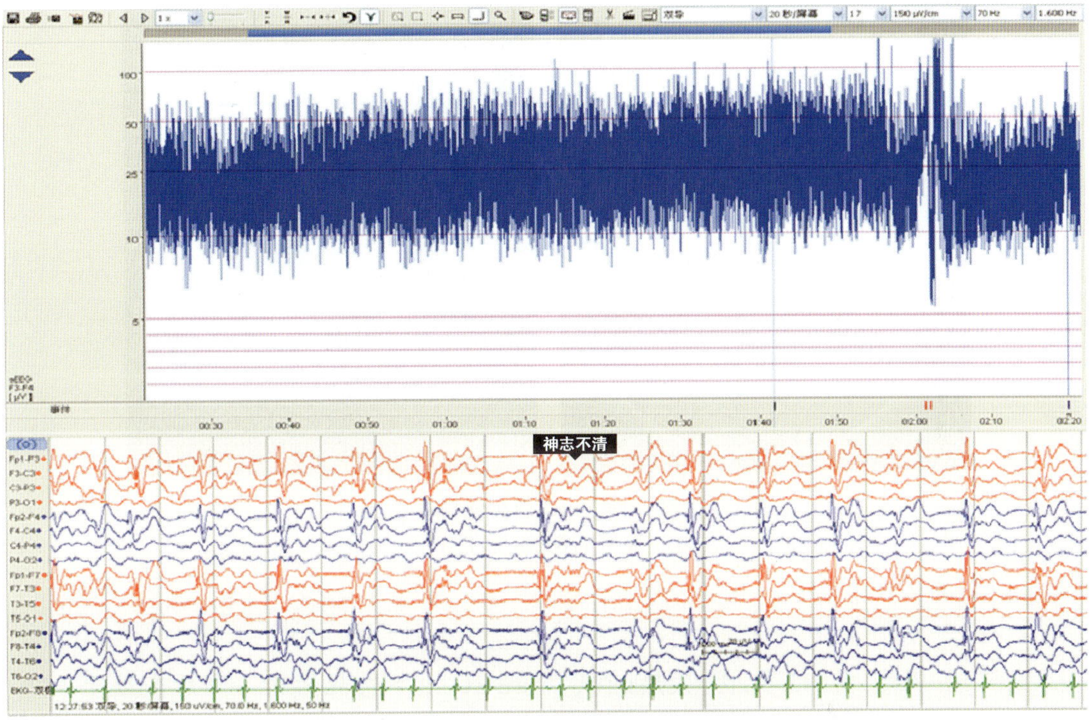

图 7-86　aEEG（F3-F4）

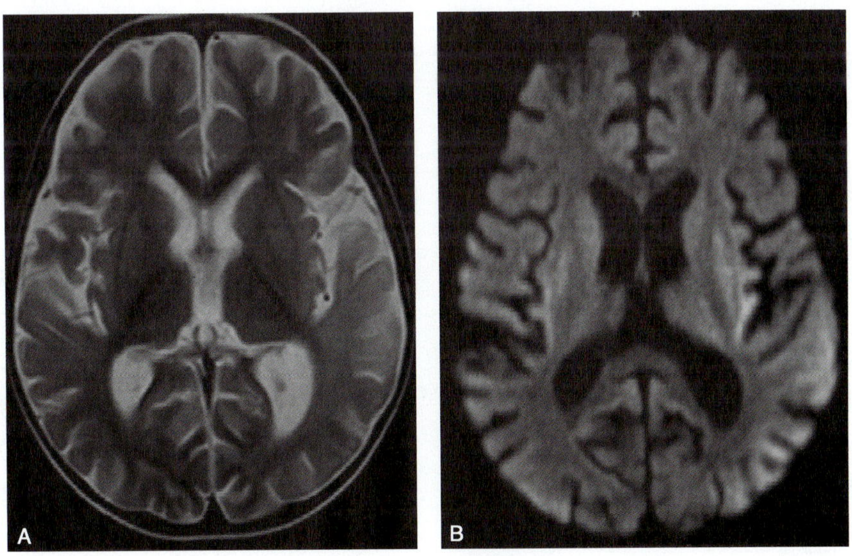

图 7-87　头颅 MRI

注：A 为 T_2WI；B 为 DWI。

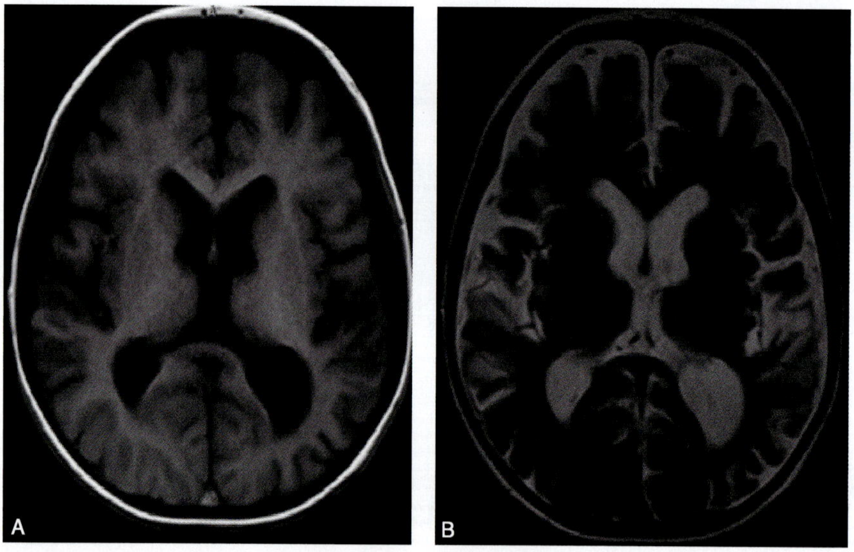

图 7-88 半年后头颅 MRI

注：A 为 T_1WI；B 为 T_2WI。

案例 10： 患儿，女，12 岁，因“发热 6 天，抽搐 2 天”入院。查体：神志不清，双侧瞳孔对光反射迟钝，四肢肌张力偏高，病理征阴性，GCS 7 分。入院后频繁地抽搐发作，给予咪唑安定仍反复抽搐发作，给予丙泊酚麻醉药物治疗后癫痫发作得以控制，但丙泊酚减量过程中再次出现反复癫痫发作，入院 2 周起给予生酮饮食治疗。住院 2 个月余出院，出院诊断：发热感染相关性癫痫综合征。出院半年随访，仍每天出现 2～3 次癫痫局灶性发作，可独走，有认知和语言功能障碍，不能交流。

aEEG（C3-C4）显示监测初期 4 小时内，静脉给予咪唑安定后仍有频繁地上下边界同时抬高和下降，呈锯齿样改变，提示存在难治性癫痫持续状态（图 7-89）。

静脉注射丙泊酚后，锯齿样改变消失，aEEG 上下边界短暂下降后恢复至 10～50μV，癫痫发作得以控制（图 7-90）。

持续监测 aEEG（C3-C4），再次显示频繁地上下边界同时抬高和下降，呈锯齿样改变；丙泊酚加量后，癫痫发作再次得到控制（图 7-91）。

为持续监测癫痫发作，改成 4 导联原始 EEG 结合双通道 aEEG（F3-C3，F4-C4），显示丙泊酚撤药过程中再次出现反复的癫痫发作；丙泊酚停药后出现频繁地上下边界同时抬高和下降，提示存在癫痫持续状态，开始给予生酮饮食治疗（图 7-92）。

生酮饮食第 5 天，aEEG（C3-C4）显示癫痫发作完全控制，带宽上下边界为 10～25μV，并且出现睡眠周期（图 7-93）。

头颅 MRI 提示双侧额顶叶、颞叶、丘脑多发异常信号（图 7-94）。

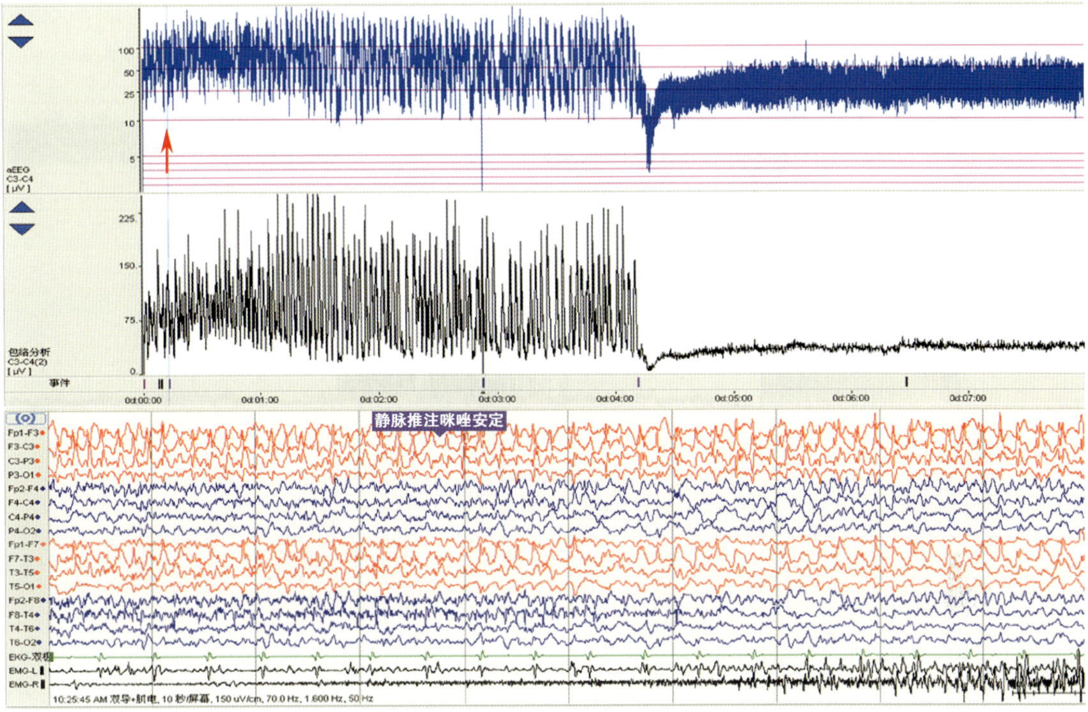

图 7-89　aEEG(C3-C4)

注：红色箭头所指 aEEG 相应处为锯齿样改变。

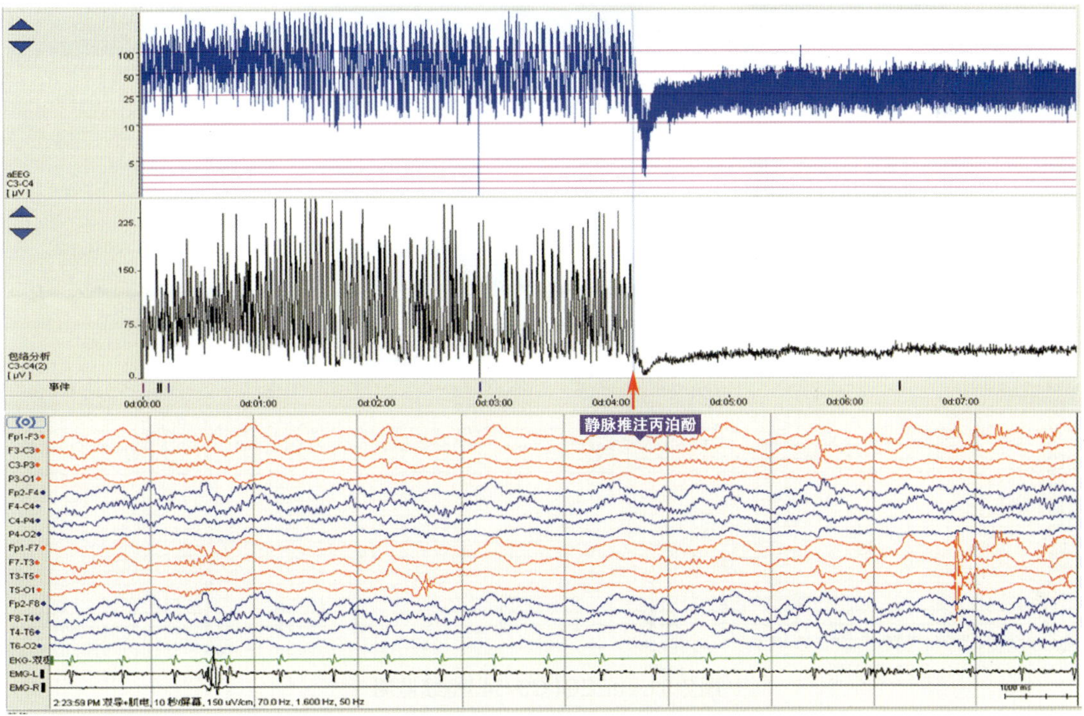

图 7-90　静脉注射丙泊酚后 aEEG(C3-C4)

注：红色箭头所指 aEEG 相应处为癫痫发作控制。

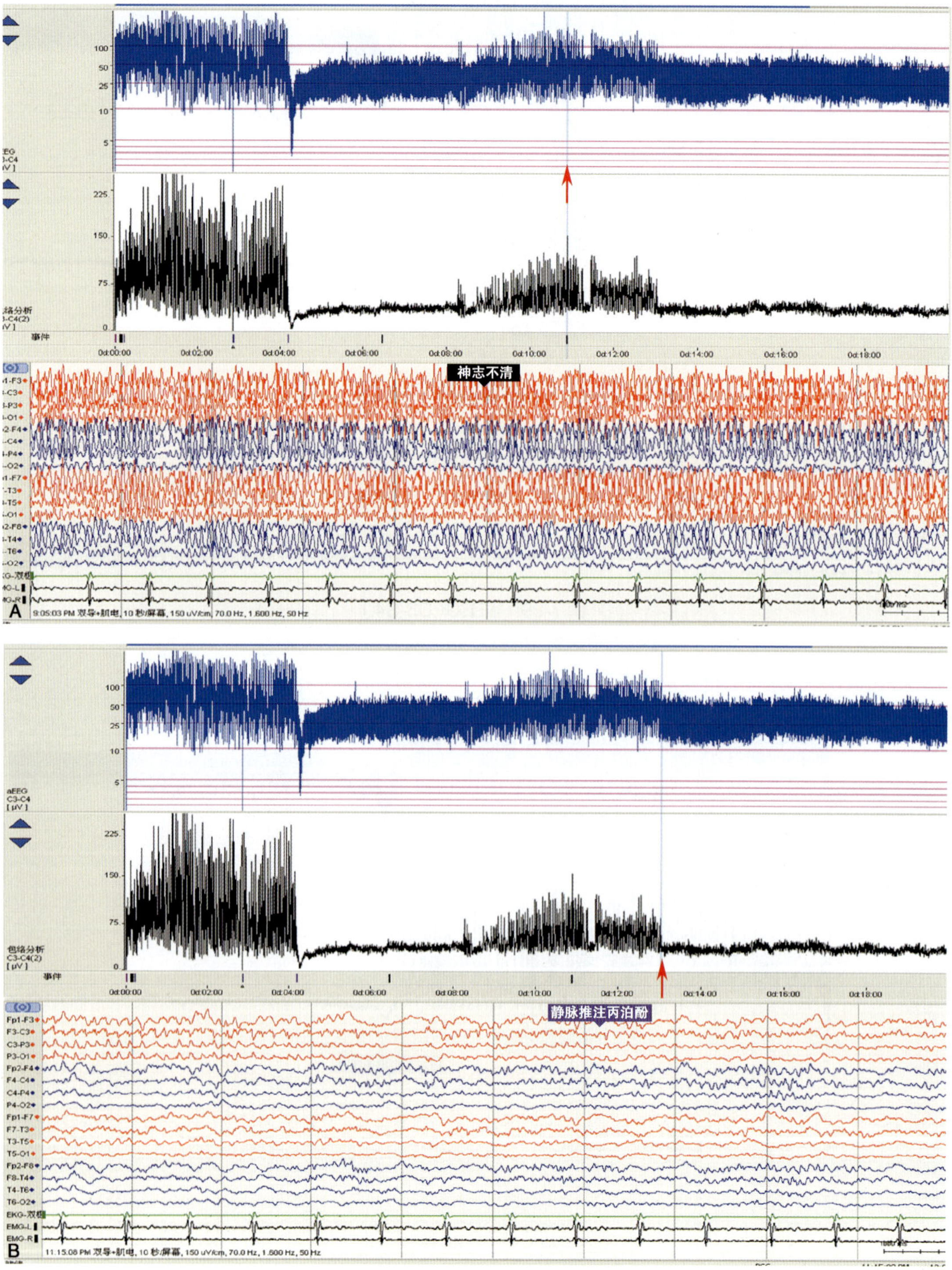

图 7-91 aEEG（C3-C4）持续监测

注：A. 频繁癫痫发作；B. 丙泊酚加量后。

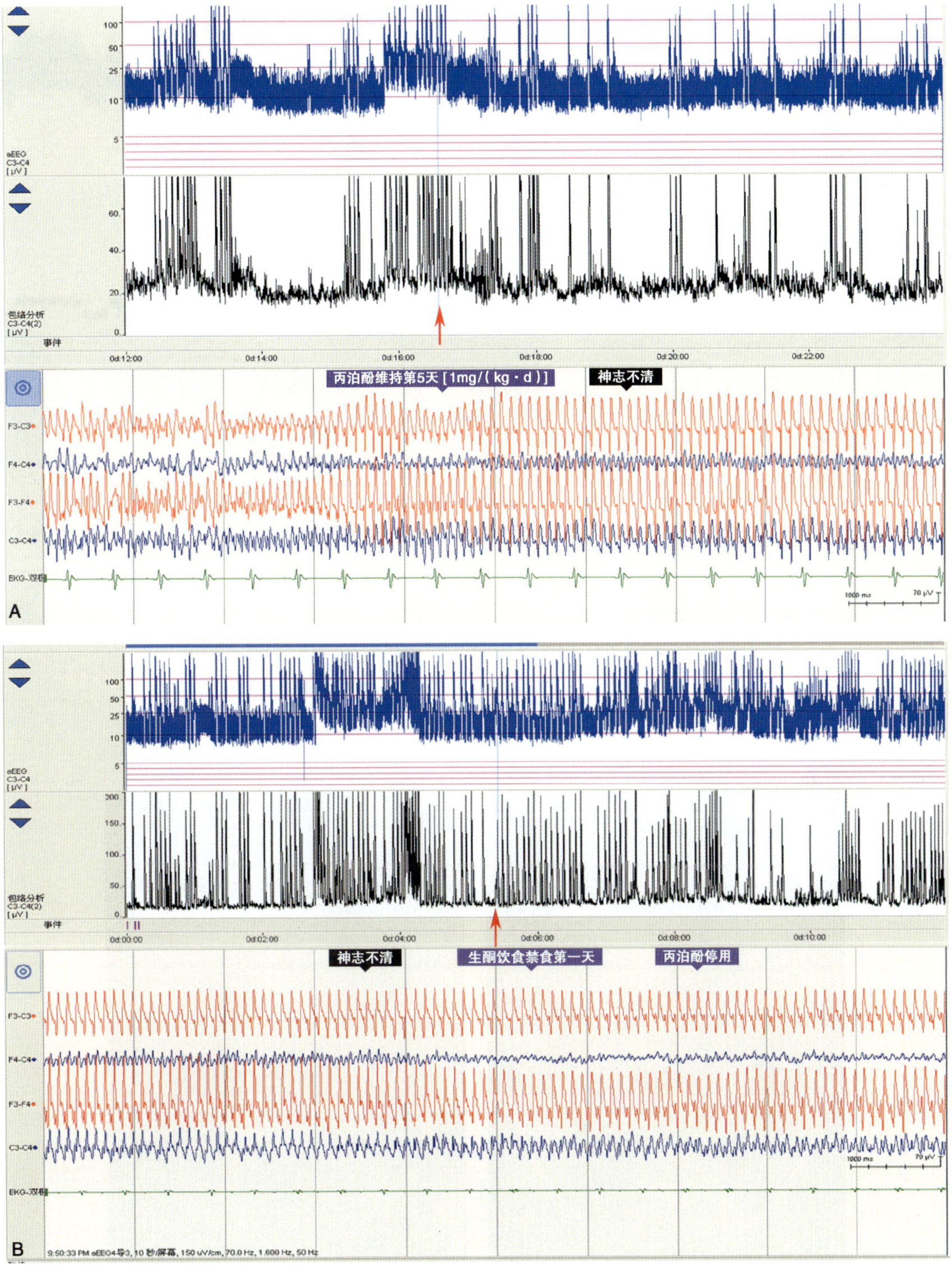

图 7-92　aEEG(F3-C3，F4-C4)

注：A. 丙泊酚撤药过程；B. 丙泊酚停药。

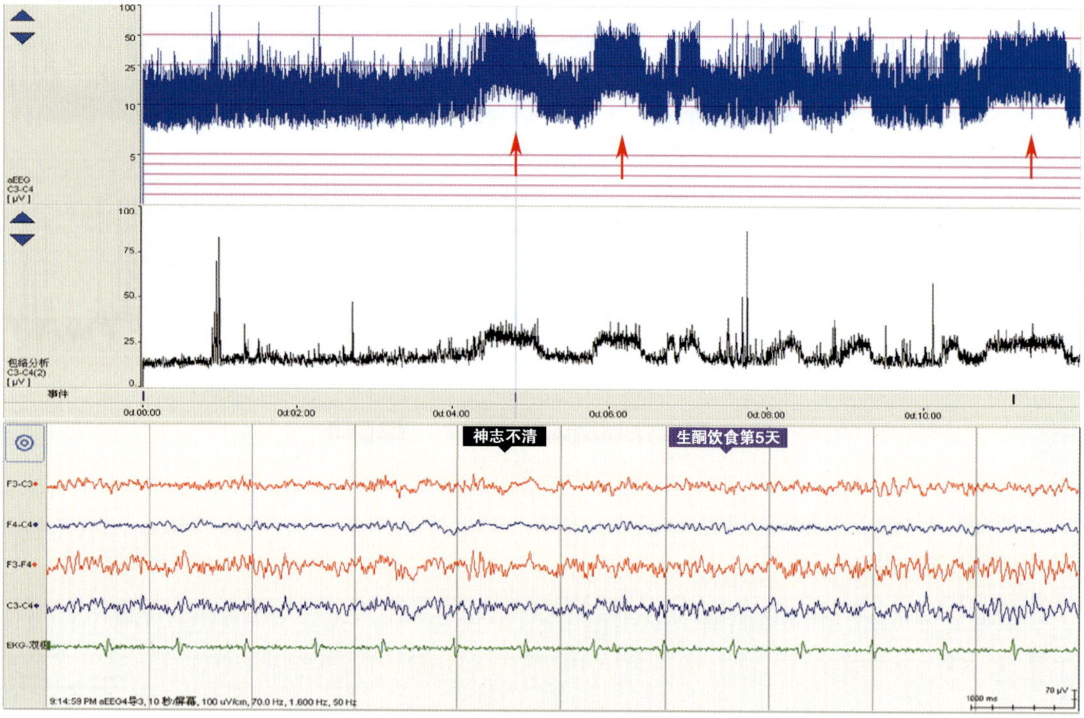

图 7-93　生酮饮食第 5 天 aEEG(C3-C4)

注：红色箭头所指 aEEG 相应处为睡眠周期。

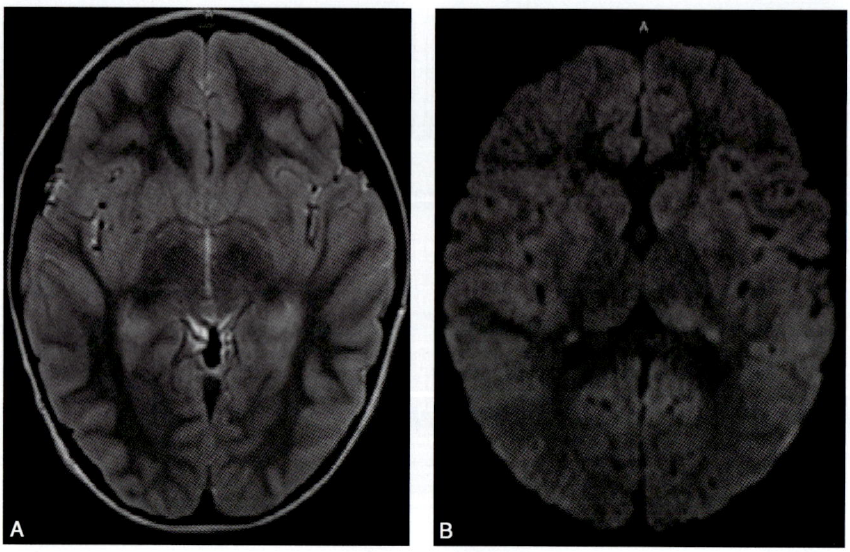

图 7-94　头颅 MRI

注：A 为 T_2WI；B 为 DWI。

案例 11：患儿，男，8 岁，因“发热 5 天，1 天内抽搐 4 次”入院。入院 1 周后频繁抽搐，查体：神志不清，瞳孔对光反射迟钝，巴宾斯基征阳性，生理反射未引出，GCS 3 分。入院后给予咪达唑仑联合丙泊酚抗惊厥治疗仍反复抽搐，入院第 10 天给予生酮饮食治疗。住院 2 个月后出院，出院时意识模糊，瞳孔对光反射迟钝，认知障碍，出院诊断：热性感染相关性癫痫综合征。出院半年后随访，每月出现数次局灶性癫痫发作。

aEEG（C3-C4）显示背景下边界<10μV，上边界>50μV，缺乏可变性；原始 EEG 显示麻醉药物相关的短周期性暴发抑制（图 7-95）。

多次上下边界同时抬高和下降，提示存在多次癫痫发作；同步原始 EEG 显示右半球棘慢波和多棘慢波节律性发放（图 7-96）。

头颅 MRI 提示未见明显异常（图 7-97）。

1 个月后复查头颅 MRI，提示脑室扩大，脑沟显著（图 7-98）。

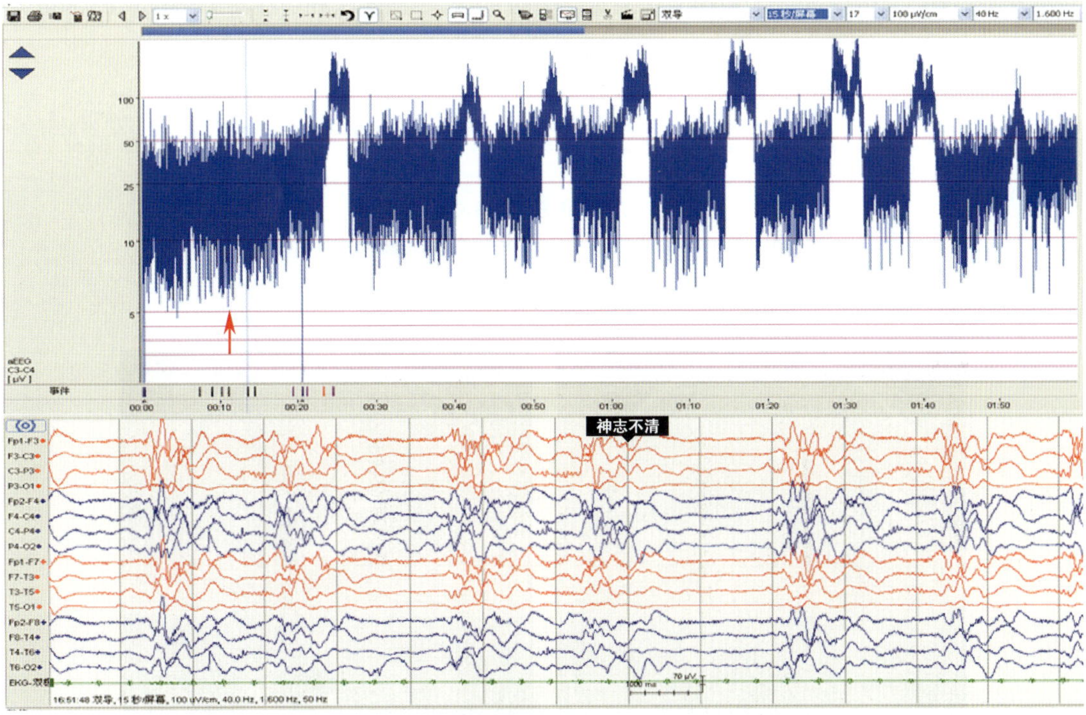

图 7-95　aEEG（C3-C4）1

注：红色箭头所指 aEEG 相应处为背景上下边界。

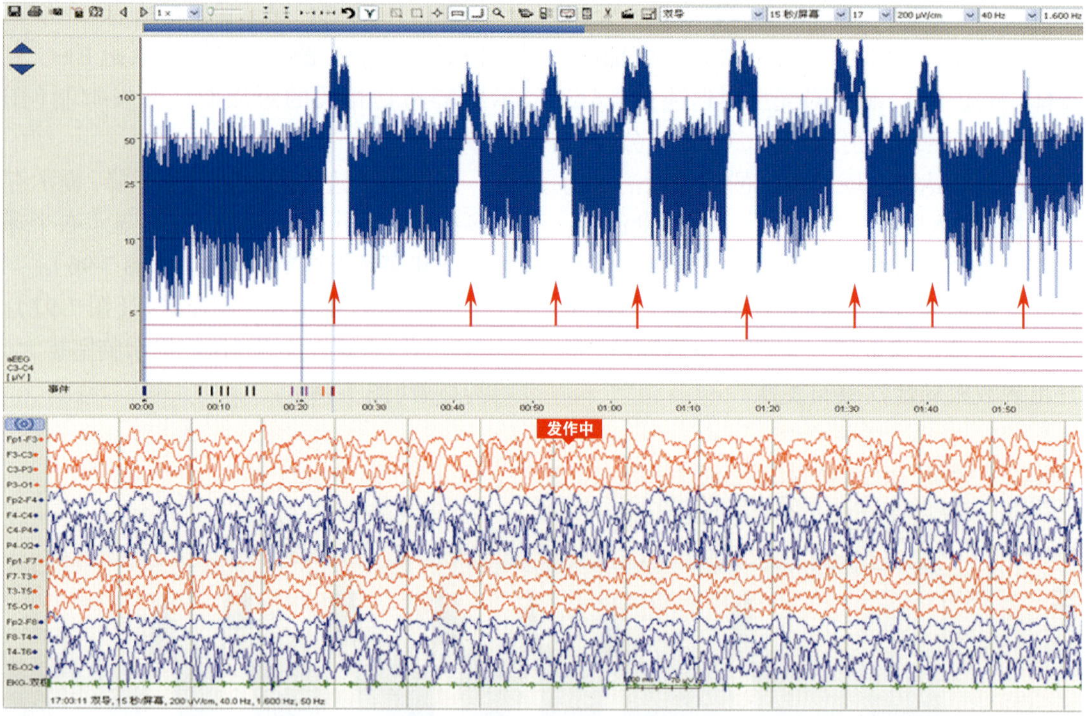

图 7-96　aEEG(C3-C4)2

注：红色箭头所指 aEEG 相应处为多次癫痫发作。

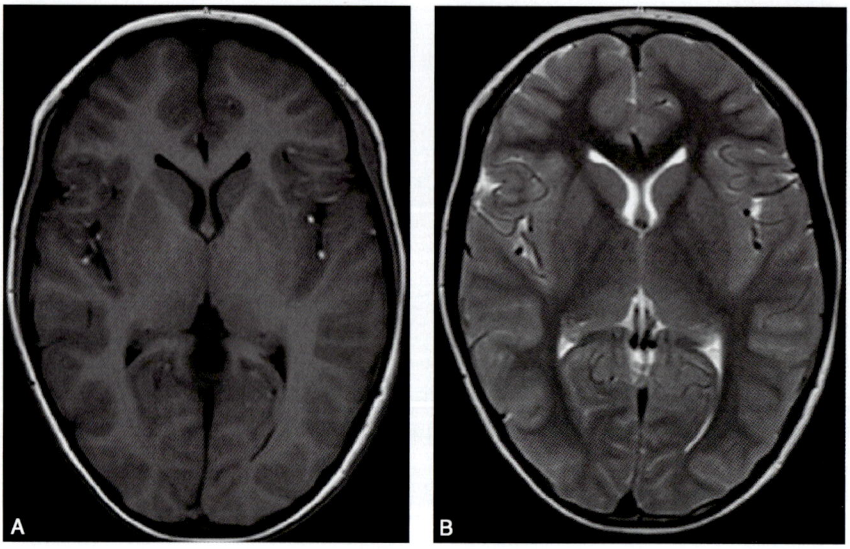

图 7-97　头颅 MRI

注：A 为 T_1WI；B 为 T_2WI。

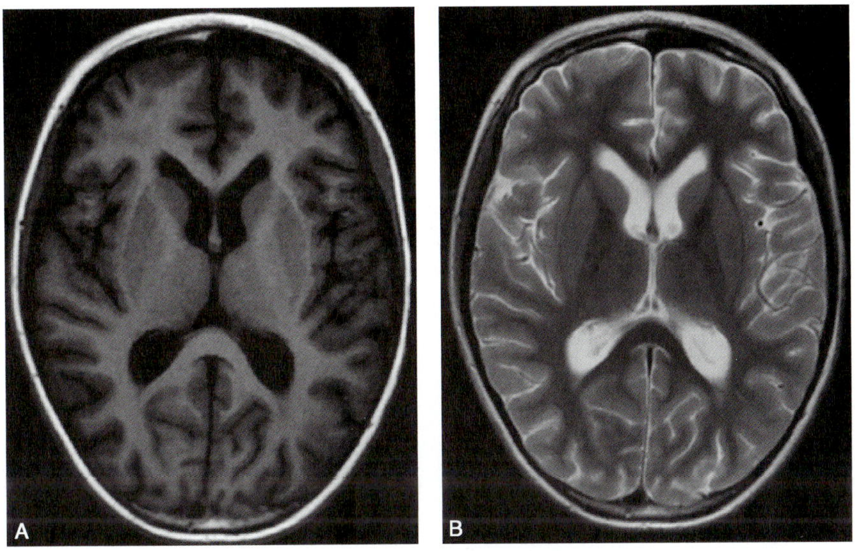

图 7-98　1 个月后复查头颅 MRI
注：A 为 T_1WI；B 为 T_2WI。

（明美秀　陈伟明　沈　瑾　周渊峰）